肩部康复训练

损伤预防、评估与恢复

（修订版）

[美] 托德·S. 埃伦贝克（Todd S. Ellenbecker） 凯文·E. 威尔克（Kevin E. Wilk） 著

尚学东 缪璞 译

人民邮电出版社

北京

图书在版编目（CIP）数据

肩部康复训练：损伤预防、评估与恢复 / （美）托德·S.埃伦贝克（Todd S. Ellenbecker）著；（美）凯文·E.威尔克（Kevin E. Wilk）著；尚学东，缪璞译. — 2版（修订版）. — 北京：人民邮电出版社，2025.10
　　ISBN 978-7-115-61153-6

　　Ⅰ. ①肩… Ⅱ. ①托… ②凯… ③尚… ④缪… Ⅲ. ①肩关节－运动性疾病－损伤－防治②肩关节－运动性疾病－损伤－康复训练 Ⅳ. ①R873

中国国家版本馆CIP数据核字(2023)第023937号

版 权 声 明

免 责 声 明

　　本书内容旨在为大众提供有用的信息。所有材料（包括文本、图形和图像）仅供参考，不能替代医疗诊断、建议、治疗或来自专业人士的意见。所有读者在需要医疗或其他专业协助时，均应向专业的医疗保健机构或医生进行咨询。作者和出版商都已尽可能确保本书技术上的准确性以及合理性，并特别声明，不会承担由于使用本出版物中的材料而遭受的任何损伤所直接或间接产生的与个人或团体相关的一切责任、损失或风险。

内 容 提 要

　　肩关节是人体中一个极其复杂的关节，其活动度和灵活性均很高，从而允许个体完成特定的日常活动，并在运动专项中有令人惊艳的表现。本书由精通局部肌肉及骨骼康复的专业人士倾力写作，致力于为读者提供以实践经验为基础的专业性与适读性兼备的高质量内容。本书详细介绍了肩关节的解剖结构和生物力学功能，并提供了具有针对性的肩部损伤评估及康复训练方法，可以帮助康复专业人士精准评估运动员和运动爱好者的肩部功能障碍，并制订出让他们回归运动的康复方案。对于任何想要或正在从事相关职业的读者来说，本书都不容错过。

- ◆ 著　　　[美] 托德·S. 埃伦贝克（Todd S. Ellenbecker）
　　　　　　凯文·E. 威尔克（Kevin E. Wilk）
　　译　　　尚学东　缪　璞
　　责任编辑　刘日红
　　责任印制　彭志环
- ◆ 人民邮电出版社出版发行　　北京市丰台区成寿寺路 11 号
　　邮编　100164　　电子邮件　315@ptpress.com.cn
　　网址　https://www.ptpress.com.cn
　　北京盛通印刷股份有限公司印刷
- ◆ 开本：690×970　1/16
　　印张：14.75　　　　　　　　　2025 年 10 月第 2 版
　　字数：280 千字　　　　　　　 2025 年 10 月北京第 1 次印刷
　　著作权合同登记号　图字：01-2017-2571 号

定价：98.00 元
读者服务热线：(010)81055296　印装质量热线：(010)81055316
反盗版热线：(010)81055315

致盖尔（Gail），我的妻子、好友、灵魂伴侣及生活中的爱人，感谢你一直以来的支持和关爱。致父亲，感谢你的指导和支持，感谢你在生活态度、耐心及善良等方面为我树立的伟大榜样。

——托德·S. 埃伦贝克（Todd S. Ellenbecker）

致我的妻子黛比（Debbie），我的孩子萨默（Summer）、布里特妮（Brittney）和贾斯廷（Justin），以及我的孙女莱拉（Lylah）和孙子艾迪生（Addison），感谢你们这些年来对我的爱、支持和理解。致那些学生、学者、医生、物理治疗师及运动防护师，感谢你们的想法、精力及辛勤工作，它们帮助我们加深了对肩部的理解和认识。

——凯文·E. 威尔克（Kevin E. Wilk）

目录

本书具有可配合图书一起使用的同主题视频课程，详情请关注"人邮体育"平台。

视频课程与图书中标有如下图所示标识部分的内容配合使用。

视频课程为独立知识产品，本书定价中不含视频课程。

例：

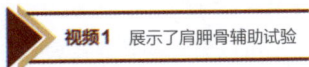

视频1 展示了肩胛骨辅助试验

前言

肩关节是人体中一个极其复杂的关节，具有极高的灵活性，因此在功能活动中有极高的活动度，使人体能够完成令人惊奇的专项动作。但是，这种灵活性需要一定的稳定性来平衡，防止运动过程中损伤的发生，以确保人体运动的正常进行。肩关节的复杂性为从事物理康复职业的临床医生提供了影响和改善其功能的机会。同时，这促进了相关的循证评估和治疗的发展。从根本上来说，这也是本书的焦点。

作为本书的作者，我们通过对肩关节临床相关解剖学和生物力学知识的详细回顾，在本书的前几章中首先给肩关节的评估和治疗提供了一个平台。对肩关节解剖学和生物力学进行概述的这部分分析了肩关节在体育运动中的特殊力学特征，无论其力学特征恰当还是不恰当，都可能导致过顶型运动员（经常做过顶动作的运动员）发生肩关节过度劳损。第3章为肩关节评估提供了一种综合的方法。解剖图和21个在线视频展示了正确评估肩关节功能障碍所需的特殊试验和过程，意在帮助医生培养这一关键技能。在临床试验中，医生观察患者的姿势、对其进行触诊以及对其运动模式进行分析的能力极其重要。我们希望医生能够具备这种能力，并将最佳的评估方法应用到患者身上。

在讨论和展示了评估方法后，本书将聚焦于治疗方法，包含肩关节损伤的非手术治疗和术后康复方法。本书的这部分内容配有丰富的图片，全面描述了作者用来治疗患者肩部损伤的渐进性训练方法和治疗技巧。在采用常规外科手术治疗肩部损伤后，把术后医嘱纳入治疗方案将为临床医生提供渐进性训练指导。附录A和附录B包含了为受伤的运动员设计的两个有效且可广泛使用的训练项目，即由凯文·E.威尔克创立的投掷者十项训练和高阶投掷者十项训练。这部分内容配有图片和教学指导。投掷者十项训练项目可被反复使用，并可形成康复治疗手册分发给患者。

最后，在标准肩关节康复过程中，最容易被忽略的是重返运动阶段。为了解决这个问题，我们在本书中纳入了回归运动项目以及回归运动之前对患者进行客观评估的准则。这种循序渐进的项目，加上之前详细阐述的特定项目运动模式的生物力学要求，为临床医生提供了帮助患者成功通过这个至关重要的康复最后阶段所需的信息（本书数据截至英文版成稿时）。

本书汇总了关于肩部评估和治疗的方法，为临床医生提供了一种循证治疗的思路，同时也提供了临床操作的方法，以便其进行综合的评估并设计循证的治疗方案。

希望本书可以为医生提供高水平的评估和治疗方法，帮助他们以最佳的治疗方式使肩部损伤患者全身心地回归运动。

致谢

和其他作者一样，我也要感谢许多帮助我完成本书的人。感谢我的物理治疗指导老师乔治·戴维斯（George Davies）、珍妮特·索贝尔（Janet Sobel）、加里·德沙伊德（Gary Derscheid），以及比尔·诺里斯（Bill Norris），感谢他们对我的培养以及在我的职业生涯中树立的良好榜样。感谢我的临床指导老师罗伯特·尼尔施尔（Robert Nirschl）博士、本·基布勒（Ben Kibler）、佩尔·伦斯特罗姆（Per Renstrom）、大卫·丹斯（David Dines）、大卫·阿尔特切克（David Altchek）、加里·温德勒（Gary Windler）、马克·萨夫兰（Marc Safran）、乔瓦尼·迪贾科莫（Giovanni DiGiacomo）、布赖恩·汉林（Brian Hainline）、芭贝特·普鲁伊姆（Babette Pluim）、大卫·贝利（David Bailie）、安杰洛·马塔利诺（Angelo Mattalino），以及詹姆斯·安德鲁斯（James Andrews），感谢他们在和我合作的过程中给予我的机会、支持以及学习上的优待。感谢我敬爱的同事们，是他们辛勤的工作持续不断地激励着我。感谢来自罗布·曼斯克（Rob Manske）、安·库尔斯（Ann Cools）、特里·马隆（Terry Malone）、凯文·威尔克、马克·佩特诺（Mark Paterno）、埃伦·尚利（Ellen Shanley）、菲尔·佩奇（Phil Page）、查克·西格彭（Chuck Thigpen）、马克·德卡洛（Mark DeCarlo）、凯瑟琳·斯特罗亚（Kathleen Stroia）、马萨·图苏鲁伊克（Masa Tsuruike）和蒂姆·泰勒（Tim Tyler）的友情支持。感谢给我提供热情帮助和指导的运动科学家们：保罗·罗特（Paul Roetert）、马克·科瓦奇（Mark Kovacs）、杰克·格罗佩尔（Jack Groppel）、吉姆·勒尔（Jim Loehr）、保罗·卢贝斯（Paul Lubbers），以及丹·古尔德（Dan Gould）。如果没有他们的鼎力支持，我的职业生涯中不可能有这么多锻炼自己的机会，我将永远感激他们的贡献和支持。关于本书的创作灵感，是我在新奥尔良与洛恩·罗伯逊（Loarn Robertson）见面并经他指引后才有的，他还给予了我初期计划方面的指导。感谢罗杰·厄尔（Roger Earle）、梅利莎·萨瓦拉（Melissa Zavala）、卡莉·奥康纳（Carly O'Connor）、尼尔·伯恩斯坦（Neil Bernstein），以及道格·芬克（Doug Fink）的支持，是他们的专业和奉献帮助我完成了这本书。

——托德·S.埃伦贝克

第一部分

肩关节复合体的解剖学和生物力学

肩关节是人体中最复杂的关节之一，也可能是人体中运动范围最大的部位。肩医生必须全面了解肩关节复合体复杂的解剖结构和生物力学功能，才能不断优化评估序列和循证治疗程序的设计。第一部分提供了关于肩关节复合体的解剖学和生物力学方面的关键信息以及一些重要的运动生物力学和病理的概念，以促进读者对更高一级的，尤其是会对运动员产生伤害的肩部运动模式的理解。理解了第一部分的知识后，读者才能更好地理解第二至第四部分关于检查和治疗的内容。

第 1 章

肩关节复合体的功能解剖

盂肱关节脱位是比较常见的肩关节损伤（Kazar et al., 1969; Rowe et al.,1981; Simonet et al., 1981），尤其是在带有接触和碰撞的运动中（Hovelius etal., 2008;Mazocca et al., 2005）。肩关节经常脱位和受伤的部分原因在于盂肱关节独特的结构特点——灵活性大于稳定性。另外，肩关节损伤常发生于过顶型运动中。康特和同事（Conte et al., 2001）的研究表明，在专业棒球运动员中，盂肱关节损伤占所有损伤的28%。波斯纳和同事（Posner et al., 2011）的研究表明，在专业棒球比赛中，投手由于肩关节损伤不能正常比赛的天数占比赛天数的31%。科瓦奇和同事（Kovacs et al., 2014）调查了800多名青少年精英级网球运动员，发现肩关节是12～14岁竞赛级别的运动员损伤最多的部位（23%～25%），同时也是16岁竞赛级别运动员发生损伤第二多的部位（11%），仅次于背部。盂肱关节的解剖结构比较特殊，

值得详细讨论。

关节结构

盂肱关节是人体最复杂的关节之一。盂肱关节、肩胛胸壁关节、胸锁关节和肩锁关节组成了肩关节复合体。这些关节对肩部发挥正常的功能起到至关重要的作用。盂肱关节是人体中活动度最大的关节。

上肢的整体功能依赖于肩关节复合体，它使躯干与手臂紧密相连，让手的功能充分发挥。上肢的关节机制决定了手的位置、功能和直接将手置于身体前方的能力，因此，可以在身体前方观察手的功能（Kelley, 1971）。肩关节复合体通过定位和引导肱骨控制着手的一些功能。肘关节将手相对于躯干定位；桡尺关节决定了手掌的位置（Dempster, 1965; DePalma, 1973）。包含了投掷、挥拍以及游泳等动作的运动需要盂肱关节的过度活动。例如，投掷棒球需要

的过度活动由躯干上部多个关节协同完成，最显著的是盂肱关节和肩胛胸壁关节的协同活动，此外胸椎和腰椎对动作的完成也有帮助（Fleisig et al., 1995）。

肩关节复合体允许上肢有大范围的活动，其活动度超过了人体中任何一个关节（Bateman, 1971）。这个活动范围比大多数日常功能性活动的范围要大得多。举个例子，当肩关节复合体中的肱骨被固定时，用手也可以完成有限的日常活动。如果肩关节功能缺失，颈椎、肘关节、腕关节和手指关节功能会代偿肩关节损失的运动功能（Bateman, 1971; Bechtol, 1980）。

肩关节复合体由4个关节组成，它们以精确、协调和同步的方式行使功能。手臂的位置变化涉及锁骨、肩胛骨和肱骨的运动。这些运动是由胸锁关节、肩锁关节、盂肱关节形成的复合机制以及肩胛胸壁关节的滑动机制共同完成的（Bechtol, 1980; Inman et al.,

1944; Warwick et al., 1973）。

胸锁关节

胸锁关节是唯一一个可将肩关节复合体连接到中轴骨的关节（Moore, 1980; Perry, 1973）。尽管这种微动关节结构被归为平面关节，但是它的功能类似于球窝关节（Abbott et al., 1954; Warwick et al., 1973）。胸锁关节的关节面缺乏一致性。锁骨内侧端一半的曲面会从胸骨锁切迹的浅窝中凸出。关节盘附着在锁骨非关节部位的上部。这种关节面类似于鞍状，前后都是曲面，并且向下凹陷（Dempster, 1965; Ljungren, 1979; Warwick et al., 1973）。

锁骨内侧端与胸骨、第一肋骨及其肋软骨相连。韧带分别在前方、后方、上方和下方巩固了关节囊。能起到稳定关节、抵抗锁骨内侧端移位以及限制锁骨运动的主要结构是关节盘和肋锁韧带（图1.1）（Bearn,

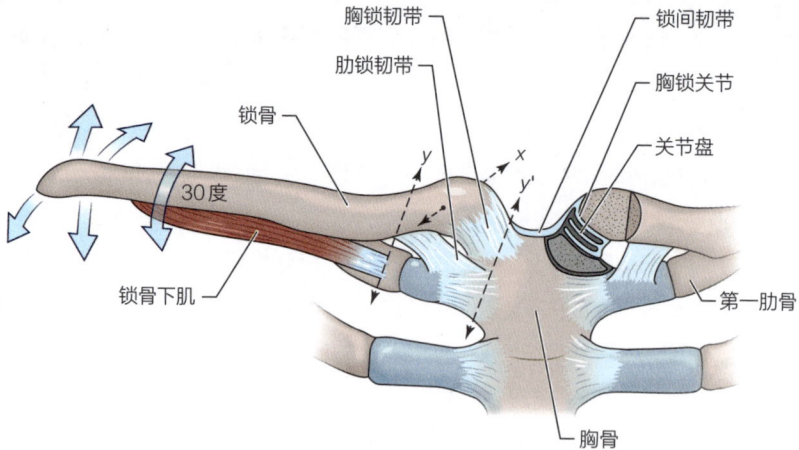

图1.1 胸锁关节

1967; Warwick et al., 1973)。

　　关节盘是一个很强韧、接近环状的纤维软骨，它能够完全把关节腔分离开来（Moseley, 1968 ）。关节盘向上附着于锁骨内侧端上部并向下延伸到胸骨和第一肋软骨的关节面之间（Warwick et al., 1973 ）。这种结构赋予了关节盘一种类似于铰链的功能，这种功能可以让关节在全范围内活动。关节面和关节盘之间的压缩区域会随着锁骨的运动而变化。锁骨上提和下降时，大部分运动发生在锁骨和关节盘之间。锁骨向前和向后运动时，大部分运动发生在关节盘和胸骨的关节表面（Dempster, 1965 ）。拉紧的韧带、关节盘上的压力和各关节面对保持运动平面的稳定性很重要。

　　关节盘可以稳定关节，对抗施加在肩关节上的力，这种力从中间通过锁骨传递到胸骨。如果没有这种连接结构，锁骨相对于胸骨容易过度移动，导致胸锁关节脱位。对锁骨施加力容易造成锁骨内侧端骨折和喙锁韧带失去附着，但很少引起胸锁关节脱位（Bateman, 1971 ）。

　　肋锁韧带是一种坚韧且有两条纤维束的韧带，两端分别附着于锁骨内侧端和第一肋骨。该韧带的前侧部分会向上和向外侧运动，后侧部分则向上和向内侧运动。该韧带是肩部主要的稳定结构，它将锁骨内侧端和第一肋骨紧密连接在一起。当上肢抬起或肩胛骨前伸时，该韧带会被拉紧（Warwick et al., 1973 ）。

　　关节囊由倾斜的胸锁前韧带和胸锁后韧带支撑。两个韧带都从锁骨的内侧端向内、向下至胸骨柄，限制锁骨的前后运动。

这种关节间韧带会穿过胸锁关节的上部，与关节内侧端相连。这种有附着于胸骨柄上边缘的深层组织的韧带给关节的上部提供了稳定性（Moore, 1980; Warwick et al., 1973 ）。

　　胸锁关节中，锁骨可进行上提和下降、向前和向后的运动，以及锁骨可沿着长轴旋转。这两种角度运动的轴都靠近肋锁韧带在锁骨上的附着点（Moore, 1980 ）。

肩锁关节

　　肩锁关节是一种微动的平面关节，关节面为锁骨外侧端的凸形椭圆面和肩胛骨的肩峰凹面（Moore, 1980; Warwick et al., 1973 ）。它的关节线呈倾斜状并有轻度的弯曲。肩锁关节的曲度可以让肩峰和肩胛骨在锁骨外侧端滑动。这种运动可以让关节盂持续朝向肱骨头的位置。关节自然的倾斜易造成上肢传递的力带动肩峰下方的锁骨向外侧端脱位。肩锁关节如图1.2所示。肩锁关节也包含了一个大小可变的纤维软骨盘，但是这个软骨盘并没有将关节完全分割成两个部分（Moore, 1980; Moseley, 1968 ）。肩锁关节之所以很重要，是因为它除了在锁骨和肩峰之间传力之外，还支撑着整个手臂的运动（Kent, 1971; Warwick et al., 1973 ）。

　　肩锁关节由关节囊和肩锁韧带加强，其中肩锁韧带可以增加关节上部的稳定性（Abbott et al., 1954; Warwick et al., 1973 ）。稳定肩锁关节并且将关节连接到关节囊的主韧带结构是喙锁韧带。尽管这种韧带位于关节内侧而且与关节分离，但它是防止锁骨与肩峰失去连接的最有效的结构（Bateman, 1971; Frankel et al., 1980; Inman et al., 1944; Kent,

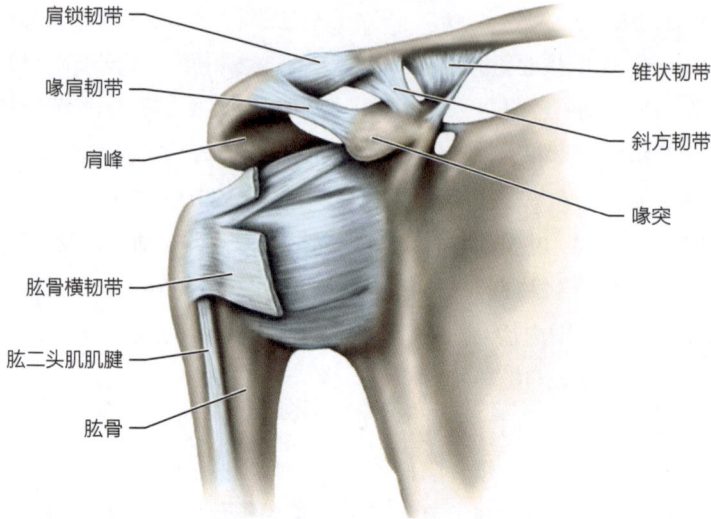

图1.2 肩锁关节

1971; Moore, 1980; Warwick et al., 1973）。

喙锁韧带包含两个部分：斜方韧带和锥状韧带。这两个部分在功能和结构上各有不同，但是在对应的边界上却是相同的。从前面看，韧带之间充满了脂肪组织以及常见的滑囊。滑囊也位于喙突和锁骨下表面之间。在高达30%的受试者中，这些骨骼可能会紧密对抗并形成喙锁关节（Dempster, 1965; Frankel et al., 1980）。喙锁韧带将肩胛骨悬挂于锁骨上并将上斜方肌的力传递给肩胛骨（Dempster, 1965）。

喙锁韧带的前外侧部分的斜方韧带大且薄，为四边形。它几乎水平地通过冠状面，附着于锁骨内表面的斜方线上（Moore, 1980; Warwick et al., 1973）。这个韧带的基本功能是防止肩峰处锁骨的脱位（Bateman, 1971; Kessler et al., 1983）。锥状韧带部分位于斜方韧带的后内侧。它是一种厚且呈三角形的韧带，底部连接在锁骨内表面的锥

状结节上，顶部连接肩峰上方"指状"凸起和喙突（如喙突根部的后内边缘）。锥状韧带垂直生长并会发生自旋（Kessler et al., 1983; Warwick et al., 1973）。锥状韧带限制了肩峰处锁骨向上的运动。当上肢抬高时，肩胛骨的旋转使喙突发生移动并加大了锁骨和喙突之间的距离。这个移动增加了锥状韧带的张力，使锁骨沿长轴向后旋转。从上面看，锁骨呈现类似曲柄的形状。拉紧的喙锁韧带作用在曲柄状锁骨的外侧曲柄上，并且影响锁骨沿自身长轴的转动（Abbott et al., 1954; Dvir et al., 1978）。锁骨的旋转可以让肩胛骨持续旋转并且增大手臂抬高的程度。在手臂抬到最高时，锁骨会沿自身长轴旋转50度（Abbott et al., 1954）。当锁骨不能转动时，手臂只能主动外展120度（Inman et al., 1944; Warwick et al., 1973）。

肩锁关节的运动是上肢运动的重要组成部分。当胸锁关节的运动受胸锁韧带限制

时，肩锁关节在手臂抬高运动中的主要作用是允许肩胛骨外展约100度后继续侧旋。肩锁关节可在3个平面运动，运动可发生在肩峰和锁骨外侧端之间，围绕水平轴、冠状轴或矢状轴。然而从功能上来看，肩锁关节两个主要的运动是肩关节屈曲和伸展时的滑动运动及跟随肩关节外展时肩胛骨和肱骨之间变化的升降运动（Bateman, 1971; Frankel et al., 1980; Moore, 1980）。

盂肱关节

盂肱关节（图1.3）是一个多轴的球窝形滑膜关节。这种关节的几何结构使其可进行大范围的活动，但是其内在的稳定性较差。尽管关节表面、肱骨头和肩胛骨关节盂相互挤压产生弯曲，但它们都是椭圆形的，而不是真正的球形（Warwick et al.,

1973）。因为肱骨头比关节窝要大很多，所以只有部分的肱骨头可以在关节的任何位置与关节窝形成关节连接。任何情况下，只有25% ～ 30%的肱骨头可以和关节窝连接（Bost et al., 1942; Codman, 1934; Steindler, 1955）。盂肱关节的关节面不是完全重合的，关节的连接不是严丝合缝的。只有当肱骨头完全抬起时，关节表面才能完全重合（Gagey et al., 1987; Johnston, 1937）。

盂肱关节具有典型的不协调性特点，其表面不是对称的，并且有一个可移动的旋转轴。关节上的肌肉是关节保持稳定的基础（Moore, 1980）。肱骨关节面的曲率半径为33 ～ 35毫米。肱骨头和肱骨颈可以形成一个130 ～ 150度的角，并且相对于肘关节横轴向后偏斜（后倾）20 ～ 30度（Norkin et al., 1983; Sarrafian, 1983）。

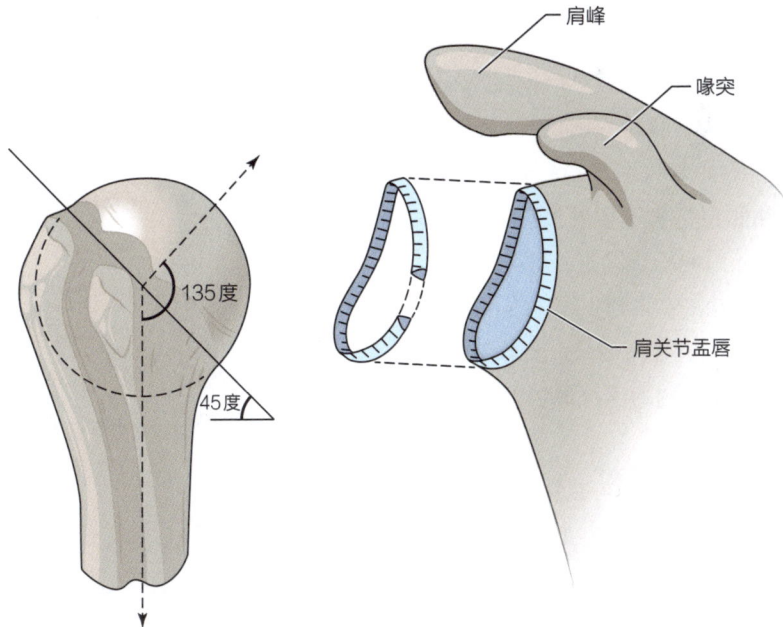

图1.3　盂肱关节

由于肱骨后倾可以影响盂肱关节的活动，因此受到了越来越多的关注。这一点在过顶型运动员身上尤为明显。他们表现出过度的外旋和受限的内旋。克罗克特及同事（Cro-ckett et al., 2002）对专业棒球投手进行的研究发现，他们双侧肱骨的后倾角度是不同的。研究人员表示，双侧肱骨后倾角有17度的差别，优势肩外旋增大而内旋减少。这种差别在非投掷项目的运动员身上是看不到的。其他研究人员也发现过顶型运动员两侧肱骨后倾角度有差异，并且优势侧后倾角度更大（Osbahr et al., 2002; Pieper, 1998; Reagan et al., 2002）。

关节窝呈梨状，类似于一个翻转的逗号（图1.4）。关节窝的表面区域是肱骨头的25%～33%，垂直直径是肱骨头的75%，横径是肱骨头的55%。75%的受试者的关节窝相对于肩胛骨平面平均后倾了7.4度（Saha, 1971, 1973）。另外，和肩胛骨内侧缘相比，关节窝向上倾斜了约5度（Basmajian et al., 1959），这被称为"倾角"。有人认为，这种关系对维持关节的水平稳定性和防止肱骨头向前脱位是很重要的（Saha, 1971, 1973; Sarrafian, 1983）。然而，这个观点在后续的研究中并没有得到支持（Cyprien et al., 1983; Randelli et al., 1986）。关节窝里面的关节软骨在关节窝边缘区域最厚，在中部区域最薄。

由于损伤常涉及肩峰与肱骨头，研究人员对肩峰进行了广泛的研究。比利亚尼和同事（Bigliani et al., 1986）在研究中将肩峰的形状分为3型（图1.5）。Ⅰ型肩峰底面平坦，患肩峰下撞击综合征和肩袖损伤的风险较

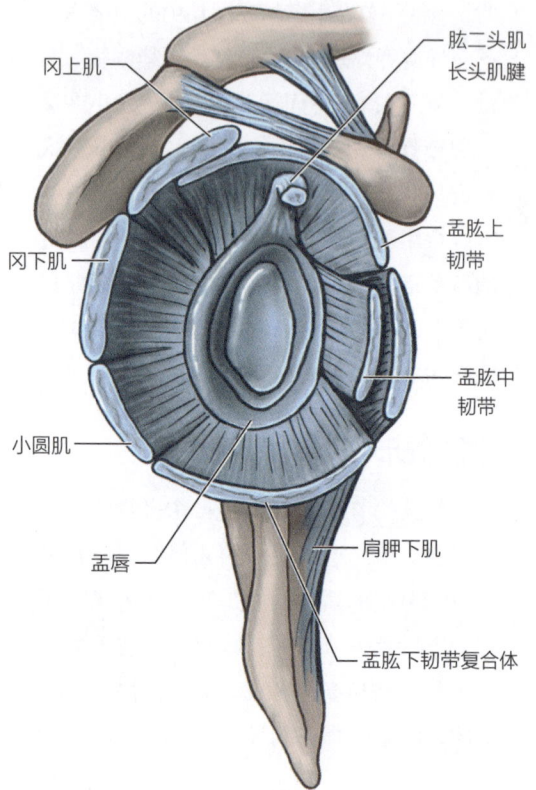

图1.4　盂窝伴盂唇和周围的韧带与肌腱

低。Ⅱ型肩峰底面呈弧状。Ⅲ型肩峰底面呈钩状，患肩峰下撞击综合征和肩袖损伤的风险较高。尼科尔森和相关人员（Nicholson et al., 1996）研究发现，肩峰的形状是先天决定的，不会随着时间而改变。肩峰有骨骺，有时不会融合，因此会导致肩峰畸形，通常称之为肩峰骨（Lieberson, 1937）。

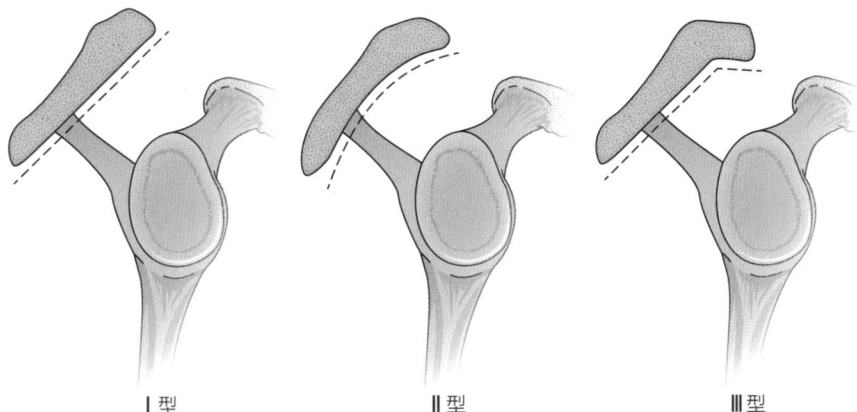

| Ⅰ型 | Ⅱ型 | Ⅲ型 |

图 1.5　肩峰形状

肩胛胸壁关节

从正上方来看，肩胛骨的静止位置相对于躯干向前旋转了 30～40 度（Laumann, 1987; Saha, 1983; Steindler, 1955）。同时，肩胛骨也向上旋转约 3 度并向前倾斜约 20 度，这一平面被定义为肩胛骨平面（Laumann, 1987; Morrey et al., 1990）。肩胛骨的位置与体位、软组织紧张度、肌肉活动以及疲劳程度紧密相关。这些概念在后续的部分（第 2 章）中会有讨论。这里需要着重注意的是随着上肢的抬高，肩胛骨产生上提、上回旋和前伸的运动。

肩胛骨对正常的肩关节功能起着重要的作用，并且是很多重要肌肉的附着点，这些肌肉对盂肱关节和肩胛胸壁关节的稳定和运动起着重要的作用。相关内容后面会详细讨论。全面了解正常和异常的肩胛胸壁关节的运动和节律，对全方位地评估患者肩部损伤有极其重要的作用。正常的盂肱关节运动和节律是无痛的正常肩关节功能

所必需的。

肌肉解剖

肩部的最大特点是极其依靠肌肉和动态稳定结构。对临床医生来说，全面了解肩部关键肌肉的结构和功能，以及肌肉与盂肱关节和肩胛胸壁关节的力偶关系是至关重要的。

肩袖

肩袖是由冈上肌、冈下肌、小圆肌和肩胛下肌的肌腱附着于关节囊形成的肌腱复合体。这些肌腱与纤维囊和邻近的肩袖肌腱复杂地混合在一起（Clark et al., 1992）。它们为关节的运动提供支持，并且被认为是为关节提供动态稳定性的动态韧带（Inman et al., 1944）。关节囊下方受到的保护较少，是因为腋神经和旋肱后动脉将肱三头肌长头的肌腱与关节囊分开了（Warwick et al., 1973）。

肩袖嵌入肱骨大、小结节上一个大的结合点，而不是一个小结合点。杜加斯和

相关人员（Dugas et al., 2002）的研究表明，肩袖嵌入关节缘的长度小于1毫米。柯蒂斯和同事（Curtis et al., 2006）随后称这种模式与尸体肩部展现出的嵌入式解剖结构相同，并且还提出了肌肉的交替接合现象，这种现象在冈上肌和冈下肌之间尤为明显。不同肩袖肌肉的平均嵌入长度和宽度如下：冈上肌为23±16毫米，肩胛下肌为40±20毫米，冈下肌为29±19毫米，小圆肌为29±11毫米。巴西特和同事（Bassett et al., 2006）根据肩袖肌群横跨盂肱关节囊这一点，研究了肩袖肌群的横截面积。他们发现肩袖肌群横截面积越大，对维持肩部稳定的贡献就越大。米勒和相关人员（Miller et al., 2003）发现了冈上肌和冈下肌之间有缝隙，他们称之为肩袖后间隙。他们继续讨论了在对有冈上肌紧张和瘢痕的患者进行肩袖修复手术时，释放这一区域的重要性。

目前被广泛接受的说法是，三角肌和肩袖肌群是盂肱关节外展的首要驱动部位（Comtet et al., 1989; DeLuca et al., 1973; Howell et al., 1986）。同时这些肌肉在运动功能平面产生扭矩（Howell et al., 1986）。因为手臂在身体的一侧，所以三角肌的力线方向几乎是垂直的（Lucas, 1973; Sarrafian, 1983）。因此，大部分三角肌的力就会在肱骨头上方产生剪切力，如果没有其他力可以与之对抗，就会使肱骨头与喙肩弓接触，导致软组织撞击（Poppen et al., 1978）。冈下肌、肩胛下肌和小圆肌的力矢量都有一个压力成分，同时也是一种旋转力（Morrey et al., 1990; Poppen et al.,

1978）。每块肌肉的压力都会抵消三角肌的剪切力（Morrey et al., 1990）。因此冈下肌、肩胛下肌、小圆肌和三角肌形成一个力偶，稳定了关节窝上的肱骨头，并允许三角肌和冈上肌使肱骨外展（Saha, 1983）（图1.6）。因此，肩袖肌群通常被称为压力袖带。在一个力学模型研究中，孔泰和同事（Comtet et al., 1989）发现，下压的力在抬高60～80度时最大，超过120度就会消失。冈上肌会产生极小的向上的剪切力，但由于它的肌纤维为水平方向，它的主要功能是下压（Morrey et al., 1990），因此，它能对抗三角肌向上的剪切力。

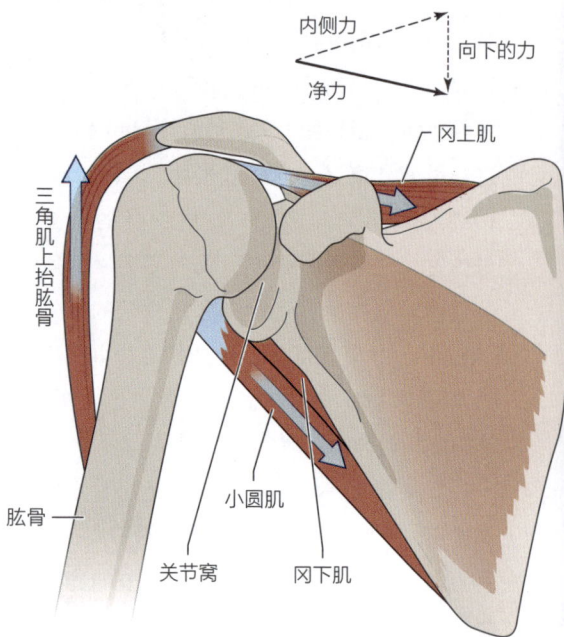

图1.6 肩袖肌群和三角肌的力偶关系

长时间进行重复性运动和超负荷运动会导致肩袖损伤（Brewer, 1979）。在机能早就衰退的肩袖上施加压力会使袖带断裂。通常情况下，这种压力也会使关节囊断裂，导致关节腔与肩峰下滑囊互相流通。肩袖断裂会显著影响盂肱关节外囊功能。患者在尝试举起手臂时受限，会以耸肩代偿。如果患者肩关节可以被动外展至90度，那么患者才可以保持手臂伸展的姿势（Moore, 1980）。

冈下肌和肩胛下肌上边缘之间的空间被称为肩袖间隙。这个间隙呈三角形，其底部位于喙突内侧。肩袖间隙包含了喙肱韧带、盂肱上韧带、盂肱关节囊以及肱二头肌肌腱等（Fitzpatrick et al., 2003; Harryman et al., 1992; Hunt et al., 2007; Nobuhara et al., 1987）。肩袖间隙内侧面由两层组成，外侧面由四层组成。肩袖间隙内侧面的表层由喙肱韧带组成，深层由盂肱上韧带和盂肱关节囊组成。喙肱韧带也是肩袖间隙外侧面的表层。肩袖间隙外侧面的第二层由冈上肌和肩胛下肌的肌纤维组成，第三层由喙肱韧带的深层纤维组成，第四层是盂肱上韧带和外侧关节囊（Hunt et al., 2007; Jost et al., 2000）。肩袖间隙的大小是不同的。肩袖间隙越大，下松弛和后松弛就越严重（Harryman et al., 1992）。

肱二头肌长头的功能一直以来存在争议。一些人认为通过肘关节屈曲和前臂翻转可以防止肱骨头向上移动，有助于盂肱关节的稳定。因此，肱二头肌长头的损伤可能会造成肩部不稳定以及功能障碍（Kumar et al., 1989）。相反，另一些医生（Boileau et al., 2007; Kelly et al., 2005; Walch et al., 2005）称，已经给一些顽固性肱二头肌疼痛患者实施了肱二头肌割腱术。一旦肱二头肌被释放，就可去除患者70%以上的疼痛感，而且暂时还没有发现其有功能性限制、不稳定或者无力的情况。因此，对肱二头肌长头近端的功能研究仍存在争议。

肩胛骨稳定组织

肩胛骨周围有很多肌肉在实现其稳定功能方面扮演着重要角色（图1.7）。斜方肌是肩周肌肉中最表层和最大的肌肉。斜方肌起于上项线内侧、枕外隆凸、项韧带以及C7至T12椎体的棘突，被分为上、中和下三个部分。上部纤维止于锁骨外侧端1/3处。中部纤维止于肩胛骨的肩峰。下部纤维止于肩胛骨的肩胛冈。

菱形肌的功能和中斜方肌类似（Inman et al., 1944）。菱形肌起于项韧带的下部，小菱形肌起于C7和T1，大菱形肌起于T2和T5。小菱形肌止于肩胛冈的上方，大菱形肌止于肩胛骨的内侧缘。肩胛提肌起于C1至C3的横突（有时至C4），止于肩胛骨上角。

前锯肌起于胸廓外侧壁的肋骨。前锯肌被分为3个部分：上束、中束和下束。上束起于第一至第二肋骨，中束起于第二、三至第四肋骨，下束起于第五至第九肋骨。前锯肌每个肌纤维在肋骨的走向都不相同。前锯肌每束肌纤维分别止于肩胛骨上角、肩胛骨内侧缘和肩胛下角。

胸小肌起于第三至第五肋骨，斜向上止于喙突的底部。胸小肌很多时候（约15%的概率）发生止点变异，止于肱骨、关节

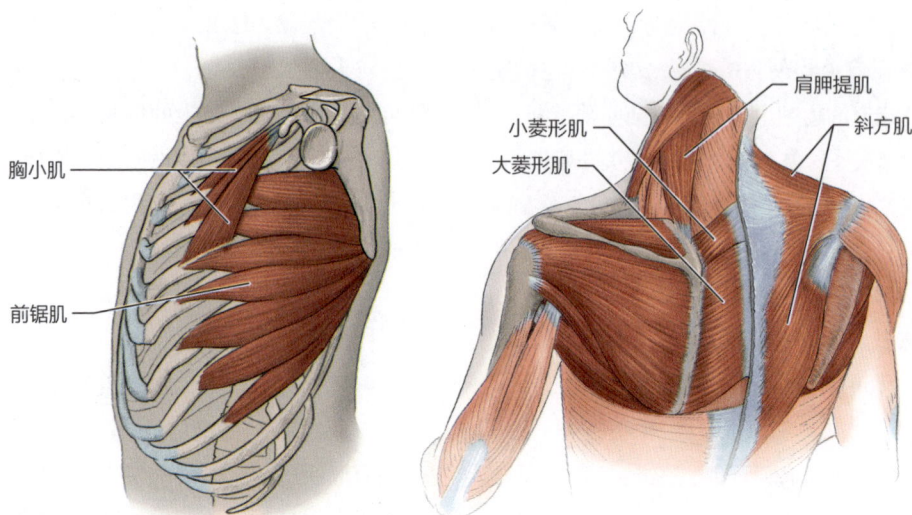

图1.7 肩周肌肉

盂、锁骨或肩胛骨（Lambert, 1925; Vare et al., 1965）。锁骨下肌是一块起于第一肋骨的小肌肉，止于锁骨下表面内侧1/3处，主要功能是稳定胸锁关节。

附属解剖结构

一些解剖结构对肩部的功能和结构起着至关重要的作用，对这些结构的讨论，有助于医生更好地理解这些结构在肩部异常和损伤中扮演的角色。

盂唇

肱骨头的表面积大约是关节盂的4倍，这有助于提高盂肱关节的灵活性。盂肱关节的稳定性是由多个解剖结构之间的相互作用维持的，包括关节囊、韧带、肌肉、肌腱、骨的结构以及盂唇。每个部分通过复杂的生物力学机制，控制盂肱关节的转动，正是这种复杂的生物力学机制让肩关节复合体成为人体中最灵活的部分。盂唇在这个过程中起着至关重要的作用（O'Brien et al., 1998; Resch et al., 1993; Wilk et al., 1993）。佩里（Perry, 1973）证明了由于盂唇的存在，横跨中线的关节窝深度从2.5毫米增加到了5毫米。

肩关节盂唇是一种纤维结构，紧密地附着在关节窝的边缘，作用是增加关节窝和肱骨头之间的接触面积（Cooper et al., 1992）。尽管目前专家普遍认为肩关节盂唇主要由纤维软骨组成（Bost et al., 1942; Codman, 1934; DePalma et al., 1949），但是也有一些研究表明，肩关节盂唇是由致密结缔组织组成的（Cooper et al., 1992; Moseley et al., 1962）。莫斯利等人（Moseley et al., 1962）提到上盂唇和下盂唇在解剖结构上有明显的不同，盂唇的形状会随着肱骨旋转的角度而变化。上盂唇比较松弛和灵活，并且还有一个"半月板"面；下盂唇呈圆形，与关节盂边缘紧密相连。从组织结构上来看，附着于关节盂边缘的盂唇，在关节盂中间位置以上的部分是由疏松结缔组织组成的，下半部分则是由非弹性组织固定的（Cooper et al., 1992）。盂唇向前附着于肱二头肌支点的上方。另外，大约有50%的肱二头肌长头的肌纤维起于盂唇前部，另外约50%的肌纤维起于关节盂的盂上结节（Cooper et al., 1992）。肱二头肌的肌纤维和上盂唇向后汇合形成关节周围的纤维束，组成盂唇的主体（Huber et al., 1997）。前上部的盂唇多连于盂肱中韧带和盂肱下韧带，而不是直接与关节盂相连。

大多数情况下，盂唇的血液供应依靠它自身外围与关节囊相连的部分，血液的供应来自肩胛上动脉、肩胛下动脉的旋肩胛动脉旋肱后动脉（Cooper et al., 1992）。盂唇上部通常血液供应不足，但下部却表现出明显的血液流动（Cooper et al., 1992）。盂唇的血液供应会随着年龄的增长而减少（Cooper et al., 1992）。

盂唇通过以下方式加强肩部的稳定性。

- 在关节盂和肱骨头之间产生一种"楔块"效应，以起到限制肱骨头转动的作用（Cooper et al., 1992; Mileski et al., 1998; O'Brien et al., 1998; Wilk, 1999; Wilk et al., 1993）。
- 增加肱骨头和关节盂之间"凹面－压迫"的效应（Cooper et al., 1992; Mileski et al., 1998; O'Brien et al., 1998; Wilk, 1999; Wilk et al., 1993）。
- 增加肱二头肌长头肌腱的稳定效应（Resch et al., 1993; Wilk, 1999; Wilk

et al., 1993）。
- 增加关节窝的整体深度（Cooper et al., 1992; Wilk, 1999; Wilk et al., 1993）。

盂唇的内表面被滑膜覆盖着；外表面与关节囊相连，并止于肩胛骨的骨膜。盂唇的形状会随着肱骨头的旋转进行调整，使二者相互适应，从而提高关节窝边缘的灵活性。肱二头肌长头肌腱有助于加强盂唇结构的稳定性。肱二头肌长头附着在上盂唇的区域。盂唇的宽度和厚度是变化的。前盂唇更厚，并且有时比后盂唇更大。

已经有人提出盂唇具有保护关节盂的边缘、润滑关节和加深关节窝的作用，因此有助于关节保持稳定（Bateman, 1971; Moore 1980; Perry, 1983; Warwick et al., 1973）。也有一些人认为盂唇在本质上并没有增加内凹面的深度，并且盂唇不过是由致密结缔组织构成的囊状结构，当肱骨外旋、后伸或内旋时，致密结缔组织会被拉长（Moseley et al., 1962）。盂唇的主要作用是为盂肱韧带提供附着点（Moseley et al., 1962; Warwick et al., 1973）。当这种附着关系被破坏时，前盂唇就会发生损伤，也就是关节囊－盂唇复合体与关节盂边缘分离（第97页的图4.6）。

喙肱韧带

喙肱韧带是肩关节复合体中一个重要的韧带（Basmajian et al., 1959）。喙肱韧带附着于喙突底部的外侧边缘，斜向下朝肱骨外侧延伸，与冈上肌和关节囊融合。从侧面来看，该韧带分成两个部分，分别止于肱骨的大结节和小结节，为肱二头肌肌腱生成了一个可以穿过的通道（Ferrari, 1990）。

从下面看，喙肱韧带与盂肱上韧带相融合。喙肱韧带的内侧边缘与中间边缘界限分明，外侧与关节囊后部相融合；后边缘界限不明显，和关节囊相融合（Moore, 1980; Warwick et al., 1973 ）。

研究表明，上肢内收时所产生的向下的重力在很大程度上被上关节囊、喙肱韧带和盂肱下韧带所抵消（Ferrari, 1990; Turkel et al., 1981 ）。当手臂外展时，约束力会转移到下方结构，并且主要的约束力由盂肱下韧带产生（Brown et al., 1991 ）。喙肱韧带位于肱骨旋转轴的前方，因此在上肢外展0 ~ 60度时，韧带会限制上肢外旋。当肱骨处于中立位时，肱骨外展发生在矢状面，这种限制会在外展75度左右产生。随着外展的继续，肱骨由于韧带的动态拉力向内侧旋转，并且向肩胛骨平面运动（Gagey et al., 1987 ）。

盂肱韧带

盂肱韧带有三束，位于关节的前面和后面。它们被认为是关节囊中最厚的部分。盂肱关节前视如图1.8所示。盂肱上韧带穿过盂上结节的外侧、肩关节盂唇的上部和喙突的底部到肱骨，止于小结节上部与解剖颈之间（Ferrari, 1990; Turkel et al., 1981 ）。盂肱上韧带位于喙肱韧带的前面，部分在喙肱韧带的下面。其与上关节囊和肩袖肌群一起防止肱骨头的下脱位（Schwartz et al., 1987; Turkel et al., 1981 ）。

盂肱中韧带附着位置较宽，从盂肱上韧带延伸出来，沿着关节窝的前缘向下至关节窝中缘和后缘的1/3处（Turkel et al., 1981 ）。通过这种附着方式，盂肱中韧带向

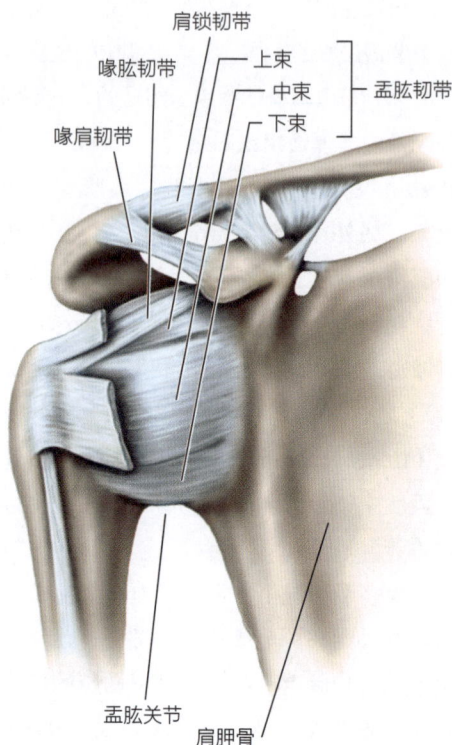

图1.8 盂肱关节前视图

后移动，逐渐变大，然后附着于解剖颈的前面和肱骨的小结节上。盂肱中韧带位于肩胛下肌的肌腱下面并与之紧密相连（Ferrari, 1990; Sarrafian, 1983 ）。不同个体的盂肱中韧带在尺寸上有很大的不同，它在有些个体中不会出现。这种结构在盂肱韧带中展现了较大的差异。盂肱中韧带和肩胛下肌肌腱将后旋的角度限制在45 ~ 75度，因此是盂肱关节重要的稳定组织，特别是在中小范围的外展中。

盂肱下韧带（图1.9）是盂肱结构里最厚的部分，也是过顶型运动员肩部最重要的稳定结构。盂肱下韧带附着在肩关节盂唇的前部、下部和后部，穿过解剖颈下外

侧至外科颈（Sarrafian, 1983; Warwick et al., 1973）。盂肱下韧带可以分为三个独立的部分——腋下带、前带及后带（O'Brien et al., 1990）。下部较薄且宽的部分被称为"腋下带"。前带加强了关节囊的前部，是上肢外展（超过75度）活动的有效支撑（O'Brien et al., 1990）。盂肱下韧带的前带为关节的前部和下部提供了支撑，防止上肢关节活动时的关节脱位（Turkel et al., 1981）。

奥布赖恩和同事（O'Brien et al., 1990）已经证明，当手臂外展90度并伴随外旋时，盂肱下韧带的前带会像吊床一样将肱骨头吊起，防止肱骨头向前运动。这种结构在投掷动作、网球发球动作、自由泳或者其他任何需要上肢做过顶动作的运动中保证了肩部结构的稳定性。

盂肱下韧带在肱骨在冠状面外展的过程中，会通过收缩将肱骨上抬角度限制在90度

左右。如果要继续抬高，肱骨必须向肩胛骨平面移动并侧旋（外部）。加热和同事（Gagey et al., 1987）称，盂肱下韧带中有动态张力，因此这两个动作会同时发生。

从前面看，喙肱韧带和盂肱韧带组成了一个Z形。这种排列方式在盂肱中韧带的上方和下方形成了一个关节囊的潜在薄弱区。在盂肱上韧带和盂肱中韧带之间，肩胛下滑囊通过上口或肩关节囊孔与关腔相连。费拉里（Ferrari, 1990）表示，在盂肱中韧带和盂肱下韧带之间是存在肩胛下滑囊的。这种滑囊在14个样本中均出现了，样本年龄小于55岁。在75岁的样本中也可以看到这种滑囊。当盂肱中韧带变细甚至没有时，这种前方缺损会更加明显，这可能会导致关节前方不稳（Ferrari, 1990）。

和盂肱关节囊外相比，关节囊内呈负压。这被定义为关节内负压，为肩关节提

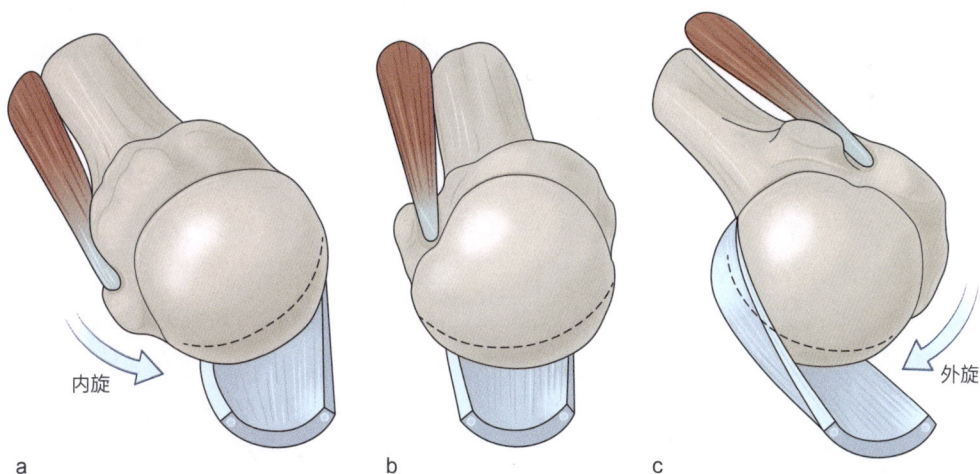

图1.9　盂肱下韧带：a. 内旋；b. 中立位；c. 外旋

供了稳定的作用（Hurchler et al., 2000）。维尔克和同事（Wulker et al., 1995）证明，切除关节囊（在关节囊上切一下，从而消除关节内负压）可能会使肱骨在关节盂上的移动幅度增大19%～50%。

关节囊

关节囊围绕着关节并附着在盂唇上方关节窝的内边缘。从侧面看，它附着在解剖颈的周围，连在附着点下方0.5英寸（1英寸为2.54厘米，余同）的肱骨上。关节囊是松弛的，因此外力可以使关节面分离2～3毫米的距离（Warwick et al., 1973）。马特森和同事（Matsen et al., 1991）证明，在正常个体中，肱骨头可向下移动22毫米，向前移动6毫米，向后移动7毫米。相对来说，关节囊很薄，对关节稳定起的作用很小。韧带和肩袖肌群的肌腱强压关节囊，以保持关节囊的完整性和关节囊与盂肱关节的正常位置（Frankel et al., 1980; Moore, 1980; Warwick et al., 1973）。

关节囊的上部和盂肱上韧带对加强关节上部有重要的作用，同时也可以抵抗上肢产生的重力效应（Basmajian et al., 1959; Warwick et al., 1973）。从前面来看，关节囊的强化是通过盂肱韧带前部和肩胛下肌肌腱的附着来进行的（Ovesen et al., 1986a）。从后面来看，关节囊是通过附着于小圆肌和冈下肌肌腱来强化的（Ovesen et al., 1986b）。从下面来看，关节囊相对较薄弱，对关节稳定起到的作用较小。在上肢抬起时，肱骨头周围的关节囊被拉紧，因此关节囊后部会受到相当大的拉力。

在手臂外展时，关节囊后部这块最薄弱的区域呈松弛和叠加的状态。卡尔萨斯（Kaltsas, 1983）将肩关节囊的胶原结构和肘关节以及髋关节的进行比较。当关节囊受到一个机械力时，肩关节囊会展现出极强的伸展能力并且不会断裂。当超过关节囊的伸展能力时，关节囊就会在前下部断裂（Kaltsas, 1983; Reeves, 1968）。还有，里夫斯（Reeves, 1968）也证明了，20岁以下的人盂肱关节脱位所需的力量更小，50岁以上的人盂肱关节脱位所需的力量更大。

菲利和同事（Fealy et al., 2000）对51个9～40周大的胎儿的盂肱关节进行了研究。他们指出，带有韧带的关节囊会在孕育期出现，盂肱下韧带复合体尤为明显。同时，喙肱韧带和肩袖间隙也会出现。

约翰斯顿（Johnston, 1937）称，由于上肢在身体的一侧，关节囊纤维会固定向前内侧扭转。手臂外展时扭转增加，屈曲时扭转减少。手臂外展时关节囊的张力会把肱骨头压向关节窝。随着手臂进一步外展，关节囊上的张力促进外旋的产生。外旋会使扭转的关节囊松解，促进进一步的外展运动。肱骨在冠状面外展时发生的外旋可能得益于关节囊的形态（Johnston, 1937）。

关节囊由滑膜排列组成，附着于关节盂边缘和关节囊内的解剖颈（Warwick et al., 1973）。肱二头肌长头肌腱起于盂上结节，穿过肱骨头下部和关节囊内部，出现在结节间沟上。该肌腱在肱骨头表面的滑动容易引起损伤，损伤会从骨皮质转移到关节软骨（Bateman, 1971）。

喙肩弓

喙肩韧带呈三角形，底部附着于喙突的外缘。喙肩韧带会向上、向外、并轻微向后走行至肩峰突的上部（Rothman et al., 1975; Warwick et al., 1973）。从上面看，喙肩韧带被三角肌覆盖着。从后面看，喙肩韧带与覆盖于上方的冈上肌的筋膜相连。从前面看，喙肩韧带的边界清楚且有凸起。喙肩韧带与肩峰和喙突一起，在盂肱关节上方形成了一个重要的保护弓（Moore, 1980）。这个保护弓为肱骨头形成了一个二次约束的孔窝，以保护关节免受上方的损伤，并防止肱骨头向上脱位。喙肩弓下方的冈上肌位于三角肌和盂肱关节囊之间，与盂肱关节囊相融合。喙肩弓（图1.10）把冈上肌肌腱与肩峰下滑囊分开（Moore, 1980）。

用X射线对肩峰和肱骨头之间的空间进行测量（肩峰下间距）可以判断肱骨近端是否半脱位（Petersson et al., 1984; Weiner et al., 1970）。在175个没有肩关节症状的样本中，肩峰到肱骨头之间的距离为9～10毫米，女性的比男性的要大一些。当距离小于6毫米时被认为出现了损伤，可能是冈上肌肌腱变薄或断裂的表现（Petersson et al., 1984）。

在上抬过程中，随着上肢的内旋和屈曲，肱骨大结节（冈上肌肌腱）可能会对肩峰前边缘、下表面前缘1/3处和喙肩韧带施加压力。这是由于冈上肌肌腱具有特定向前的方向。在一些病例中，肩锁关节也会发生撞击。当肩锁关节出现退行性关节疾病或骨刺时，肩峰下撞击综合征经常发生。很多上肢极限动作只有当上肢在身体前方时才能完成。上肢前屈时，冈上肌肌腱会从肩峰前边缘和肩锁关节的下方穿过。运动中，在这个区域穿戴护具是至关重要的，可以保护冈上肌和肱二头肌长头肌腱。

弗莱托和同事（Flatow et al., 1994）已经验证了撞击的概念，并证明了冈上肌和肩峰间存在压力。研究人员还测量了手臂以不同角度外展时，肩峰到肱骨头的距离。手臂不外展时（手臂在身体两侧），肩峰到

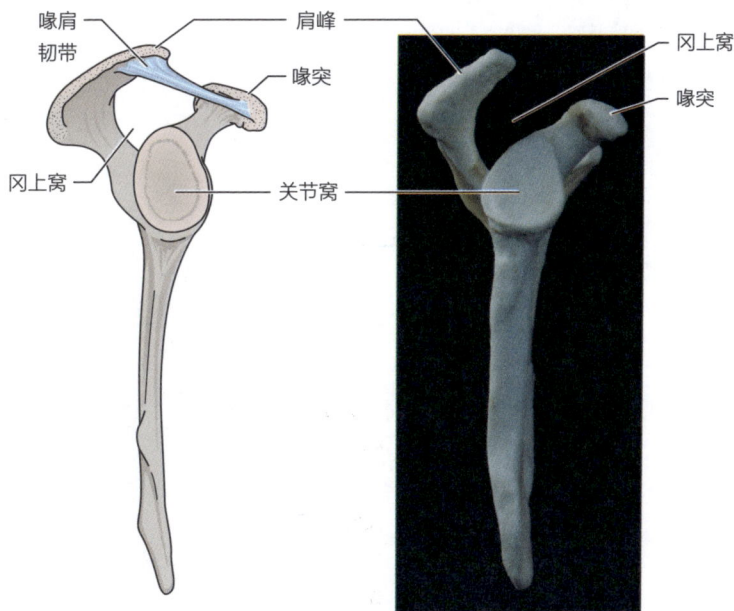

图1.10 喙肩弓

肱骨头的距离或间隙大约是11毫米；外展90度时是5.7毫米；外展120度时小于5毫米（4.8毫米）。另外，研究人员使用了一个富士接触膜，这种膜可以测量肩峰和肱骨头上每平方厘米区域的压力。他们发现，当手臂外展从60度到完全展开时，肩峰和肱骨头之间有接触。因此，弗莱托和同事（Flatow et al., 1994）总结肱骨头和肩峰之间的接触是正常的。

滑囊

研究人员发现，在肩部区域有多个滑囊（Warwick et al., 1973）。对临床医生来说，肩峰下滑囊和肩胛下滑囊是最重要的两个滑囊（Kent, 1971）。其他位于盂肱关节周围的滑囊分别是：肩峰上表面、冈上肌和关节囊之间的冈下肌滑囊；喙肱肌下面，喙突和关节囊之间的喙突下滑囊；背阔肌肌腱前面和后面，大圆肌和肱三头肌长头之间的大圆肌滑囊。滑囊位于需要运动的相邻结构之间，因此对肩部有很重要的作用。

肩峰下滑囊（图1.11）位于三角肌和关节囊之间，会在肩峰、喙肩韧带的下方和冈上肌之间延伸，附着于喙肩韧带、肩峰以及肩袖肌群。肩峰下滑囊一般不与关节相连，然而，如果出现肩袖断裂，二者之间就会产生联系（Rothman et al., 1975）。肩峰下滑囊对肩峰、三角肌和肩袖之间的滑动至关重要。当肩峰下滑囊在喙肩弓下方运动时，可以减少冈上肌肌腱的摩擦（Moore, 1980; Rothman et al., 1975）。通常情况下，如果进行重复性的过顶动作，肩峰下滑囊会变得红肿和肥厚，这会缩短肩峰下关键区域的距离。

肩胛下肌滑囊位于肩胛下肌肌腱和肩胛切迹之间。肩胛下肌滑囊可以保护穿过喙突底部和肩胛切迹之间的肌腱。在盂肱上韧带和盂肱中韧带之间，肩胛下肌滑囊与关节腔相连（Moore, 1980; Turkel et al., 1981），并且也会在盂肱中韧带和盂肱下韧带之间

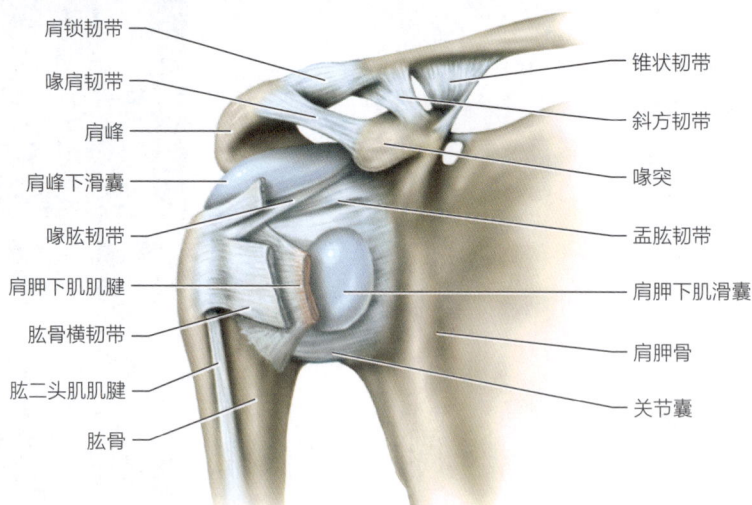

左侧标注（从上到下）：肩锁韧带、喙肩韧带、肩峰、肩峰下滑囊、喙肱韧带、肩胛下肌肌腱、肱骨横韧带、肱二头肌肌腱、肱骨

右侧标注（从上到下）：锥状韧带、斜方韧带、喙突、盂肱韧带、肩胛下肌滑囊、肩胛骨、关节囊

图1.11 肩关节复合体的滑囊和韧带

相连（Ferrari, 1990; Moseley et al., 1962）。

神经血管解剖结构

由于肩袖肌群退行性改变和承受过大压力产生的疲劳，肩袖成为损伤易发的部位（Kessler et al., 1983）。由于退行性改变可发生在任何负荷下的运动中，盂肱结构的营养供给十分重要。

血管供应

肩袖部位的血液供应来自旋肩胛动脉和肩胛上动脉（Warwick et al., 1973）。原则上来说，这些血管向肩袖中冈下肌和小圆肌区域供应血液。关节囊韧带袖的前面由旋肱前动脉供血，有时会由胸肩峰动脉、肱骨上动脉以及肩胛下动脉供血。从上面看，冈下肌由胸肩峰动脉供血。冈下肌肌腱在距肱骨止点接近1厘米处有一个无血管区域，这个区域通常包括止点（Rathbun et al., 1970; Rothman et al., 1965）。罗思曼等人（Rothman et al., 1965）对72人的肩部进行研究后发现，其中63%的人肌腱血管很少。拉思本等人（Rathbun et al., 1970）的研究发现，在所有样本中均发现无血管区域，并且这种现象与年龄无关。手臂外展释放了冈上肌的张力，使得肌腱中的血管被血液填充。此外，随着年龄的增加，无血管区域也相应增加（Brewer, 1979）。因此，身体自愈能力会随着年龄的增长而下降。其他肩袖肌腱的血管分布很均匀，冈下肌肌腱止点的上部偶尔有血管较少的区域（Rathbun et al., 1970; Rothman et al., 1965）。

关节神经

肩部区域分布的神经来自C5、C6、C7及部分C4。支配韧带、关节囊以及滑膜的神经分别是腋神经、肩胛上神经、肩胛下神经以及肌皮神经。来自臂丛后束的分支也支配着关节。肩部有时受到肌皮神经的支配比腋神经的多，有时情况相反。复杂的神经重叠模式让神经支配关节变得困难。神经支配会随着小血管进入关节周围的结构（Bateman, 1971; Warwick et al., 1973）。

肩关节复合体前方的皮肤由来自C3和C4的锁骨上神经和腋神经感觉部的终末分支支配。盂肱关节前部由腋神经支配，其次为肩胛上神经。在肩胛下肌被穿过后，肩胛下神经和臂丛神经后索也可以支配关节的前部区域（Bateman, 1971; Moore 1980; Warwick et al., 1973）。

锁骨上神经支配肩部前方、左方和后方的皮肤。肩部的下方、后方和侧方由腋神经的后分支支配。肩胛上神经在关节周围的前部有分布。腋神经、肌皮神经以及胸外侧神经在关节上部也有分布。从肩部后面来看，主要的支配神经是肩胛上神经和腋神经，肩胛上神经支配着靠近关节的部分，腋神经支配远端区域（Bateman, 1971; DePalma, 1973; Moore, 1980; Warwick et al., 1973）。肩锁关节由来自颈丛（C4）的锁骨侧神经和臂丛（C5和C6）的胸外侧神经和肩胛上神经共同支配。胸锁关节由来自颈丛（C3和C4）的锁骨内侧神经分支以及来自臂丛（C5和C6）的锁骨下神经支配（Moore, 1980; Warwick et al., 1973）。

结论

由于盂肱关节和肩胛胸壁关节的运动相结合，肩关节复合体比身体中其他关节都灵活。肩关节复合体大范围的活动允许手向任何区域移动，同时让手可进行大量的技巧性运动。动态活动时肩关节复合体的稳定性很重要，尤其是在肢体远端受到阻力时。

关节窝较浅，关节表面尺寸不一致，导致盂肱关节不稳定。在动态活动中，肱骨头在关节窝上的稳定性取决于关节囊和盂肱韧带的完整性，也取决于三角肌和肩袖肌群协调一致的运动。这些结构若发生损伤和病变，会引起肩峰下结构的不稳定和撞击，最终导致肩部区域的疼痛和功能障碍。

第 **2** 章

肩部力学

由于肩关节功能复杂，对于临床医生来说，全面了解肩关节复合体正常和损伤状态的生物力学机制是极其重要的。本章回顾了肩关节的生物力学中的关键主题，以及重要上肢运动的肩关节特殊生物力学信息，这些运动通常会导致肩部损伤。了解这些生物力学原理对进行有效的肩部临床治疗很重要。

基本生物力学原理

几个关键的生物力学原理与肩部高度相关，了解它们将有助于理解本书中关于评估和治疗部分的内容。这些原理包括肩胛骨平面、肌肉力偶、肩肱节律以及动力链。

肩胛骨平面

肩胛骨平面是上肢康复领域的重要概念之一。肩胛骨平面对运动领域的治疗、评估

乃至功能活动都有影响。根据萨哈（Saha, 1983）的研究，肩胛骨平面被定义为身体冠状面或额状面前方30度的平面。该平面是由肱骨头反转形成的，与肱骨轴形成了一个30度的角，与自然前倾的关节盂也形成了一个30度的角（Kapandji, 1985; Neumann, 2002）。在肱骨头转换试验和运动定位期间，对医生来说，最重要的是实现这种角度关系，因为其有着固有优势。得益于肱骨大结节和肩峰的力线，在盂肱关节处于肩胛骨平面的情况下，大结节与肩峰之间才不会发生撞击（Saha, 1983）。另外，由于肩胛骨平面的骨骼具有一致性，和冠状面的功能相比，这个姿势减少了盂肱关节前关节囊的压力，并且由于张力的作用，增强了后肩袖的活动（Neumann, 2002; Saha, 1983）。将盂肱关节置于肩胛骨平面能优化肱骨头和关节窝之间的骨一致性，并被广泛推荐为不同过顶技术的最佳姿势。在本书中，也

推荐在肩关节的康复训练中使用这种姿势（Ellenbecker, 2006; Saha, 1983）。

肌肉力偶

　　另一个重要概念是肌肉力偶。肩部功能最重要的生物力学原理之一是三角肌和肩袖力偶（Inman et al., 1944）（图1.6）。力偶现象可以被定义为两组互相对抗的肌肉力通过协同合作的方式做出特殊的动作，这些肌肉力是协同的或主动-抑制的（Inman et al., 1944）。在手臂抬高期间，当三角肌在无对抗力的情况下收缩时，三角肌主要向前发力（Weiner et al., 1970）。肩袖的肌肉-肌腱单元必须提供一个压迫力和直接指向下方或者后方的力来减少肱骨头前移和肩袖肌腱对肩峰产生的接触和撞击（Inman et al., 1944）。如果肩袖没有保持和肱骨的一致性，那么将会导致盂肱关节不稳定、肩袖肌腱病变以及盂唇损伤（Burkhart et al., 2003）。三角肌和肩袖力偶的不平衡，主要发生在不恰当和不平衡的力量训练或重复性过顶型运动中，这将导致三角肌力量增加但肩袖力量并没有随之增加，并且会导致肱骨头向上移位，造成肩袖撞击综合征。

　　另外，前锯肌和斜方肌力偶（图2.1）是主要肌肉稳定器，还是手臂抬高过程中主要的肩胛骨原动肌。巴格等人（Bagg et al., 1988）说明了手臂从0度抬高到80度时，前锯肌和斜方肌的功能主要是上旋并稳定肩胛骨。手抬高时肩胛胸壁关节的旋转中心横移，中斜方肌下部的杠杆臂会发生变化，因此下斜方肌和前锯肌在手臂抬高的阶段Ⅱ和阶段Ⅲ（手臂抬高

80 ~ 140度）的主要作用是稳定肩胛骨（Bagg et al., 1988）。投掷型运动员的投掷和发球动作对肩胛骨的固有稳定性有一定的要求，因此在手臂抬高（90度）姿势中分析前锯肌和下斜方肌的力偶极其重要。针对前锯肌和下斜方肌的特性，本书通过专项训练来增加肩胛骨的稳定性。这些概念是肩关节康复所需的，并且是基于对肩关

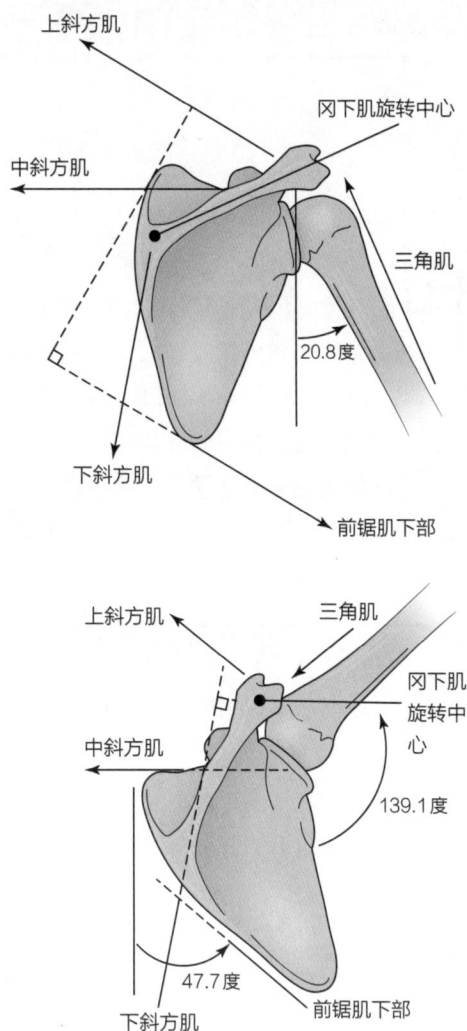

图2.1 斜方肌和前锯肌力偶

节重要肌肉力偶的理解和相关知识建立起来的。

肩肱节律

英曼和同事（Inman et al., 1944）将肩肱节律描述为由多个关节（盂肱关节和肩胛胸壁关节）共同形成的一种运动机制，以实现肩部抬升活动。肩肱原始节律是"从2到1"，也就是肩胛胸壁关节每移动1度，盂肱关节就移动2度。这种说法在很早之前就被引用了，但是有研究者认为这个比例在1.25∶1到4∶1，这取决于研究的运动范围和量化运动的方法。基于对英曼的肩肱模型的理解，目前被广泛接受的说法是，如果肩部抬高180度，其中120度是由盂肱关节中肱骨的抬高带来的，另外的60度则归功于肩胛骨的上旋。

动力链

动力链指的是由肌肉产生的能量通过大腿、躯干传递到正在投掷的手臂和手腕，最终传递到球上的过程（Fleisig et al., 1993）。在整个动力链中，每部分的运动不仅仅有助于能量的转移，还能产生能量（Dillman, 1990; Feltner et al., 1989a, 1989b）。参与力输出的身体部位越多，物体被释放时远端速度就越快。在投掷型运动中，运动员能够通过适当的动力供应来减少能量需求，从而提高运动效率。另外，投掷或者发球（速度或者距离）运动也会被加强。在投掷运动中，下肢的大肌群先开始运动，随后运动转移至身体的核心部分，然后在小一些的远端部位结束。在过顶投掷型运动中，有7个部位发生角运动和线性运动：（1）下肢，（2）骨盆，（3）脊柱，（4）肩胛带，（5）上臂，（6）前臂，（7）手（Atwater, 1979; Dillman, 1990; Dillman et al., 1993; Feltner et al., 1989a, 1989b）。许多棒球教练在教授投掷运动时用来强调大腿和躯干重要性的一种训练方式如下：第一，跪姿投球，尽可能把球投远；第二，站姿投球，使用全身力量投球。站姿投球的距离是跪姿投球的两倍。因此，我们可以总结出：单个肩关节复合体肌肉不能产生足够的能量来完成投掷等动作，投掷完成后能量也不会消失。

动力链描述了身体各部位是如何互相联系的，一个部位的运动能影响近端和远端的其他部位。基布勒（Kibler, 1998）将动力链描述为一系列身体部位有顺序地激活。不管是在康复期，还是在体育以及功能性运动模式中，运动员都要了解肩关节（盂肱关节）是如何与躯干以及肩胛胸壁关节和手臂远端产生直接联系的，进而了解动力链（Davies, 1992）。针对动力链概念，还要了解身体部位旋转的顺序。事实上，动力链概念可以应用到所有的人类运动中，尤其是过顶投掷型运动和网球运动。格罗佩尔（Groppel, 1992）利用动力链来分析上肢运动的最佳方式（图2.2）。图2.2a所示的关于动力链的最佳使用方式的描述由地面反作用力触发的有顺序的活动开始，然后力继续由动力链传递到髋部、躯干和肩部，最后到手或球拍表面与球的接触，他将这个示例应用到了网球运动员身上。图2.2b所示为动力链中身体部位传递缺失

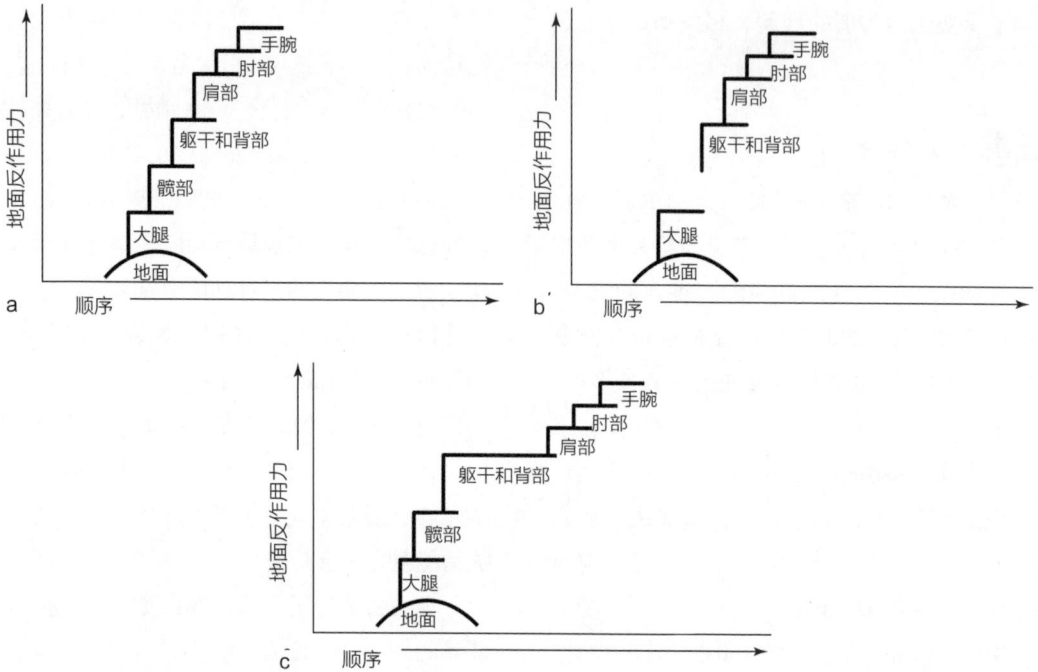

图2.2　a. 动力链的最佳使用方式；b. 非动力链的最佳使用方式，因为不完整；c. 非动力链的最佳使用方式，因为顺序不对

[经Groppel许可，源自：T.S. Ellenbecker and G. Davies, 2001, *Closed kinetic chain exercise* (Champaign, IL: Human Kinetics), 21; 1992.]

导致的影响，比如当髋部受伤时，会导致从下肢到躯干的力的传递方式非最佳，进而在很大程度上影响肩部和上肢功能。另外，图2.2c所示为身体各部位活动不按照最佳顺序进行，这同样影响动力链。这些理论为具体地讨论关于投掷和其他上肢运动的技巧提供了一个基本的框架。

投掷力学

全面回顾投掷方法是非常有必要的，这能帮助医生了解重复投掷型活动对个体肩部的要求。关于这方面的讨论将为更好地理解本书接下来讲解的评估和治疗方法奠定基础。

投掷动作

投掷动作是一种需要灵活性、力量、协调性、同步激活肌肉以及神经肌肉高效运转的复杂运动模式。过顶投掷型运动员很好地做到了这几点，并且个人技术高超。投掷者的肩部必须要足够灵活才能做到掷球需要的过度外旋；同时，肩部也必须足够稳定以防止肩关节发生半脱位。因此，在本书的描述中，投掷者需要让肩部展现出极强的适应性以在评估过程中配合医生。特别要注意的是，人们必须知道在参与重复性体育活动时，哪种调整是正常的，哪种调整是不正常或者会增加受伤风险的。投掷者的肩部必须要灵活到可以做投掷动作，但是也要足够稳定以防止肱骨头半脱位，并且还要在整个投掷过程（加速和减速阶段）中控制身体平衡。投掷者的肩部要在灵活和稳定之间保持微妙的平衡。过顶投掷型运动对肩周肌肉组织有严格要求，以保持功能性稳定。肩周肌肉组织必须要足够强壮，能协助手臂加速，但是也要保证神经肌肉的效率，保证动态的功能稳定。在投掷动作中，肩关节的角速度超过了7 000度/秒，因此被认为是人体部位中运动速度最快的（Fleisig et al., 1993, 2011b）。另外，肩关节会产生巨大的力，有时这个力是身体重力的一倍。因此，在角速度极大的情况下，肩部会发生不同情况的损伤。恢复性和防护性肩袖和肩胛训练在防止投掷型运动员受伤方面起着重要作用，并且对提高运动表现来说也是必要的。

为了更好地研究投掷动作，大多数研究将复杂的运动分解为多个阶段。文献中所用术语及对阶段的划分缺乏一致性，因此关于投掷阶段的描述很复杂（Blackburn, 1991; Fleisig et al., 1995, 2011b; McLeod, 1985; Michaud, 1990; Perry et al., 1990; Tullos et al., 1972; Werner et al., 1993）。为了便于讨论，在本书中，以棒球运动为例将投掷动作分为6个阶段：挥臂、跨步、抬臂、臂加速、臂减速和随球。图2.3展示了投掷动作的抬臂后期及臂加速早期的身体姿势。接下来将详细讨论每个阶段，以便更好地了解在不同阶段中肌肉的活动和关节的位置（Dillman et al., 1993; Fleisig et al., 1995, 2000）。

挥臂

挥臂是投掷动作的开始阶段，此时投手开始投掷。在这个阶段，肌肉力量和身体负重都是最小的，当前腿髋关节屈曲到最大限度时，本阶段就结束了。值得注意的是，挥臂动作结束时，投手应已经处于准备好进入下一投掷阶段的平衡姿势。如果没有按照上述动作进行，那么投掷效果会受到影响，同时投手还可能受伤和发生代偿（Fleisig et al., 2011a, 2011b）。这个阶段持续时间极短（一般是0.5～1秒）。身体重量会平均分布在两脚上，并且在此阶段的开始，轴心脚转至与投手板平行。髋屈肌向心收缩使腿抬高。负重腿支撑着投手的身体重量，轻微弯曲，股四头肌离心收缩。成功完成此阶段高度依赖于身体核心的稳定性，同时在负重侧髋关节等长收缩时，还需要

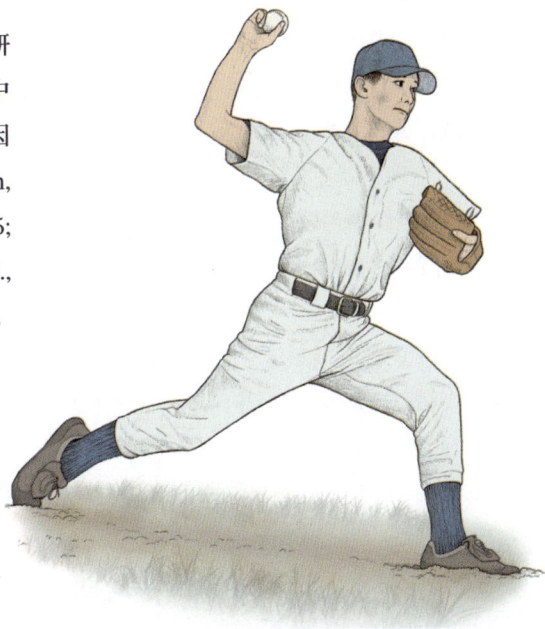

图2.3 投掷动作的抬臂后期及臂加速早期的身体姿势

臀中肌、臀小肌和阔筋膜张肌起到稳定的作用（Jacobs, 1987）。在这个姿势中，肩部会微屈和外展，并且由三角肌前束和中束、冈上肌以及胸大肌锁骨部共同协调来维持这个动作（Jobe et al., 1983, 1984）。挥臂阶段的特征是力和力矩较小，肌肉活性较低。

跨步

挥臂阶段结束后，跨步阶段开始于前腿落下并移向本垒板。做这个动作的同时进行手分离（球离开手套）动作。在前脚接触地面并承受身体重量时，跨步阶段结束。跨步阶段持续0.5～0.75秒。跨步阶段早期，髋屈肌离心收缩使前腿落下。支撑腿的肌肉离心收缩、髋外展，使得步伐加大从而靠近投掷目标。腿外旋是前腿下落这一动作的重要组成部分，主要由臀大肌、缝匠肌和深层旋转肌的向心收缩产生。而支撑腿主要内旋。埃伦贝克和同事（Ellenbecker et al., 2007）以及麦卡洛克和同事（McCulloch et al., 2014）对髋关节旋转的活动度进行了详细研究，发现了髋关节旋转范围内内旋、外旋和全旋的特殊模式。

棒球投手跨步阶段的步长因人而异，一般是身高的70%～80%。跨步阶段结束时，在前脚着地的那一刻测量一侧脚踝到另一侧脚踝的距离，这个距离就是跨步时的步长。橄榄球四分卫掷橄榄球时的步长只有其身高的55%～65%。在跨步阶段，躯干会轻微向一侧弯曲。前脚着地时，另一只脚应紧随其后以闭合的方式轻微指向内侧，也就是脚指向左边（朝向三垒）。闭合脚偏离本垒板方向的角度为5～25度。这个姿势

有助于前腿为身体其余部分的旋转提供稳定性。着地时脚过度闭合（过度旋转）会削弱身体绕着地脚旋转的能力，使动作完成得不好（Fleisig et al., 2011b）。在脚着地时前腿的膝关节屈曲45～55度。前脚的放置位置和姿势在投掷动作中极其重要。前脚应直接落在后脚前，指向投掷方向，也可以轻微闭合［右手投掷时前脚靠向支撑脚的右边（三垒那一侧）］或打开［右手投掷时前脚靠向支撑脚的左边（一垒那一侧）］。然而，如果前脚过度闭合，会妨碍骨盆旋转，结果是投手"跨身投掷"进行代偿。这会减少下肢对投掷力度和速度的贡献。在跨步阶段，如果脚过度打开，骨盆旋转会过早产生（Fleisig et al., 2011b）。脚打开的姿势会使动作顺序发生错乱，导致来自骨盆旋转的能量过早地施加于上身。当这个情况发生时，投手通常以手臂发力结束投掷这个动作，因为骨盆旋转产生的能量会消散而不是应用在手臂上（Fleisig et al., 2011b）。跨步阶段，大腿、躯干和手臂产生的弹性能量会被转移至投掷动作的后续阶段，这就说明了动力链原理与投掷动作的力学机制高度相关。

从跨步阶段中上肢的角度来看，两肩都会外展和外旋，并且由于肩袖、三角肌和肩胛骨稳定肌的向心收缩，两肩还会水平外展。在前脚触地时，肩部外展的范围为80～100度。这一过程中，三角肌和冈上肌的职责是，在将肱骨头维持在关节窝的同时，让肩部外展并维持手臂姿势（DiGiovine, 1992）。上斜方肌和前锯肌作为一组力偶同时起作用，向上旋转肩胛骨，

并为肱骨头定位肩胛骨（关节窝）的位置。肩胛骨的位置必须要正确，否则会导致撞击以及肩部功能性控制问题（Bradley，1991）。在跨步阶段，用于投掷的手臂维持在水平外展的方向上（轻微伸向躯干后）。这和橄榄球运动中的手臂水平外展不同，在橄榄球运动中传球时手臂会轻微伸向躯干前。三角肌前束、背阔肌、大圆肌和后肩袖肌（冈下肌和小圆肌）的职责是水平外展手臂、保证菱形肌和中斜方肌能让肩胛骨后缩，以保持最大的关节活动度（DiGiovine，1992）。脚收缩时优势臂的肘关节应屈曲 80 ～ 100 度。从远端看，前臂旋转至趋近垂直。和棒球投手相比，橄榄球四分卫在前脚收缩时肘关节屈曲得多一点（Fleisig et al., 2011b）。

抬臂

　　前脚触地时，抬臂开始；肩部伸展到最大限度时，抬臂结束。抬臂是一个很短的过程，只持续 0.1 ～ 0.15 秒（图 2.4）。前腿股四头肌开始离心收缩，降低并控制膝关节屈曲速度。同时在抬臂全过程中股四头肌等长收缩以稳定前腿（Fleisig et al., 2011b）。在投掷过程中，支撑腿踝关节在脚接触并离开地面时跖屈。在前脚触地前，支撑腿的踝关节跖屈并伴有骨盆的旋转。通过髋关节的内旋，骨盆会持续在水平面旋转。骨盆旋转的最大旋转速度为 400 ～ 700 度/秒，这就是投掷动作需要精确性、爆发性以及核心稳定性以达到最佳效果的原因。目前已知骨盆旋转到最大限度的时间，是在前脚触地后 0.03 ～ 0.05 秒。骨盆旋转的

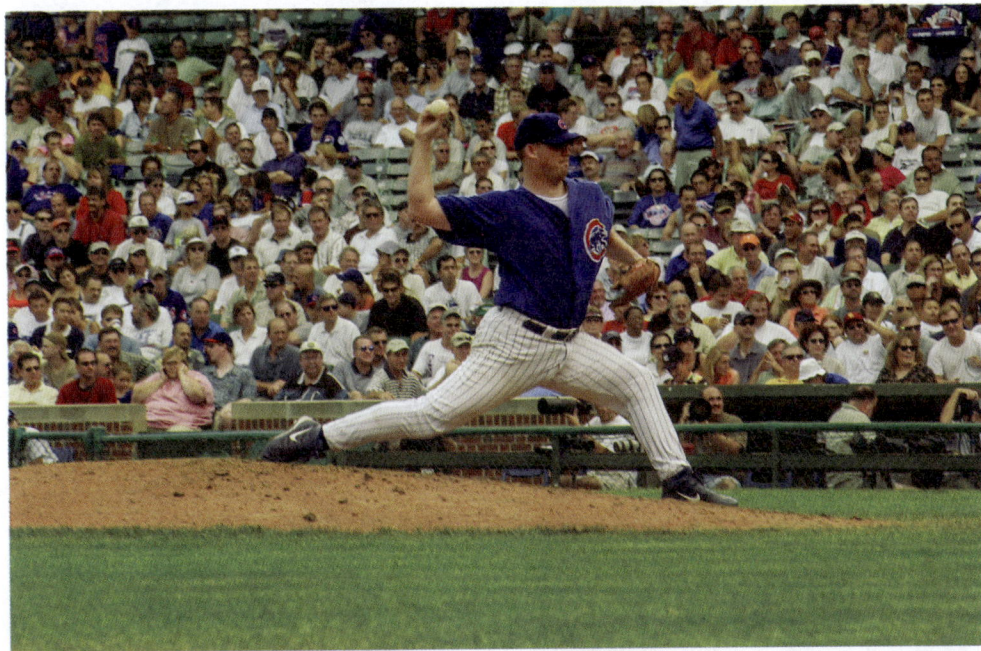

图2.4　投掷动作抬臂阶段优势臂外旋和外展动作

时间大约占抬臂阶段的30%（Fleisig et al., 2011b）。

抬臂阶段的后期，骨盆会旋转至面向本垒板，这样一来，躯干的旋转肌群处于牵拉位，最大限度地为后续的肩部旋转产生收缩效果。骨盆开始旋转后，上身会以脊柱为轴横向旋转（Fleisig et al., 2011b）。上身旋转时很快达到最大角速度，据报告为900～1300度/秒（大约是骨盆角速度的2倍）。这个阶段的时间大概占抬臂阶段的50%。当骨盆和上身较大的部位围绕脊柱纵轴旋转时，通过动力链运动中固有的部位旋转，大量能量会转移至系统中。骨盆在上身旋转之前先达到最大限度旋转的动力链顺序对后续投掷的时机及协调性极其重要，有助于最佳速度和投掷表现的产生。

随着躯干旋转至面向本垒方向，一旦优势肩获得了最大外旋角度，那么它的水平外展角度将从20～30度减少至15～20度。御幡和同事（Mihata et al., 2015）展示了在抬臂的外展和外旋阶段，冈下肌肌腱和前后关节盂之间的下表面撞击会增加，并且在投掷动作这个关键期间，撞击的强度会随肩部水平外展（也被称为"超扭曲"）程度的增加而提高。和肩部水平外展姿势相关的下肢和躯干旋转的时间对减少肩部损伤极其重要，尤其是由超扭曲造成的肩袖和盂唇损伤。另外，杜奥古希和同事（Douoguhi et al., 2015）的研究表明，专业投手躯干旋转过早和肩部、肘部损伤密切相关，同时他们也发现了W形姿势和损伤并没有关联。同样，戴维斯和同事

（Davis et al., 2009）通过二维的投掷分析发现了在投掷抬臂阶段存在手臂滞后和超扭曲的现象，其特征是在投掷过程中肩部过度水平外展。

这里要着重强调的是，肩部水平旋转的最大速度（相对于躯干）为500～650度/秒，这是由胸大肌和三角肌前束活动引导的。

除了肩袖肌群，其他的肩带肌肉，包括肩胛提肌、前锯肌、斜方肌、菱形肌以及胸小肌，在抬臂过程中的作用也是至关重要的。兴奋的前锯肌对稳定和前伸肩胛骨极其重要（DiGiovine, 1992）。斜方肌和前锯肌协同工作，帮助稳定肩胛骨并为后续肱骨头活动提供最佳的关节盂位置。这些控制肩胛骨的肌肉的功能性障碍可能引起由基布勒（Kibler, 1991, 1998）提出的向肩关节前部的稳定肌施加的额外压力。另外，在抬臂期间，前锯肌在肩胛骨上旋和前伸方面发挥着重要作用，允许肩胛骨和水平伸展的肱骨一起运动。

从临床角度来看，必须要强调的是，在抬臂阶段，肩部必须保持80～100度的外展。前臂和手部的运动滞后于高速旋转的躯干和肩部，导致肩关节外旋的最大角度为165～180度，这是一种混合运动（结合了肩部外旋、肩胛骨动作及躯干伸展）（Bradley, 1991）。在进行简单的视觉观察和复杂的生物力学分析后发现，前臂在前脚着地时或紧随其后处于接近水平的位置（Fleisig et al., 2011b）。

还要着重指出的是，在生物力学研究中测量的肩部外旋包括了躯干的过伸和肩

胛骨运动，肩胛骨外旋165～180度以及前臂在抬臂终末阶段处于接近水平的位置不仅仅是盂肱关节外旋的结果，而是多个部位组合运动的结果，这些部位包括躯干、肩胛骨和盂肱关节（Fleisig et al., 2011b）。

肩部柔韧性不足的投手需进行多种伸展运动和力量训练，以提高关节活动度以及扩大躯干和肩部的活动范围，从而防止受伤和提高关节灵活性及稳定性。研究表明，重复的投掷动作会增加肩部关节囊的松弛度和肩部的柔韧性。对一个棒球投手来说，肩部外旋125～145度并不稀奇，且投掷肩能比非投掷肩多外旋10～15度（Bigliani et al., 1997; Brown et al., 1988; Ellenbecker et al., 2002）。这个额外的活动范围能通过扩大力产生部位的运动范围，最大限度地提高运动表现和降低肩部受伤的可能性。值得注意的是，肩关节活动范围过大（肩部柔韧性太高）对投手来说也是有害的。在接下来的关于评估和治疗的部分中，本书着重强调了如何通过测量和辨别肩部活动范围等级，来预防受伤和提升运动表现。

分析高水平投掷动作的多个重要的盂肱关节力矩和力有助于我们更好地理解其对肩关节能力的需求。身体能产生一个550～770牛（大约是身体重力的80%）的最大压迫力，来抵抗由骨盆和上身快速旋转产生的离心力（Fleisig et al., 2011b; Michaud, 1990）。迪吉奥文（DiGiovine, 1992）称这种压迫力通过肩袖肌群（冈上肌、冈下肌、小圆肌和肩胛下肌）的活动产生。这对于关节的一致性是必要的，维持肱骨头在关节窝的中央区域。和压迫力一样重要的是，后侧肩袖肌群对肱骨头施加了一个向后的力，以对抗在肩部外旋时肱骨头的前移（Cain, 1987; Jobe et al., 1983）。产生离心内旋力矩，通过收缩肩胛下肌来降低肩部外旋的速度（DiGiovine, 1992）。在投掷过程中，由于肩关节内旋肌（胸大肌、背阔肌、三角肌前束、大圆肌和肩胛下肌）的离心收缩，在肩部外旋（Fleisig et al., 1995, 2011b）至最大限度前，会产生一个55～80牛米的最大肩关节内旋力矩。最后，肩部会产生290～470牛的前剪切力和80～120牛米的水平外展力矩来对抗肩部后移（Fleisig et al., 1995, 2011b）。

臂加速

在肩部外展至最大限度时臂加速开始，球从手中离开时臂加速结束。这个过程非常快，只持续0.03～0.04秒（Escamilla et al., 2002; Fleisig et al., 1999）。当手臂以线性和角运动的方式向前加速时，肩关节复合体的肌肉运动由中强度向高强度转变（DiGiovine, 1992; Jobe et al., 1983; 1984）。肌电图（EMG）数据表明，在臂加速阶段，肩胛下肌是肩关节内旋肌中最活跃的肌肉，其次是背阔肌和胸大肌（DiGiovine, 1992; Gowan et al., 1987; Moynes et al., 1986）。

当肩部外旋至最大限度时，肘关节开始伸展，接着肩部进行一系列内旋动作（Escamilla et al., 1998）。在肩部内旋前进行肘部伸展能减少旋转带来的惯性，从而产生更大的内旋速度。在速度超过7 000度/秒时，肩关节内旋肌进行向心运动（Escamilla et al., 2002; Fleisig et al., 1999）。

随着肘部伸展以及肩部内旋，躯干会在

球离手的那一刻从超扭曲姿势向前屈曲至中立位（Escamilla et al., 2002; Fleisig et al., 1999）。臂加速阶段，随着躯干前屈，腹直肌和斜方肌表现出较高的肌肉活性（Watkins et al., 1989）。前腿的伸膝动作使躯干进一步前屈，这给躯干旋转提供了一个稳定的基础（Escamilla et al., 2002）。臂加速阶段，在前脚收缩、球被释放时，前腿的膝关节会伸展15～20度。如果躯干屈曲程度下降，前腿的膝关节伸展不充分，球速会降低（Matsuo et al., 2000）。球被释放时，理想状态下躯干应该从垂直姿势变成前屈30～40度（Escamilla et al., 2002）。

在臂加速阶段，肩袖肌肉、斜方肌、前锯肌、菱形肌及肩胛提肌均表现出较高的肌肉活性（DiGiovine, 1992）。当将专业投手和业余投手进行比较时，二者肩袖肌肉的肌肉活性显示出了差异性。业余投手的冈下肌、小圆肌、冈上肌以及肱二头肌的肌肉活性是普通人的3倍，而对于专业投手而言，其肩胛下肌、前锯肌及背阔肌的肌肉活性要更高一点（Gowan et al., 1987）。这确实意味着在臂加速阶段中控制盂肱关节和稳定肩胛骨是有必要的。这些发现表明，专业投手会更好地协调身体各部位进行运动，从而在投掷动作中提高肩袖肌群在稳定盂肱关节方面的效率。

臂加速阶段，离心力较大，能够使肘部快速伸展。在臂加速的中间阶段，角速度达到最大，大约是2 400度/秒（Escamilla et al., 2002; Werner et al., 1993）。离心力常由髋部、躯干和肩部的旋转动作产生（Toyoshima et al., 1974）。此阶段有关于肱

三头肌和肘部肌肉的高活性的记录；然而，研究表明这些肌肉的主要作用是稳定手臂，而不是加快手臂运动（DiGiovine, 1992; Feltner et al., 1986; Jobe et al., 1984; Sisto et al., 1987; Werner et al., 1993）。球被释放的那一刻，肘部接近完全伸展，置于躯干稍前的位置。

随着手臂在加速阶段开始向前旋转并产生速度，肩内旋以及肘部内翻力矩下降（Fleisig et al., 1995）。鹰嘴的楔形窝和肱骨滑车的内侧及鹰嘴窝碰撞的情况时有发生，这是在臂加速阶段早期肘部伸展产生的高外翻力的结果。这种机械楔入会带来撞击，导致鹰嘴后方形成骨赘，这可能进一步导致软骨软化症及关节游离体的形成（Wilson et al., 1983）。投掷的抬臂和臂加速阶段，肘部会屈曲85～120度（Fleisig et al., 1995）。威尔逊和同事（Wilson et al., 1983）提出了"外翻伸展过度"这个概念，认为这是肘部伸展和外翻应力迅速结合导致的。坎贝尔和同事（Campbell et al., 1994）的进一步研究表明，和专业投手相比，青少年投手在释放球的那一刻，外翻力矩更大，这是骨骼未发育成熟的运动员患上"少年棒球肘综合征"的原因之一。

臂加速阶段，肘屈肌的活动是轻度或中度的（DiGiovine, 1992; Sisto et al., 1987）。肘屈肌收缩会抵抗肘部分离，这是由前臂肌肉的离心收缩造成的，同时也能提高肘关节的稳定性和加强对伸展动作的控制。

随着球的释放，手腕从过伸姿势回到中立位，最后一个可以影响加速时球所受力的部位就是手了（Barrentine et al., 1998b）。

臂加速阶段初期，腕屈肌会进行离心收缩以降低过伸状态下手腕的速度，然而，随着加速继续，腕屈肌会向心收缩，手腕在球被释放的那一刻屈曲（Barrentine et al., 1998a）。旋前圆肌在这个过程中同样被激活，协助前臂前旋（DiGiovine, 1992）。

臂减速

球被释放时臂减速开始，肩部内旋至最大限度时臂减速结束。臂减速阶段持续 0.03 ~ 0.05 秒。在此阶段中，肩部会持续内旋直至0度。前膝以及投掷肘会持续伸展直至伸直。躯干和髋部持续屈曲。作为对这个渐进式屈曲的反应，支撑腿会开始向上移动。腰椎、腹直肌、斜方肌以及臀肌的活性在这个阶段中会从中度向高度转变（Watkins et al., 1989）。

肩后部的肌肉（冈下肌、冈上肌、小圆肌、大圆肌、背阔肌以及三角肌后束）在臂减速阶段都非常活跃，它们的作用是对抗肩前部肌肉收缩并防止肩关节前部脱位（Escamilla et al., 2002; Fleisig et al., 1995; Jobe et al., 1983, 1984）。在此阶段，所有盂肱关节肌肉中，小圆肌的肌肉活性最高，限制了肱骨头前部的过度活动（DiGiovine, 1992; Jobe et al., 1983）。在此阶段中，下斜方肌、菱形肌以及前锯肌的肌肉活性也较高，加强了肩胛骨的稳定性（DiGiovine, 1992）。

高恩和同事（Gowan et al., 1987）表示，专业投手的肱二头肌和三角肌后束的肌肉活性是业余投手的2倍。这就意味着业余投手投掷动作的投掷效率较低，对后肩造成了巨大的压力。肱二头肌在整个臂减速过程的作用是减少肘部伸展（DiGiovine, 1992）。在此过程中，需要较大的肩部和肘部力矩来降低手臂的速度（Escamilla et al., 2002; Fleisig et al., 1995）。在肩部和肘部，需要接近于身体重力的力来防止关节分离（Fleisig et al., 1995; Werner et al., 1993）。

在臂减速阶段中，桡尺关节会发生极速前旋，同时旋前圆肌出现中度的向心收缩。相反，在控制关节运动的减速过程中，肱二头肌和旋后肌会出现离心收缩（DiGiovine, 1992）。在此阶段中，腕屈肌和指屈肌会具有较高的肌肉活性，为腕部屈曲提供力量。腕伸肌和指伸肌会具有中度的肌肉活性并进行离心收缩，以降低腕部和手指的速度（DiGiovine, 1992）。

随球

这是投掷动作的最后阶段，从肩部内旋至最大限度时开始，至手臂完成水平外展以及投手保持身体平衡时结束。随球阶段持续1秒。来自优势臂的长减速弧与躯干前倾结合，可以抵消身体和下肢回到原始状态的能量。对动力链能量的吸收有助于减少施加在优势肩上的压力。随球阶段，跨步腿要伸直以支撑几乎整个身体的重量，与此同时，支撑腿持续向前移动。

和减速过程一样，肩部后侧肌肉会持续进行离心运动以降低手臂水平外展的速度。随球阶段中，肩关节力矩比在臂减速过程中产生的力矩要小得多（Fleisig et al., 1995）。前锯肌肌肉活性较高，离心收缩使肩胛骨上旋（DiGiovine, 1992）。斜方肌和菱形肌通过离心收缩协同降低肩胛骨前伸的速度（DiGio-vine, 1992）。最后，随球阶段中，腕伸肌和指伸肌会具有较低的肌肉活性，以降低腕部屈曲的速度（DiGiovine, 1992）。

不同投掷方式的比较

医生、教练、运动员父母经常会问，投掷一个变线球是否会对肩关节和肘关节造成巨大的压力。为了确定是否有这些影响，埃斯卡米利亚和同事（Escamilla et al., 1998）以及弗莱西格和同事（Fleisig et al., 2006）展开了一系列研究，比较了4种常见的投掷方式：快球、变线球、曲线球及滑球。这个研究使用运动分析方法对18个大学生棒球投手进行了研究。运动员投出快球的动力学与投出滑球的动力学相似，然而投出变线球和曲线球时却表现出活动范围减小及关节速度降低的特征。肘部和肩部动力学评估结果显示，快球、曲线球和滑球产生的负荷比变线球产生的负荷要高。

这些研究结果表明，快球和滑球是最相近的投球方式，展示出了极大的部位角速度以及肩部和肘部整体的高水平力和力矩。事实上，肩部和肘部的压迫力超过了身体重力。尽管用雷达枪测出的曲线球速度最低，但是这种掷球方式还是展现出了较高的角速度以及大力矩。一个重要而有趣的现象是，研究中，曲线球组的肘部内侧力及肘部外翻力矩较大。长期以来教练认为曲线球给肘关节内侧造成的压力比其他投掷方式都要大。变线球的部位角速度最低，对肩部和肘部产生的压力也最小。尽管还需要更多研究证明，但现有的数据显示，掷变线球比掷曲线球安全，二者的掷球效率是一样的。虽然变线球比曲线球

好教得多，但是现在教练基本都教授曲线球，并且教授的击球方式也不完全正确。事实上，错误的掷球方式产生的力比研究显示的运用正确技巧的运动员在掷球时产生的力大。这就强调了对出现肩肘功能障碍的患者进行生物力学评估的重要性。

成年棒球投手与青少年棒球投手

针对成年棒球投手的投掷生物力学研究有很多，相对来说，可用于研究青少年棒球投手的科学信息很少。目前所看到的关于青少年棒球投手的信息是来自对成年棒球投手的研究，但是现有结论是否准确还不确定。美国运动医学研究所开展的一项研究从运动学和动力学方面，对12名高中生投手和13名大学生投手进行了比较，结果表明，这两个人群的相关数据没有统计学差异（Fleisig et al., 1996）。

科斯加雷亚和同事（Cosgarea et al., 1993）使用了一种类似的运动分析方法，进行了2项研究，来量化和比较青少年和成人投掷动作的生物力学。

第一项研究的结果显示，处于不同年龄组（9～12岁组和13～16岁组）和不同比赛等级组（大学生组和专业组）的投手（Cosgarea et al., 1993），在中下肢和躯干的动力学上，除了前脚替换有一些显著差异外，其余方面没有显著差异。青少年棒球投手以一个打开角度更大的姿势（例如，右手投掷投手的左脚靠近一垒）和指向球垒的方向（例如，右手投掷投手的左脚前部指向三垒）放置前脚。青少年棒球投手不仅球速较慢，上肢、肘部伸展及肩

部内旋的角速度也明显较慢。

第二项研究比较了10个青少年棒球投手和10个成年棒球投手之间的肘关节和肩关节的动力学差别（Campbell et al., 1994）。为了消除体形差异的影响，所有的力都以体重百分比来表示，所有的力矩都以体重和身高乘积的百分比来表示。总体上来说，成年棒球投手的力和力矩要大一些。在抬臂阶段，成年棒球投手会产生较大的肩前部力、肩部内旋力矩及肘部外翻力矩。成年棒球投手在随球阶段也会产生肩后部力。但是，青少年棒球投手在臂加速阶段和球被释放时产生的肘部外翻力矩比成年棒球投手要大。坎贝尔和同事（Campbell et al., 1994）总结，较大的外翻力矩可能使青少年患上少年棒球肘综合征。

侧投与过顶投掷

大量关于棒球投掷的运动医学书主要关注过顶投掷技巧（Matsuo et al., 2000）。过顶投掷棒球是一个投掷位置过顶或3/4过顶的技术动作。大多数棒球投手都喜欢这种掷球方式，无论投手水平如何。这种技巧受到大多数投手喜爱是因为他们相信用这种技巧对肩部和肘部的伤害最小并且能达到最大球速（Fleisig et al., 1995）。然而，少数投手使用另一种方法——侧投。

可通过在抬臂阶段和臂加速阶段相对于身体姿势的肩部外展角度来区分过顶投掷和侧投这两种技巧。过顶型投手在掷球时肩部外展角度大于90度，而侧投型投手在掷球时肩部外展角度小于90度（Matsuo et al., 2000）。这两种技巧在生物力学上有多处不同。

动力学关系研究表明，这两种投掷方式的身体角度截然不同。此处的身体角度指的是球被释放时相对于垂直轴身体倾斜的角度。过顶型投手会将身体向内侧移，远离优势臂那一侧，而侧投型投手会更倾向于保持垂直，甚至会将身体向投掷方向弯曲。

这两种技巧从动力学角度来看，不同之处在于球被释放时肘部的位置。由于肩部外展角度较小以及身体向优势臂同侧倾斜，和过顶型投手相比，侧投型投手会以较低的肘部姿势来掷球。这种低肘部姿势会增加肩部水平外展的程度，这就是一种名为"肘部领先"的力学缺陷出现的原因（Fleisig et al., 1995）。这种缺陷导致肩关节前部和肘关节内侧的力增大（Fleisig et al., 1995）。多个研究表明，这些因素导致侧投型投手动作上的力学缺陷，从而导致其肘部和肩部受到严重伤害（Fleisig et al., 1995）。

风车（垒球）投掷

尽管在目前的运动医学文献中，棒球运动的过顶投掷动作受到了极大的关注，但是垒球掷球的力学结构却很少有人研究，导致很多人都存在误解。尽管目前有很多垒球掷球技巧，但是常用的技巧还是风车投掷动作。风车投掷动作是一套复杂的涉及上肢和下肢协调的动作组合。这个动作可分为4个阶段：挥臂、跨步、传送及随球（Barrentine et al., 1998a）。

挥臂

挥臂这个初始阶段涉及投手动作和动量

的产生。投手做好准备姿势或者摆好姿势，然后开始挥臂。投手将投掷侧肩部内旋并将重心转移至同侧腿上。下一步投手伸展肘部的同时伸展肩部。另一侧腿则开始屈曲髋部，准备进入跨步阶段。跨步腿离开地面时挥臂阶段结束。

跨步

跨步阶段，投手跨步腿离开地面，同时进行从伸展姿势到向前弯曲的过顶姿势（大概12点方向）的转变，带动肩部进行投掷。这种过顶动作被称为"后挥顶部（TOB）"。TOB动作中肱骨会外旋，肩部外旋肌（冈下肌、小圆肌以及三角肌后束）激活（Maffet et al., 1994）。后腿推动身体向前运动，同时跨步侧髋部屈曲、膝关节伸直，推动身体朝向投手板。投手的步长是其身高的60%～70%（Werner et al., 2006）。

传送

传送阶段开始于跨步腿重新接触地面并且肩部从TOB动作中的位置向前移动。在这个阶段中，肱二头肌同肩胛骨和肩关节后侧的稳定肌一起被激活。随着优势肩径直向前，髋部旋转至朝向本垒板，肩部释放球，驱使球飞向本垒板。随着前脚接触地面，投手的重心由后脚转移至跨步脚。肘部保持伸展姿势直到球被释放。

随球

最后一个阶段是随球阶段。随球阶段从球被释放时一直持续到优势肩完成向前动作。相比于棒球，垒球的随球阶段较短。在这个阶段中，重心从后脚转移至前脚。优势肩持续向前运动直到停下。肱二头肌激

活能够起到减速作用，也会引起前臂肘部弯曲。不同于在棒球运动中的情况，由于在投掷时垒球投手的重心会从后脚移动至前脚，投手的身体通常会面向相反的方向。投掷动作的随球阶段，投手通常会进入防守姿势以防止球向他们袭来。

棒球与橄榄球投掷

许多天才型运动员在校橄榄球队中是四分卫，在棒球队中是投手。然而，参与两种运动对他们的运动表现和安全来说是有益还是有害，还不得而知。理论上来说，运动员可以将橄榄球运动中的超负荷重量撞击作为一种加强棒球运动中手臂力量的方法，因为现在已有记录表明，如果在超负荷训练后重新开始投掷常规重量的球，球速会增加（Brose et al., 1967; DeRenne et al., 1993; Fleisig et al., 2009, 2011b; Litwhiler et al., 1973）。为了对比棒球投掷和橄榄球投掷之间的区别，弗莱西格和同事（Fleisig et al., 1996）使用动作分析方法对26位棒球投手和26位橄榄球四分卫进行了研究。26位高中生和大学生投手从踏板上将球投掷到好球区，这两个区域相隔60.5英尺（1英尺为30.48厘米，余同）；26位高中生和大学四分卫将球掷向距离其约20码（1码约为0.91米，余同）的网中。橄榄球投掷动作和棒球投掷动作极其相似，因此这两种运动可基于之前描述的投掷动作的6个阶段进行分析和比较。尽管四分卫肩部发生的时间较早，但是投手更早地进行骨盆旋转、上肢旋转、肘部伸展和肩部内旋，并且幅度较大。四分卫

跨步步长较短并且在球被释放时站得更直。抬臂阶段，四分卫的肘部屈曲和肩部水平外展的角度会更大（四分卫55度，投手49度），这会产生较大的肩关节前部力和肘关节内侧力。为了降低手臂的速度，投手的肘部产生较大的屈曲力矩和压迫力，肩部产生压迫力、外展力矩和肩关节后部力。投手肩关节后部力在投掷快球中是最大的。和棒球投掷相比，橄榄球投掷产生的肩关节力和力矩明显较小（Fleisig et al., 1996）。

棒球投掷和受伤风险之间的关系

棒球投掷动作和运动受伤风险一直以来都是专家、学者感兴趣的研究领域。对于过顶投掷型运动员来说，造成肩部和肘部受伤的具体因素有哪些呢？多位研究者分析了大量的风险因素。弗莱西格和同事（Fleisig et al., 2011a）表示，在青少年棒球投手中，肩部和肘部损伤的显著风险因素是一年比赛次数超过100次，这增加了3.5倍的受伤风险（与少于100次相比）。同时作为捕手的投手更容易受伤。另外，多个研究表明，运动员在疲劳时进行投掷有着更高的受伤风险（Fleisig et al., 2009; Lyman et al., 2002）。戴维斯等人（Davis et al., 2009）表示，关节力学结构较好的青少年棒球投手产生的肩部和肘部关节力较小，因此合适的关节力学结构可能有助于防止青少年运动员受伤。投掷曲线球或滑球是否会造成伤害还处于争议中：一些研究者认为会导致受伤（Lyman et al., 2002），而另一些研究者（Fleisig et al., 2006, 2011a, 2011b; Nissen et al., 2009）则认为不会使运动员受伤。

网球正手发球和挥拍力学

除投掷动作外，对其他过顶体育动作模式的力学机制进行讨论有助于简单了解这些活动对肩部能力的需求。

网球正手发球

网球正手发球是竞技网球中最复杂的击球技术之一（Girard et al., 2005）。这个动作之所以这么复杂，是因为其结合了四肢和关节的运动，这种结合要将汇总的力从地面向上通过动力链转移至球上。通过肌肉组织有选择性地同步活动、各部位旋转，以及协调下肢肌肉（股四头肌、腘绳肌、髋内旋肌和髋外旋肌等）的活动，运动员可利用整个动力链进行有效的网球正手发球。下肢核心力输出往上转移至上肢，再到球上。若动力链中有一个部位没有有效地同步活动，正手发球的结果就可能不是很理想（Kibler, 2009）。

尽管网球正手发球和棒球投掷动作类似，二者之间仍存在着一些明显差异。这些差异包括使用的运动平面、非优势臂击球、产生或释放的轨迹、网球拍（改变杠杆臂）、正手发球的技术部分，以及多个动作的目标和动力（旋转、速度、角度和方向等）。

这些差异常见于传统投掷动作分析中（Fleisig et al., 1995; Jobe et al., 1983），且已经被转化为具体的八步骤网球正手发球模型（图2.5）（Kovacs et al., 2011）。八步骤网球正手发球模型有3个明显的阶段：准备阶段、加速阶段和随球阶段。第二、三阶段都是肌肉活动和在前一阶段做出的技术调整的直接结果。当对运动员进行正手发球评估时，要从身体整体出发而不是只涉及单个部位。身体整体角度和关于每个阶段的关节位置、肌肉活动和动作模式的知识能够给医生提供重要的信息，使他们更好地理解网球正手发球对肩部能力的需求。

至少25年之前，动力链这一概念首次在国家级网球运动员中被研究（Elliott et al., 1986）。在早期的分析中，埃利奥特和同事发现运动员从膝盖到球拍的最大线性速度

增加了。在一个有效的动力链中，大腿和躯干是提供驱动力及为远端灵活性提供稳定基础的主要部位（Elliott et al., 1995; Kibler, 1995; Zatarra et al., 1988）。这种连接可以产生51% ～ 55%的动力链能量和力，然后将其传递到手上（Kibler, 1995）。这种连接还产生了从后腿到前腿的角动量，以驱动手臂上下运动（Groppel, 1984; Van Gheluwe et al., 1986）。腿部和躯干的大横截面积、大质量和高惯性力矩会产生一个锚，允许向心运动发生（Cordo et al., 1982; Zattara et al.,

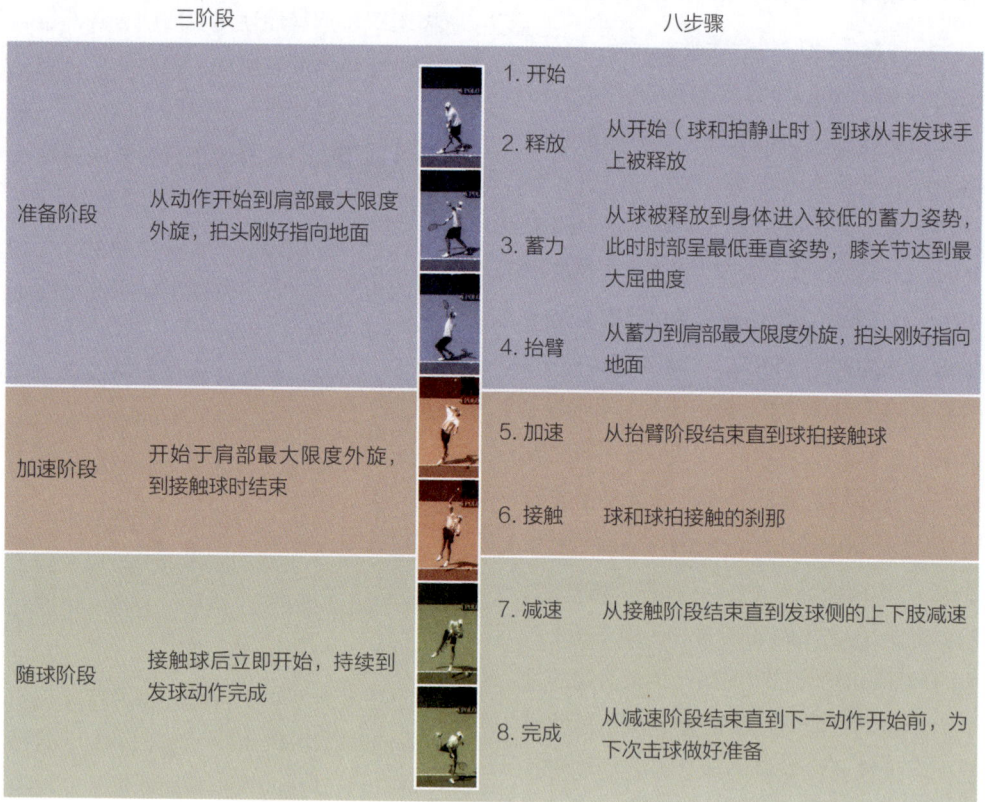

三阶段		八步骤	
		1. 开始	
准备阶段	从动作开始到肩部最大限度外旋，拍头刚好指向地面	2. 释放	从开始（球和拍静止时）到球从非发球手上被释放
		3. 蓄力	从球被释放到身体进入较低的蓄力姿势，此时肘部呈最低垂直姿势，膝关节达到最大屈曲度
		4. 抬臂	从蓄力到肩部最大限度外旋，拍头刚好指向地面
加速阶段	开始于肩部最大限度外旋，到接触球时结束	5. 加速	从抬臂阶段结束直到球拍接触球
		6. 接触	球和球拍接触的刹那
随球阶段	接触球后立即开始，持续到发球动作完成	7. 减速	从接触阶段结束直到发球侧的上下肢减速
		8. 完成	从减速阶段结束直到下一动作开始前，为下次击球做好准备

图2.5 八步骤网球正手发球模型

[源自: Adapted, by permission, from M.Kovacs and T.S. Ellenbecker, 2011, "An 8-stage model for evaluating the tennis serve : Implications for performance enhancement and injury prevention," *Sport Health* 3(6): 504-513. Photos courtesy of the USTA]

1988）。使用数学建模方法分析动力链后发现，躯干中动能减少20%，速度必须增加34%或质量必须增加70%，才能把相同的动能传递到手上（Kibler, 1995）。这些数据强调了发展有效下肢力量、通过动力链将能量高效向上转移的重要性。

八步骤网球正手发球模型有3个重要的阶段：准备阶段、加速阶段和随球阶段。这些阶段明显反映了正手发球各阶段的功能：储能（准备阶段）、释能（加速阶段）及减速（随球阶段）。

准备阶段

运动员正手发球的初始阶段能反映出个人的风格和喜好，但不能反映其发球是不是标准的。在此阶段中，肩关节和肩胛骨区域肌肉的激活程度较低，因为此阶段对肌肉的需求较小，这和投掷动作中的挥臂阶段类似（Ryu et al., 1988）。发球初始阶段的目标是让身体配合，利用地面产生贯穿整个发球过程的力。

球从非优势手（右手击球运动员的左手）中被释放时，释放步骤开始。相对于运动员的抛球位置影响肩部外展和肩峰下肱骨的位置。抛出球的方向应该稍向外倾斜，这样有利于手臂外展至100度时与球的接触（Fleisig et al., 2003）。如果球抛得离头部太近（12点方向），会增加手臂外展角度并导致肩峰下撞击（Flatow et al., 1994）。身体位置和抛球位置不当，是在网球正手发球加速和接触阶段肩部疼痛产生的主要因素（Ellenbecker, 1995）。

蓄力步骤可以让身体处于一个可以产生潜在能量的姿势（图2.6）。下面是两种不同类型的下身蓄力（脚的位置）方式：脚朝上或精确站位技术（图2.7a）及脚朝后（图2.7b）技术。使用脚朝上或精确站位技术的运动员可以产生一个较大的垂直力，他们能达到的高度比使用脚朝后技术的运动员要高，但是使用脚朝后技术的运动员能产生较大的水平力（Elliott et al., 1983）。使用脚朝上和脚朝后技术发出的球的速度并没有太大区别（Elliott et al., 1983）。后腿提供了大部分向前和向上的推动力，前腿的作用主要是提供一个稳定的姿势以产生旋转力（Bahamonde et al., 2001）。

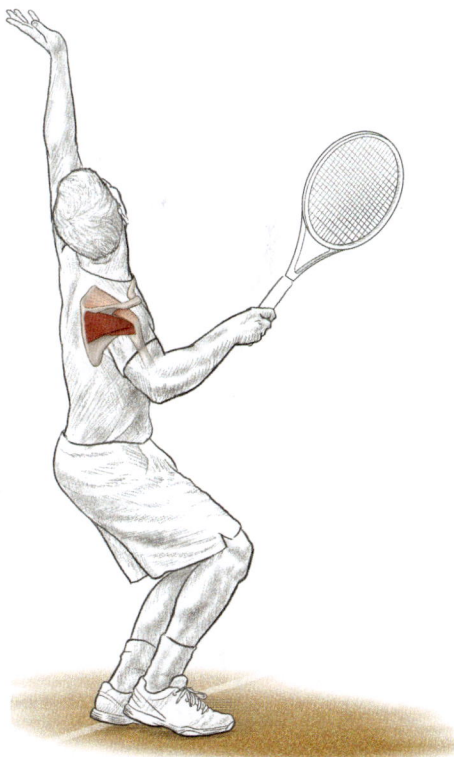

图2.6　网球正手发球蓄力步骤

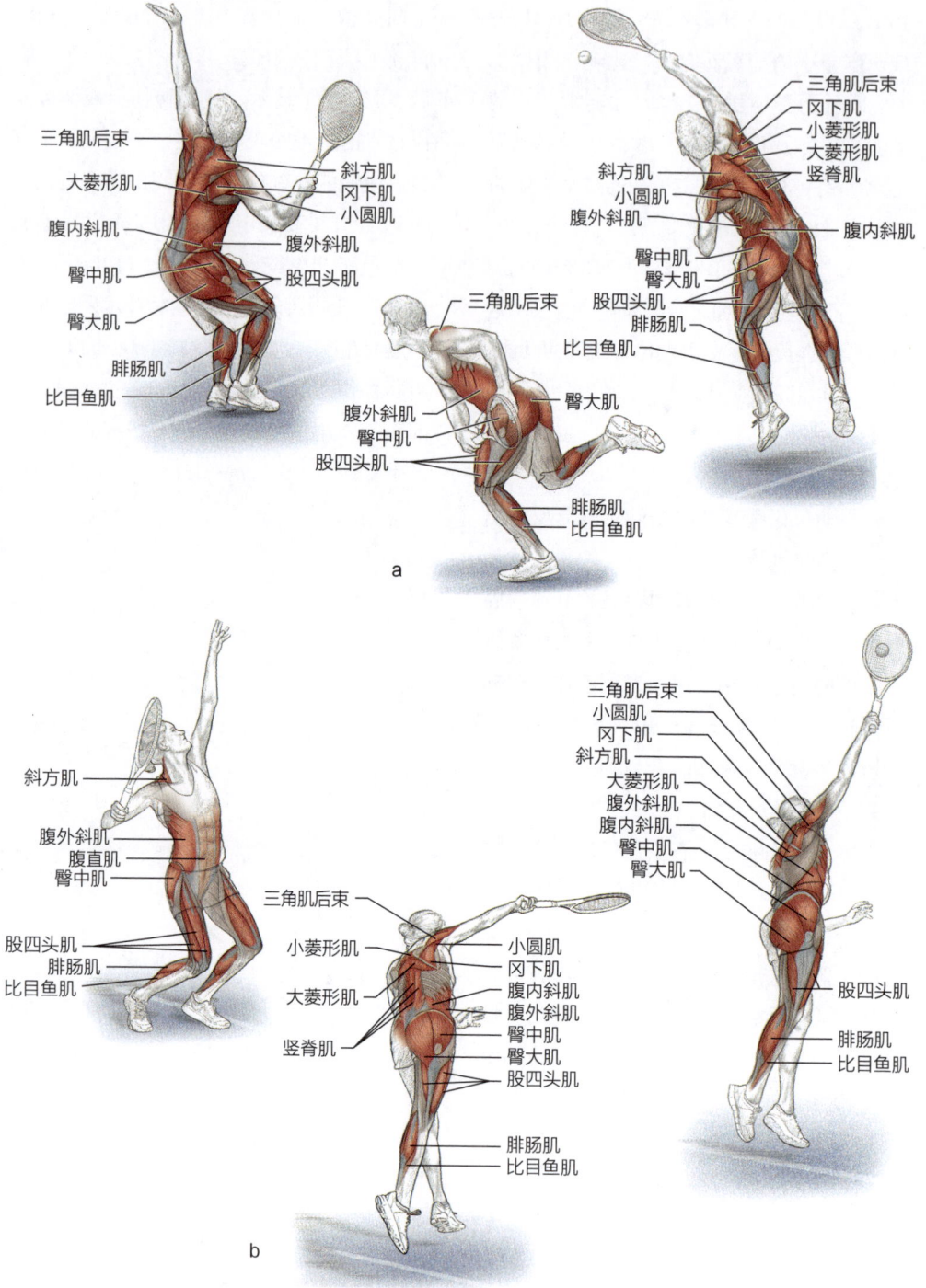

三角肌后束

斜方肌
冈下肌
小圆肌

大菱形肌

腹内斜肌

腹外斜肌

臀中肌

股四头肌

臀大肌

腓肠肌

比目鱼肌

三角肌后束
冈下肌
小圆肌
大菱形肌
竖脊肌

斜方肌
小圆肌
腹外斜肌

腹内斜肌

臀中肌
臀大肌
股四头肌
腓肠肌
比目鱼肌

三角肌后束

腹外斜肌
臀中肌
股四头肌

臀大肌

腓肠肌
比目鱼肌

a

斜方肌

腹外斜肌
腹直肌
臀中肌

股四头肌
腓肠肌
比目鱼肌

三角肌后束
小菱形肌
大菱形肌

竖脊肌

三角肌后束

小圆肌
冈下肌
腹内斜肌
腹外斜肌
臀中肌
臀大肌
股四头肌

腓肠肌
比目鱼肌

三角肌后束
小圆肌
冈下肌
斜方肌
大菱形肌
腹外斜肌
腹内斜肌
臀中肌
臀大肌

股四头肌

腓肠肌
比目鱼肌

b

图2.7 下身蓄力方式：a.脚朝上技术；b.脚朝后技术

要使前腿"大腿驱动",推荐在蓄力这一步,前腿膝关节屈曲大于15度(Elliott et al., 2003)。在正确的前腿大腿驱动正手发球中,前肩位置较低,肘部内侧负荷较小。有效动力链参与的益处是在进行高质量网球正手发球时降低运动员受伤的风险。

在蓄力和抬臂步骤,脊柱会出现过伸、向同侧侧屈及旋转的情况。这种情况会加重脊柱关节面的受力,同时也增加了运动员发生椎骨分离的潜在风险(Alyas et al., 2007)。EMG显示在此阶段躯干肌肉活性较高,它们保护脊柱、优化体位并固定身体,允许并加强动力链的能量传递(Chow et al., 2009)。

抬臂步骤的姿势(图2.8)依赖有效的蓄力步骤。提高优势臂带动球拍向身体下方和后方运动的效率能够延长球拍到球的轨迹(Elliott, 2002)。虽然这个姿势能够产生较大的潜在能量,但是要求肩部有合适的活动范围、姿势及稳定性。

加速阶段

在准备阶段后期(后挥拍),如果球拍接触球之前稍迟一些转入加速这一步(步骤5),那么肩关节内旋肌偏心负荷会较高(Baha-monde, 1997)。有效的大腿驱动力会使球拍远离背部向下运动。这个能量会在发球的加速阶段得到恢复以协助增大球拍速度(Elliott et al., 2003)。

肩部外旋达到最大限度的瞬间,其角度为101±13度,水平外展为7±13度,外旋为172±12度,手腕伸展为66±19度(Fleisig et al., 2003)。这会导致球拍和身体接近平行。这一步中肩部外旋的角度和精英级棒球投手的类似,为175～185度(Dillman et al., 1993; Fleisig et al., 1999)。外旋的角度由盂肱关节、肩胛胸壁关节和身体伸展动作共同决定(Dillman et al., 1993)。

在网球正手发球中肩部重复外旋的动作会增加优势肩外旋的范围,但是却会减少优势肩内旋的范围(Ellenbecker, 1992; Ellenbecker et al., 2002)。这种情况下,肩部外旋范围增加量和专业棒球投手优势臂的并不相同(Ellenbecker et al., 2002; Wilk et al., 2009a)。当精英级网球运动员的手臂外展90度时,肩部内旋和总旋转角度至少会少10度(第3章)(Ellenbecker, 1992; Ellenbecker et al., 2002; Kibler et al., 1996; Roetert et al., 2000)。后肩牵拉(睡眠者或交叉臂)(Kibler et al., 2003; Manske et al., 2010; McClure et al., 2007)能抵消处在发展中的精英级网球运动员的内旋活动度的损失(Ellenbecker et al., 2010; Ellen-becker et al., 2010; Harryman et al., 1990; Kibler et al., 1996; Manske et al., 2010)。

在抬臂这一步,肩部伸展和内旋可以导致损伤的发生(Burkhart et al., 2003)。以下几个部位的肌肉活性[相对于最大随意收缩(MVC)的百分比]在抬臂这一步相对较高:冈上肌(53%)、冈下肌(41%)、肩胛下肌(25%)、肱二头肌(39%),以及前锯肌(70%)。这些肌肉协作提供稳定性(Ryu et al., 1988)。这一步相对较高的肌肉活性表明前后肩袖和肩胛骨稳定对抬臂十分重要。

网球正手发球抬臂这一步依赖于盂肱关节的位置:从冠状面水平内收7度,可以将盂肱关节置于冠状面的前方(Fleisig

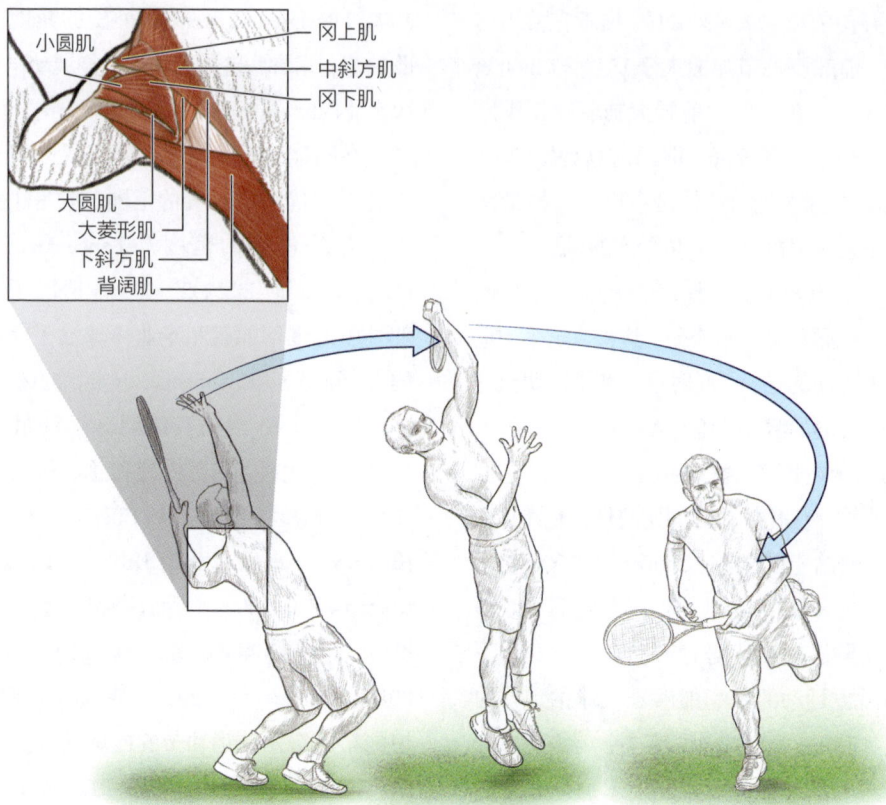

小圆肌
大圆肌
大菱形肌
下斜方肌
背阔肌
冈上肌
中斜方肌
冈下肌

图2.8　网球正手发球抬臂步骤

et al., 2003）。人体的肩部外展、外旋，冈上肌、冈下肌和后关节盂之间的压力会持续增加（Mihata et al., 2010）。过度外展姿势是优势肩受伤的风险因素之一（Fleisig et al., 1995）。抛球手臂过早放下，伴随髋部和躯干过早向前旋转，都会导致过度伸展或"手臂滞后"，从而使肩前部受到后方撞击，并且加大关节囊前部的负荷（Burkhart et al., 2003; Mihata et al., 2010）。

在抬臂这一步，当肩部外旋至最大限度时外展角度很大［在83度（Elliott et al., 1986）和101度（Fleisig et al., 2003）之间］，这增加了发生撞击的风险（Wuelker et al., 1998）。精

英级网球运动员优势侧较低的外旋-内旋比值表明，相对于外旋肌，内旋肌选择性变强了（Ellenbecker, 1991, 1992; Ellenbecker et al., 2003）。在模拟网球发球姿势中盂肱关节外展90度的等速肌力试验中，青少年精英级网球运动员外旋-内旋的比值正常（优势臂外旋-内旋的比值为66%～75%，非优势臂为80%～85%）（Ellenbecker et al., 2003）。

加速这一步由前4个步骤决定。经验丰富的运动员在加速阶段（步骤5至步骤6）的速度比初学者快，这是由于从步骤3至步骤6，经验丰富的运动员的膝关节伸展更有力（Girard et al., 2005）。经验

丰富的运动员从盂肱关节最大限度外旋到接触球的时间少于0.01秒。女性精英级网球运动员发球时的肩部内旋速度高达1 371度/秒,男性精英级网球运动员则高达2 420度/秒(Fleisig et al., 2003)。

在加速阶段肱骨内旋时进行EMG分析,结果显示下列肌肉活性[相当于最大自主等长收缩(MVIC)的百分比]较高:胸大肌(115%)、肩胛下肌(113%)、背阔肌(57%)和前锯肌(74%)(Fleisig et al., 1995; Ryu et al., 1988)。加速阶段,胸大肌、三角肌、斜方肌和肱三头肌比较活跃(Miyahita et al., 1980; Van Gheluwe et al., 1986)。

加速这一步爆发力的产生依赖肌肉力量和神经肌肉的协调控制(Nagano et al., 2001)。发球时产生的垂直力为身体重力的1.68至2.12倍(Elliott et al., 1983; Girard et al., 2005)。

奥运会网球运动员在球接触球拍时身体倾斜约48度,手臂外展约101度,肘、腕及前膝微屈(Fleisig et al., 2003)(图2.9)。精英级网球运动员的球速为38～47米/秒(Chow, 2003; Reid et al., 2008)。在球拍接触球前,肩外展的角度大约是100度(Fleisig et al., 2003),这与棒球投掷动作中产生最大球速和最小肩关节负荷的角度(100±10

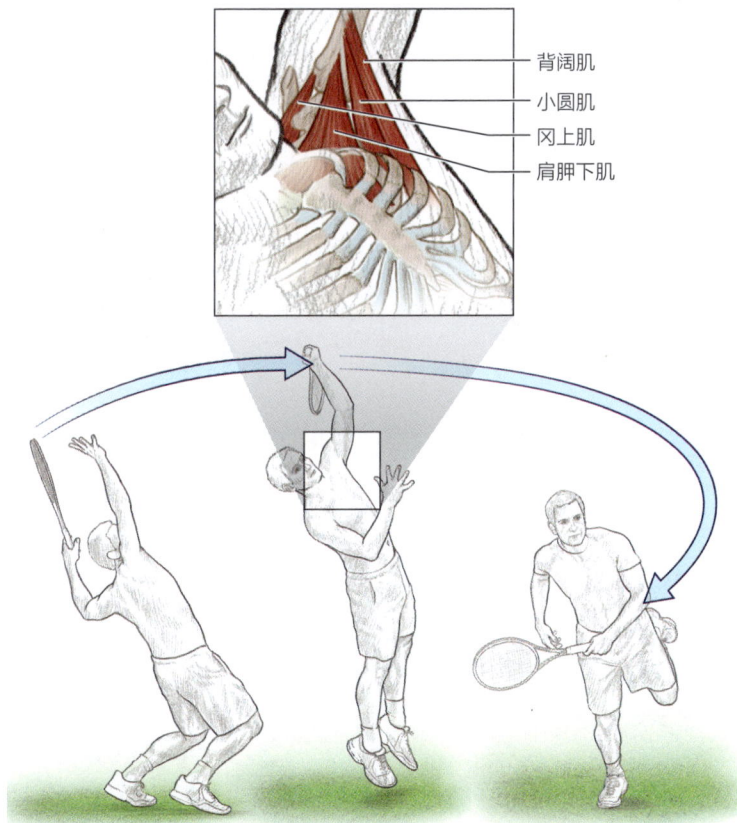

背阔肌
小圆肌
冈上肌
肩胛下肌

图2.9　网球正手发球接触步骤

度）类似（Matsuo et al., 2000; Reid et al., 2008）。这表明网球发球的最佳接触角度为110±15度。

球拍接触球时，肩内旋和腕屈曲在很大程度上决定了球速（Elliott et al., 1986, 1995）。肘屈曲（20±4度）、腕伸展（15±8度）、前膝屈曲（24±14度）的角度在球拍接触球时最小（Fleisig et al., 2003）。奥运会网球运动员身体倾斜的角度是48±7度（Fleisig et al., 2003）。

随球阶段

随球阶段（步骤7和步骤8）是网球正手发球动作中最猛烈的阶段，要求上肢和下肢承受较大的减速离心负荷（图2.10）。在加速这一步，盂肱关节和前臂持续内旋，在接触球后的减速这一步还会持续。这个动作组合被称为"长轴旋转"（Elliott et al., 1995, 2003）。

在减速这一步，身体和手臂的减速力可高达300牛米（Ellenbecker et al., 2010）。这种力可以给肩部提供稳定支持，对抗大小为0.5～0.75倍身体重力的离心力。肩袖后部、前锯肌、肱二头肌、三角肌和背阔肌的肌肉活性也相对较高（Ryu et al., 1988）。

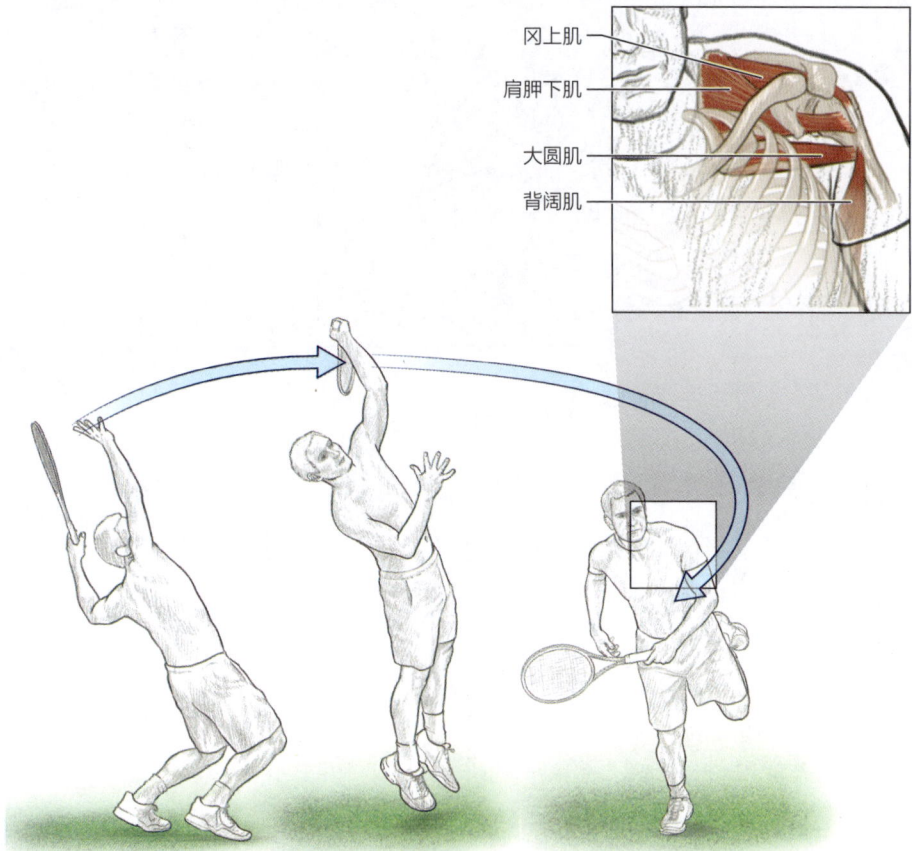

图2.10 网球正手发球随球阶段

当肱骨在接触步骤后减速时（Ryu et al.，1988），肩袖后部的激活率为30%～35%，以抵消离心力并维持盂肱关节一致性。前锯肌MVIC（35%）表明需持续维持肩胛骨稳定（Ryu et al.，1988）。

网球正手发球动作的最后一个步骤使下肢着地，这会产生离心力。身体重心前移后，前脚会利用脚朝上技术来产生较大的水平制动力，这可能会妨碍网球正手发球和排球运动员的速度（Bahamonde et al.，2001）。

网球击落地球

正手和反手击落地球是上肢运动中十分好的挥动力学的例子。正手和反手击落地球均可被分为3个阶段：准备阶段、加速阶段和随球阶段。在正手和反手击落地球的准备阶段，EMG活性很低，因此不进行讨论（Ryu et al.，1988）。现代网球运动使用正手击落地球时下肢打开的站位，这可以加强运动员使用角动量以产生爆发力的能力（Roetert et al.，2001）。无论正手（图2.11a）击落地球准备阶段下肢处于打开还是闭合站立，上身都要转到一侧，找到肩部和髋部最佳的分离角度，这样才能使躯干和下肢的动力链达到最佳状态（Roetert et al.，2011；Segal，2002）。下肢处于打开站位会增加身体部位肌肉的旋转，当动作不规范时，这可以维持动作正常进行。骨盆过早打开和肩部过早旋转都会导致手臂滞后和肩关节超扭曲，这会增加肩部受伤的风险（Ellenbecker，2006；Roetert et al.，2001；Segal，2002）。

正手击落地球的加速阶段，肩胛下肌、肱二头肌、胸大肌以及前锯肌的肌肉活性很高（MVIC分别高达102%、86%、85%和76%）。反手击落地球的加速阶段，三角肌中束（118%）、冈上肌（73%）以及冈下肌（78%）的肌肉活性也很高（Ryu et al.，1988）。现代比赛中，运动员使用双手反手（图2.11b）击落地球的频率比单手反手（图2.11c）要高，专业和非专业的运动员都会用这两种反手击落地球的方法。使用单手反手和双手反手击落地球的运动员，其站位可能是传统的闭合站位，即前腿越过身体中线，使得躯干和下肢旋转角度更大。相较于加速阶段，反手击落地球的随球阶段的肌肉活性较低。前锯肌的肌肉活性在正、反手击落地球的所有阶段几乎均保持在一个较高的状态，这对康复有影响，因为研究发现肩关节不稳定（McMahon et al.，1996）和肩峰下撞击综合征（Cools et al.，2005；Ludewig et al.，2000）的患者这部分肌肉的功能都有缺陷。

网球击球和受伤风险之间的关系

美国网球协会（USTA）体育科学委员会（Kovacs et al.，2014）完成的一项调查提供了关于青少年精英级网球运动员受伤和训练特征的流行病学信息。里斯和同事（Reese et al.，1986）还有其他相关人员（Pluim et al.，2006）报告，青少年精英级网球运动员肩部受伤概率为8%～24%。科瓦奇和同事（Kovacs et al.，2014）为美国网球协会做了一项调查，对861名年龄为10～17岁的精英级网球运动员进行了研究。整体上来看，在上一年中，41%的运动员报告至少有一种影响到他们打网球和比赛的过度使用性损伤。在青少年精英级

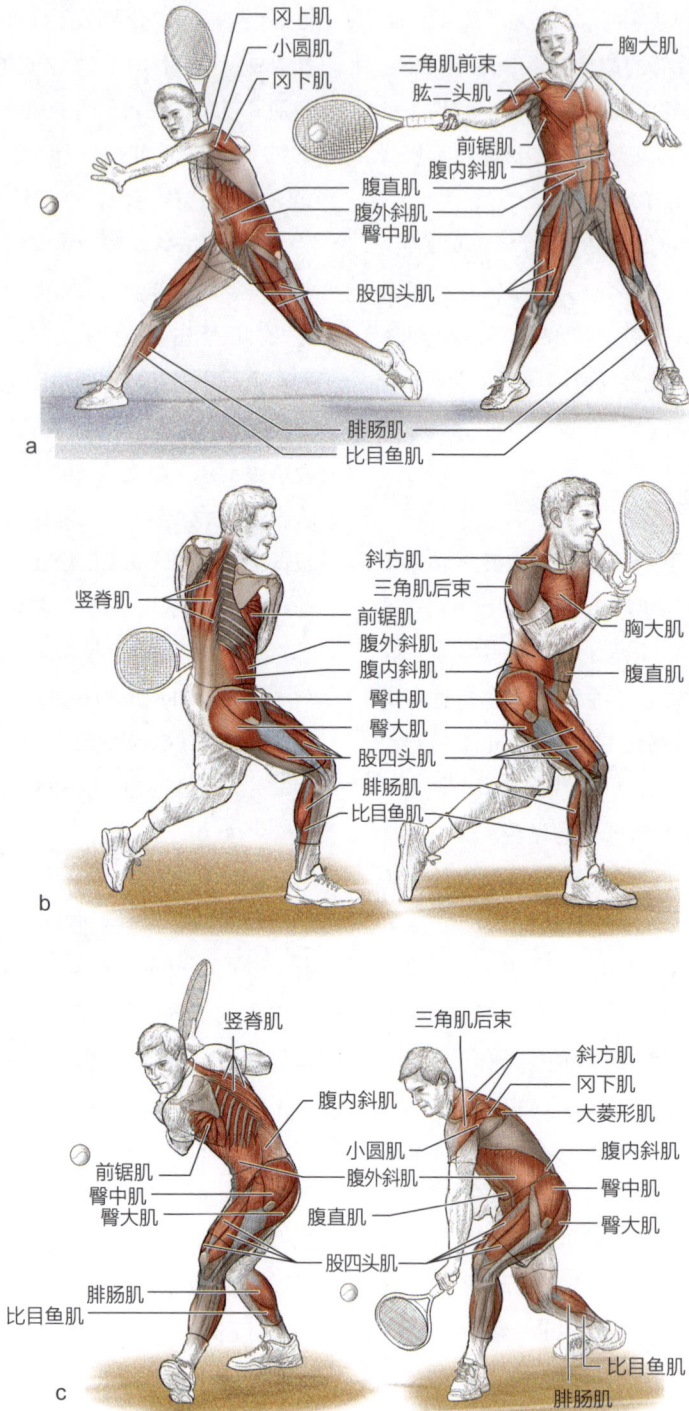

图2.11 3种类型网球击落地球的后挥拍和前挥拍：a. 正手；b. 双手反手；c. 单手反手

网球运动员的损伤报告中，有3%是肘关节损伤。另外，在41%受过肌肉骨骼损伤的运动员中，有33%发生过二次损伤。获得高水平技能所需的重复过度使用，加上竞技需求，会导致肌肉失衡和关节活动度改变，增加精英级网球运动员的受伤风险。因此，需要进一步研究并确定可导致运动员在网球运动中受伤的具体风险因素。

排球过顶动作

排球运动中，因重复过顶击球、正手击球以及阻挡动作，肩部受伤的潜在风险是巨大的。研究表明，所有受伤的排球运动员中有8% ~ 20%肩部受伤（Briner et al., 1997）。排球运动员在训练和比赛时会用到多种类型的过顶动作。扣球是最具爆发力的动作，是用来得分的，据报道，精英级排球运动员的最快球速超过了28米/秒（Reeser et al., 2010）。单个赛季中，精英级排球运动员扣球超过40 000次。另外，运动员会用到两种发球方式，一种是发飘球，另一种是更具爆发力的跳发。和棒球投掷动作及网球发球类似，在生物力学上，这些过顶动作可被分为5个阶段：挥臂、抬臂、加速、减速及随球阶段（Rokito et al., 1998）。

里泽和同事（Reeser et al., 2010）在精英级排球运动员中进行了一项斜线扣球和直线扣球的生物力学研究。他们发现在抬臂阶段肩部会产生160 ~ 163度的联合外旋，接触球时肩部会产生130 ~ 133度的伸展。排球运动员接触球时的肩部外展角度相较于棒球投掷（Fleisig et al., 1995）和网球发球（Elliott et al., 1986; Fleisig et al., 2003）更大。

接触球时，肩部水平外展的角度为29 ~ 33度，此时肩部在肩胛骨平面上，和其他过顶型运动很相似（Saha, 1983）。里泽和其他作者（Reeser et al., 2010）在精英级排球运动员跳发和发飘球的动作中发现相似的角度值，分别是：肩部外旋（158 ~ 164度），接触球时肩部外展（129 ~ 133度）、水平外展（23 ~ 30度）。

在接触球前的手臂加速阶段，肩部内旋的速度为2 444 ~ 2 594度/秒（Reeser et al., 2010）。跳发也会产生相似的内旋速度，而发飘球的内旋速度相对来说慢一点（1859度/秒）。在排球发球加速阶段的肩部爆发式内旋中，肩袖的肌肉活动模式和其他过顶型运动类似，下列肌肉会展现出极大的MVIC：肩胛下肌（65%）、胸大肌（59%）和背阔肌（59%）。有趣的是，小圆肌的MVIC在加速阶段会达到51%的峰值来为肱骨提供加速后的稳定性（Rokito et al., 1998）。排球发球的减速阶段，冈上肌、冈下肌和小圆肌的MVIC为34% ~ 37%，这强调了抵抗盂肱关节的离心力在维持盂肱关节完整性和离心稳定性方面的重要性（Escamilla, 2009; Rokito et al., 1998）。

高尔夫球挥杆力学

和本章中回顾的其他运动情况类似，为了了解在高尔夫球挥杆时控制多个身体部位的主要肌肉的功能，研究人员使用了动态EMG和高速运动分析方法，这些方法也有助于理解高尔夫球运动对肩关节复合体的需求。为了达到讨论和分析的目的，高尔夫球挥杆动作可被分为5个阶段（Pink et al., 1993）（图2.12）。

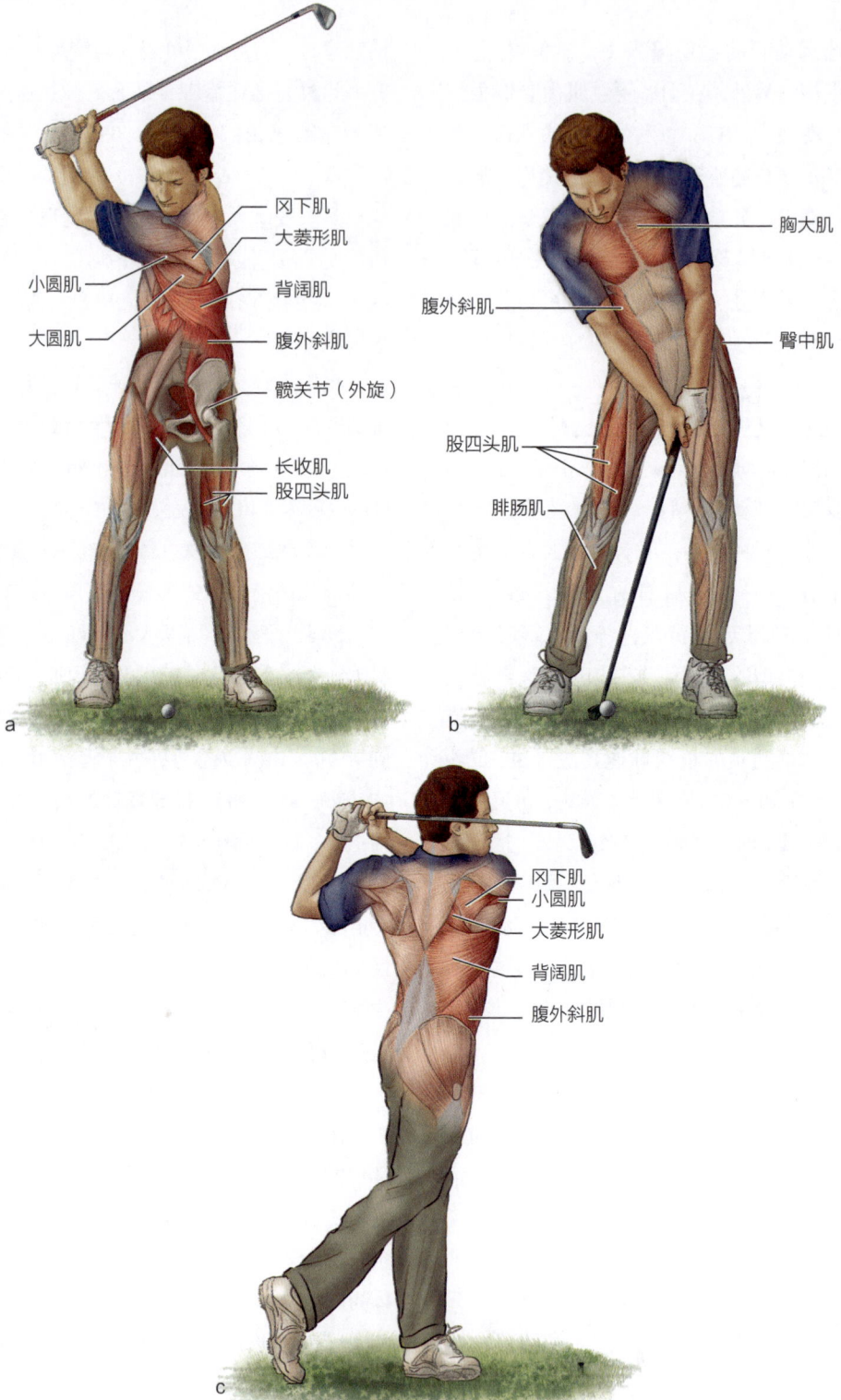

冈下肌

大菱形肌

小圆肌

背阔肌

大圆肌

腹外斜肌

髋关节（外旋）

长收肌

股四头肌

a

胸大肌

腹外斜肌

臀中肌

股四头肌

腓肠肌

b

冈下肌
小圆肌
大菱形肌

背阔肌

腹外斜肌

c

图2.12 高尔夫球挥杆动作的几个阶段（图中仅显示3个阶段）：a. 分离；b. 加速；c. 随球

- 分离：远离球带至后挥末端。
- 前挥：从后挥末端到高尔夫球杆水平。
- 加速：从高尔夫球杆水平到接触球。
- 随球阶段前期：从接触球到高尔夫球杆水平。
- 随球阶段后期：从高尔夫球杆水平到后挥末端。

这部分阐述并比较肩部和肩胛骨主要肌肉的活性（但是要注意的是在高尔夫球挥杆期间其他部位也起到了极其重要的作用）。

分离

开始分离动作时，必须要将球放置在正确的位置。这个初始姿势在整个挥杆的过程中极大地影响力的平衡，并且对达到正确的挥动平面至关重要。分离阶段被描述为身体的蓄力阶段，可提高高尔夫球杆头的速度和动能（Pink et al., 1990）。EMG分析揭示了在高尔夫球挥杆的分离阶段，身体肌肉活性相对较低，此时身体只是在为前挥做准备（Pink et al., 1990）。随挥侧肩胛骨肌肉的EMG分析显示，在分离阶段，上、中和下斜方肌的肌肉活性相对较高，以帮助肩胛骨后缩和上回旋（Kao et al., 1995）。与之类似，随挥侧的肩胛提肌和菱形肌在此阶段肌肉活性较高，有助于肩胛骨的移动（Kao et al., 1995）。分离阶段，引导侧的肩胛骨稳定肌的肌肉活性较低，这有助于肩胛骨的

前伸。

肩袖肌群的EMG分析显示，随挥侧的冈上肌和冈下肌对肩部起到了稳定的作用（Jobe et al., 1986; Pink et al., 1990）。引导侧的肩袖肌群中，只有肩胛下肌在分离阶段展现出了较为明显的肌肉活性。值得注意的是，在高尔夫球杆后挥的过程中，双侧的胸大肌、背阔肌及三角肌相对来说肌肉活性不是很高（Jobe et al., 1986; Pink et al., 1990）。

前挥

前挥时，身体旋转便开始了。对随挥侧肩胛骨肌肉进行分析时发现，斜方肌的三个部分肌肉活性较低，限制了肩胛骨的前伸（Kao et al., 1995）。然而，肩胛提肌和菱形肌展示了较为明显的肌肉活性，控制肩胛骨前伸和随侧手臂旋转。对随挥侧的前锯肌分析发现，在手臂前摆过程中其肌肉活性的增加会协助肩胛骨前伸和稳定（Kao et al., 1995）。引导侧的EMG分析显示，斜方肌、肩胛提肌、菱形肌和前锯肌的肌肉活性较高，因为它们在前臂移向球的过程中都对肩胛骨的运动和稳定起到了一定的作用（Kao et al., 1995）。

在前挥过程中，肩胛下肌、胸大肌随着随挥侧手臂加速内旋和外展，会在一定程度上被激活。前挥阶段引导侧的肩胛下肌和背阔肌相对来说活跃度一般。

加速

加速阶段，身体各部位会有序协作，以使杆头在接触球时的速度最大化。前锯肌是主要的肩胛骨稳定肌，在加速阶段，随挥侧的前锯肌较为活跃（Kao et al., 1995）。前锯肌在此阶段中起到的作用最大，促使肩胛骨前伸和杆头的速度最大化。相反地，EMG分析显示，加速阶段中引导侧的肩胛骨肌肉的收缩活动很剧烈（Kao et al., 1995）。斜方肌、肩胛提肌和菱形肌同时被激活，以协助肩胛骨后缩、内旋和上提。引导侧的前锯肌持续进行高强度的活动。这块重要的肌肉高度参与了高尔夫球挥杆。

EMG显示，肩胛下肌、胸大肌以及背阔肌会在加速阶段展现出高肌肉活性，其目的是给随挥侧手臂提供爆发力（Jobe et al., 1986）。在此阶段，这些重要的肌肉从前挥到协助手臂旋转和外展的运动中进一步增加了自身的肌肉活性。背阔肌给前挥提供了大部分的爆发力，而胸大肌则在加速阶段提供大量的爆发力（Pink et al., 1990）。类似地，引导侧的肩胛下肌、胸大肌以及背阔肌在加速阶段会高速激活（Jobe et al., 1986; Pink et al., 1990）。

随球阶段前期

球接触杆头后，随球阶段就开始了。随球阶段前期，几乎所有的身体部位都降低了旋转速度，这通常是通过肌肉离心收缩来实现的（Jobe et al., 1986; Pink et al., 1993）。随挥侧和引导侧的肩胛骨肌肉在随球阶段中肌肉活性下降，来协调肩胛骨前伸（Kao et al., 1995）。尽管肩胛骨肌肉的肌肉活性降低，但是双侧的前锯肌展现出了相当一致的肌肉发力模式，以在整个随球阶段为肩胛骨提供重要的稳定性（Kao et al., 1995）。

随挥侧肩胛下肌、胸大肌和背阔肌的较高肌肉活性会持续到随球阶段（Jobe et al., 1986）。对于引导侧来说，肩胛下肌保持着其高活性，而胸大肌和背阔肌会降低它们的活性（Jobe et al., 1986; Pink et al., 1990）。

随球阶段后期

随着挥杆接近结束，双侧肩胛骨肌肉的肌肉活性下降至最低水平（Kao et al., 1995）。此阶段中只有随挥侧的肩胛下肌还保持着较高的活性（Jobe et al., 1986; Pink et al., 1990）。对引导侧的研究揭示冈下肌和冈上肌对盂肱关节起到了较为显著的稳定作用（Pink et al., 1990）。

最后一个关于高尔夫球挥杆的讨论涉及一个普遍存在的力学缺陷，这种缺陷许多高尔夫球运动员都有，会造成盂肱关节损伤。分离阶段，引导侧手臂内旋和内收的角度增加。这个姿势让高尔夫球运动员更易出现撞击型问题，因为肩袖肌腱和滑囊在肩部内是被压迫着的（Mallon, 1996）。另外，后挥结束时，引导侧肩锁关节的压力很高，这会导致高尔夫球运动员肩部疼痛。引导侧肩袖后部和肩胛骨同样有受伤的风险，因为这些部位为了配合做出相关姿势承受了牵拉力（Mallon, 1996）。

游泳力学

　　游泳力学对评估和治疗游泳者肩部疼痛的医生来说至关重要。但是全面地阐述与肩部功能相关的游泳力学就超过了本书的范围,这部分只是简单地概述游泳力学。

　　游泳者肩部受伤很常见。麦克马斯特等人(McMaster et al., 1993)表示,所有青少年和大学精英级游泳运动员的受伤概率为47% ~ 73%,更高水平的游泳运动员的受伤概率为50%(Stocker et al., 1995)。高强度的游泳比赛和训练使一名竞技游泳者在一年内要划臂100万~ 130万次(Johnson et al., 1987; Richardson et al., 1980)。游泳训练频率为每周5 ~ 7天,训练量为游8 000 ~ 20 000码。游泳者需要进行大量预防后肩受伤的高重复性锻炼,一旦受伤,还需要一个长期的康复方案帮助恢复肩部功能(Davies et al., 2009)。

自由泳

　　自由泳通常被分为几个阶段,目前已有多种分法。其中一种分法:(1)水上(前期姿势还原和后期姿势还原阶段,约占35%);(2)水下(前期前进和后期前进阶段,约占65%)。水上阶段通常被描述为姿势还原阶段,可进一步被分为3个部分:升肘、姿势还原中和入手。此阶段手臂动作包含盂肱关节外展和内旋,还有肘部屈曲至伸展(Pink et al., 1991)。

　　水下阶段通常指的是前进阶段,可进一步被分为3个部分:入手、中期前进(朝下划和朝里划)和后期前进(朝上划)

(图2.13)。当手臂在水中为抵抗水的阻力而承担了大部分推动身体前行的工作时,盂肱关节处于外展、内旋以及伸展的状态,并且肘部会从屈曲状变为伸展状。

　　康斯尔曼(Counsilman, 1994)和科斯蒂尔等人(Costill et al., 1992)强调了头部位置和呼吸方法的重要性。头过于向下会使手臂划水位置较深,同时导致身体在前进期和姿势还原期的偏离。头过于向上会导致髋部位置在水平面之下,且会增加水

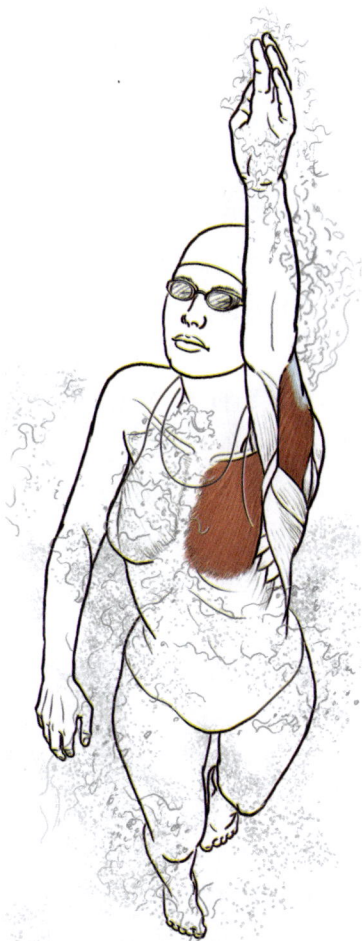

图2.13　自由泳水下阶段

对身体的阻力。大量的研究（McMaster，1993）表明，一侧的疼痛和对应侧呼吸的相关性并不一致，但是一些专家不同意这个说法。

康斯尔曼（Counsilman, 1994）和科斯蒂尔等人（Costill et al., 1992）表示在姿势还原阶段身体扭转达40～60度，这使启动姿势还原阶段需要的手臂水平外展角度最小化，允许手臂过顶和外旋，以避免机械撞击和血管撞击的发生。前进阶段身体过度扭转会导致身体交叉进入水中。姿势还原阶段身体扭转不足会使手臂不能完全外旋，增加阻力，并且还会导致入水时手的姿势异常。

游泳时肌肉活动

正如其他部分阐述的那样，通过使用EMG方法检验肌肉发力和运动模式，我们可以了解关于一项体育运动需求的信息。已有两项有症状和无症状的游泳者参加的研究。平克和同事（Pink et al., 1991）针对最近未受伤和无疼痛感的游泳者做了一项关于自由泳姿势的EMG研究。他们发现在自由泳中每块肩袖肌肉都有独特的作用。肩胛下肌是唯一一块在整个自由泳过程中都活跃的肩袖肌肉。在游泳过程中肩胛下肌的MVC的最低水平是26%。在自由泳的所有阶段，与棒球投掷以及网球发球过程类似，前锯肌的MVC水平较稳定（20%）。

莫纳德（Monad, 1985）发现，进行持续活动而不会感觉到疲劳的最大MVC为15%～20%。有趣的是，肩胛下肌和前锯肌在整个自由泳阶段中的MVC持续超过

20%。这两个肌肉似乎易受身体疲劳的影响，并且对康复来说至关重要。

斯科瓦佐和同事（Scovazzo et al., 1991）对自由泳时有肩关节疼痛的游泳者进行了EMG研究。在与未受伤游泳者相比较时，发现以下变化。受伤游泳者三角肌的3个部分的EMG信号和未受伤游泳者相比明显较弱。从数据上来看，受伤游泳者冈下肌的EMG信号更强一点。然而和未受伤游泳者相比，受伤游泳者肩胛下肌的EMG信号较弱。这种肌肉活动的改变是人体自身的一种保护机制：通过增加冈下肌（外旋）的活性，抵抗肩峰下区域承受的压力，防止强有力的内旋肌使盂肱关节不稳。

另外，下述肌肉展现出了明显不一样的EMG信号。菱形肌和上斜方肌在入手阶段EMG信号较弱，菱形肌在中期前进阶段信号较强，前锯肌在这个重要阶段的整个过程中信号也相对较弱。这也是一种人体的代偿保护机制，以减少肩部疼痛。

受伤游泳者和未受伤游泳者相比，最大、最有力的两个盂肱关节内旋肌（胸大肌和背阔肌，是自由泳水下阶段的原动肌）没有显著的差别（Scovazzo et al., 1991）。

现在可以对受伤游泳者和未受伤游泳者的EMG研究进行总结。二者下述肌肉的EMG信号无明显差别：胸肌、背阔肌、小圆肌、三角肌后束以及冈上肌。有人会想，既然冈上肌是最常参与撞击综合征的肌肉，那么它肯定有不同的EMG信号。然而，这些研究没有发现冈上肌EMG信号的显著变化。受伤游泳者和未受伤游泳者的下述肌肉活动有明显的差别：三角肌前束、三角

肌中束、冈下肌、肩胛下肌、上斜方肌、菱形肌以及前锯肌。受伤游泳者的3个主要的肩胛稳定肌（菱形肌、斜方肌和前锯肌）表现出明显的功能障碍。这些结论对受伤游泳者的康复来说有实际帮助。

游泳姿势和受伤风险之间的关系

康斯尔曼（Counsilman, 1994）和其他研究人员（Bak, 1996; Costill et al., 1992）表示60%～80%的游泳训练课程都使用自由泳。考虑到如此高的使用率，这部分的阐述重点是自由泳的力学结构。游泳者的肩部会因软骨组织和喙肩弓的机械撞击而产生炎症（Bak, 1996; Davies et al., 2009; McMaster et al., 1993）。肩袖发生撞击会导致冈上肌肌腱上产生一种"拧结"效应（Penny et al., 1980）。这种情况通常是由自由泳中重复性的过顶手臂动作引起的。游泳者肩部的疼痛感是由肩部常见的两种撞击引起的。

第一种发生在自由泳前进阶段手进入水中时。前进阶段开始于手入水时，结束于手臂完成划水时。前进阶段的开始阶段也被称为"入手"，如果游泳者的手越过身体中线进入水中，肩部会处于一个水平内收的姿势，这会使肱二头肌长头撞击喙肩弓的前部。

第二种发生在自由泳的姿势还原阶段。姿势还原阶段从手臂划出水面持续至手再次进入水中。随着游泳者逐渐疲劳，将手臂抬起至水面上变得越来越困难，并且肩袖肌群（使肱骨头外旋并给关节盂施加压力）的效率会变得越来越低（图2.14）。当这些肌肉不能协同工作时，冈上肌会与肱骨大结节和喙肩弓的中部、后部发生机械撞击。

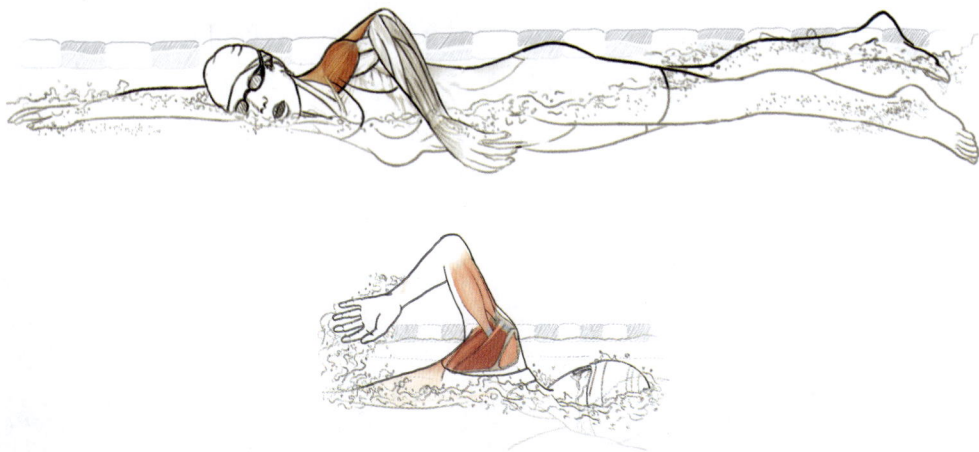

图2.14　自由泳姿势还原阶段

结论

基于棒球投掷动作、网球发球、排球扣球、高尔夫球挥杆及自由泳手臂动作等的动力学和运动学研究，对要进行过顶型运动的运动员来说，在赛季前、赛季中、赛季后必须进行特定的身体训练。基于动力链概念，训练方案需包含对整个身体的训练，从腿部到上臂和手。训练需要结合专项运动（如棒球或网球）的特点以及针对上肢动作模式所涉及的关键肌肉。对这类训练的介绍超出了本书的范围，但是这类训练需配合本书强调的特定肩部锻炼和防护模式进行。另外，根据周期化原则，训练方案要基于整年的情况来设计。要想获得年度训练方案的全面阐述，读者可查阅已出版的图书（Ellenbecker et al., 2010; Roetert et al., 2007; Wilk, 1996, 2000; Wilk et al., 2002, 2007, 2009a, 2011）。棒球投掷、网球发球及其他过顶型运动都是高动力性活动（尤其是棒球投掷），在这些活动中，身体各个部位都以极高的速度运动，这会在肩部关节产生巨大的力和力矩。这些过大的力会导致肩部受伤。对医生来说，要全面了解投掷机制和其他上肢运动的力学原理，对投掷型运动员进行正确的诊断并提出合适的、有效的治疗方案。

第二部分

肩部损伤的
检查和病理

肌肉骨骼的损伤治疗主要有两个关键点：一是检查受伤组织，评估损伤程度；二是找出损伤原因。第二部分详细阐述了对肩关节复合体的综合评估方法，重点回顾了关键的肌肉骨骼试验（包括如何正确地进行试验、试验结果的解释和损伤者对试验的反应）。第二部分还讨论了常见的肩部损伤和识别、诊断肩部损伤的试验，为广大读者提供对肩关节复合体进行高水平评估的完整指南。进行肩关节复合体检查是制定有效的肩部损伤治疗方案的重要前提。

第3章

肩部临床检查

成功、全面地完成临床综合检查，是处理好肩部损伤最重要的过程之一。尽管已经有一些文章（Ellenbecker, 2004a; Magee, 1997; McFarland, 2006）专门提供了肩部检查的完整说明，但本章依旧对肩部检查的重点环节做了一个概述，以便临床医生更好地理解临床检查，从而更准确地使用后续部分提到的肩部损伤治疗方法。本章也参考了一些新文献，以系统地概述许多传统骨科试验和近期比较受欢迎的特殊试验的检查准确率。

主观评估

详细的主观评估非常重要，几乎所有临床医生在观察高水平骨科医生和其他医疗专家诊疗时，都能目睹这一过程并将其记录下来。许多诊断结果通过主观评估和对患者的询问就能给出。在详细了解运动损伤机制之外，还有两个重要领域和主观评估相关：症状定位和排除问题（Ellenbecker, 2004）。

症状定位和排除问题诊断方法的使用前提是被处理的肩部损伤不涉及系统性或转移性的原因。举例来说，一名运动员因头朝地撞到硬物发生颈部侧弯超压型损伤，之后感到肩痛，患者的肩痛很有可能就和颈部侧弯有关。此时，临床医生要注意，该患者的肩痛可能就不只是因为肩部问题，需要进一步进行临床检查才能判断。在利用主观评估检查肩部损伤的早期过程中，对肩关节和周围组织症状进行定位时尤其需要注意这些细节问题。

临床医生了解机体主要的损伤机制和运动生物力学至关重要，这样才能更好地了解患者的损伤是由什么运动导致的及导致损伤或疼痛的具体运动阶段或时间。例如，对于一个精英级网球运动员，临床医生仅知道发球导致其肩部疼痛或损伤是远远不够的，还应了解具体是在该运动的哪个阶段其肩部会感觉到疼痛，如是在抬臂时还是减速时（Elliott et al., 1986; Fleisig et al., 2003）。此外，临床医生应了解运动员的装备及使用细节（例如，一名网球运动员的球拍是什么类型的、弦的张力如何及握力多大），以及其运动力学的变化情况（例如，一名单肩受伤的高水平游泳运动员是否只在一侧呼吸）。尽管对于临床医生来说，对每一种体育运动的力学情况和骨骼肌系统都了如指掌是不太可能的，但是一些文章（Magee et al., 2011）中提到的专项运动问题可以为其提供很大的帮助。另外，为了给患者提供最好的治疗，临床医生应建立一个运动生物力学专家网络，以满足关于不同运动的咨询需求。

姿势评估

评估肩部功能障碍患者的姿势时，首先要让患者自然站立，检查患者肩高，再让患者双手叉腰，检查患者肩胛骨相对胸壁的突出情况。通常情况下，在中立、无压力的站姿中，优势肩会比非优势肩低。对于那些惯用一侧肩部的运动员（如棒球、网球运动员）来说，这种情况更加明显（Priest et al., 1976）（图3.1）。虽然目前这种情况产生的原因尚不完全清楚，但理论上的原因包括：在优势臂重量增加后，优势肩比另一侧肩低；在离心负荷的作用下，优势肩的肩胛周围的肌肉组织会延伸。

在站姿下，临床医生可以观察到患者

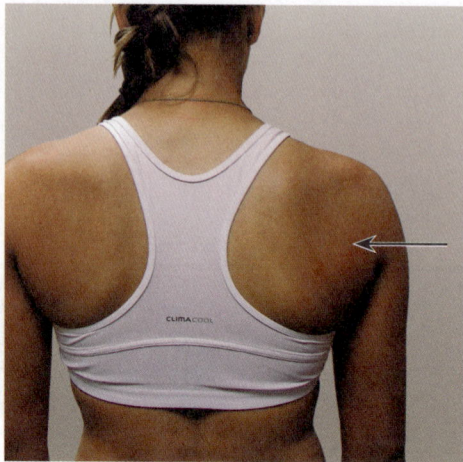

图3.1 从该运动员的站姿可以看出：优势肩更低，冈下窝的冈下肌出现萎缩

两侧肌肉的对称情况及肌肉萎缩的主要区域。除了双臂自然下垂的站姿外，另外一个站姿也是值得推荐的，那就是双手叉腰的站姿（图3.2）：让患者双肩外展45～50度并稍稍内旋，双手放在髂骨上，这样拇指就指向身后。双手叉腰能够让患者放松手臂，也能让临床医生观察到患者肩胛边缘和冈下窝部位的肌肉萎缩情况。医生通过这种站姿全方位观察患者，通常就能识别具有肩袖功能障碍或可能涉及肩胛上神经严重萎缩的患者身上可能出现的过度扇形（Safran, 2004）。肩胛上神经撞击可发生在肩胛切迹和冈盂切迹。对于上关节盂唇病变患者，唇旁囊肿的形成中也会出现这种情况（Piatt et al., 2002）。对冈下肌过度使用患者的进一步检查需要保证不涉及肩胛上神经。

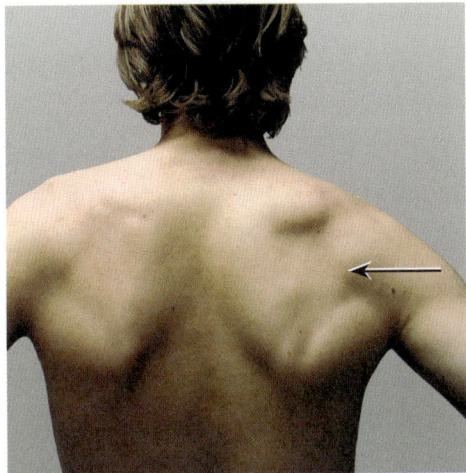

图3.2　从该运动员的双手叉腰站姿可以看出：肩胛下角突出，冈下窝的冈下肌出现萎缩

肩胛评估

对肩部损伤患者的客观评估包括肩胛骨试验和视诊（视觉观察）（Ellenbecker, 1995）。可以在多个位置（腰部水平和屈曲90度或更大的角度）通过对手臂施加轴向载荷来诊断肩胛骨后移（通常也被称为翼状肩胛）。一种测量肩胛骨位置的临床医学方法是，在中立位和90度抬高位，进行基布勒肩胛骨滑动试验（Kibler, 1991），再使用卷尺来测量双侧胸椎棘突到肩胛下角的距离。测量结果只要相差超过1.5厘米，往往就被认为异常，可以提示肩胛肌无力和肩胛胸壁关节的整体稳定性差（Kibler, 1991）。

正因为对肩胛胸壁关节在肩关节功能障碍中重要性的认识不断加深，才有了现在更先进和细致的肩胛功能障碍分类系统。需要注意，在手臂抬高期间，肩胛胸壁关节会发生运动，包括肩胛上旋/下旋、内旋（IR）/外旋（ER）及前倾/后倾（发生在矢状面）。除了这3类运动之外，还有两个平移，即上平移和下平移，以及前伸和后缩（Kibler, 1991）。还有一点要注意的是，正常情况下，健康手臂抬高时，会发生肩胛骨上回旋、后倾和外旋（Bourne et al., 2007）。虽然肩胛骨移动的生物力学非常复杂，但是肩胛胸壁关节的临床评估是对肩关节功能障碍患者进行完整评估的一个必要组成部分。基布勒等人（Kibler et al., 2002）概述了3个主要的肩胛功能障碍，他们提出的分类系统也能帮助临床医生评估具有更加不易察觉的肩胛功能障碍的患者。临床中，具有肩关节功能障碍的患者和运动员经常会忽视翼状肩胛的问题（Ellenbecker, 1995, 2004a; Kawasaki et al., 2012）。

基布勒等人（Kibler et al., 2002）已经研究出不易察觉型肩胛功能障碍的分类系统。该分类系统主要由3种肩胛功能障碍组成，并以在临床检查期间最突出的可见部分命名。基布勒等人（Kibler et al., 2002）推荐的肩胛评估包括以下步骤：患者静止站立，评估者从后方观察患者；患者双手叉腰（手放在髋部，拇指向后指），评估者再观察一次；最后，让患者在矢状面、肩胛骨平面和冠状面进行双侧的主动、重复性运动，再观察一次（Kibler et al., 2002）。基布勒等人（Kibler et al., 2002）的分类系统最终包含3种肩胛功能障碍，这些功能障碍通常也称为Ⅰ型（下角型）、Ⅱ型（内侧型）和Ⅲ型（上缘型）。第4种（Ⅳ型）代表正常模式或正常肩肱节律，不存在肩胛骨移动或位置不正常的情况（Kibler et al., 2002）。

在下角型功能障碍（基布勒Ⅰ型）中，

肩胛骨下内缘非常突出（图3.3a）。这是肩胛骨在矢状面发生前倾所导致的。肩袖撞击综合征患者常会出现这样的症状，因为肩胛骨前倾会导致肩峰处于一个相对于肩外展时肱骨上升的错误位置（Kibler et al., 2002）。内侧缘型功能障碍（基布勒Ⅱ型）会导致患者整个肩胛骨内侧缘向后移，从而与胸壁错位（图3.3b）。这是肩胛骨在水平面内旋所导致的，可以在盂肱关节不稳定的患者身上看到这种症状。肩胛骨内旋会导致关节窝移位，通常被称为"前倾"，这能让盂肱关节的前半部分处于开口状态（Kibler, 1991, 1998）。萨哈（Saha, 1983）表示肩胛骨前倾是半脱位－错位症状的组成部分，这种症状常见于创伤导致盂肱关节不稳的患者。最后，上缘型功能障碍（基布勒Ⅲ型）涉及在手臂抬高阶段肩胛骨过早和过度抬高的现象（图3.3c）。这是典型的肩袖功能退化和力偶不平衡所致（Kibler, 1991, 1998）的机能失调。

基布勒对26人进行了视频录像，他们中有些患有肩胛功能障碍，有些没有。通过评估视频录像，他检验了肩胛功能障碍分类系统（Kibler et al., 2002）。有4人参与评估，每人都不知道其他人的评估结果，这4人会评估其他人并将他们归为基布勒肩胛功能障碍3种类型中的一类或正常的那一类。使用Kappa系数衡量评估者间信度，其Kappa系数（Kappa系数为0.4）比评估者内信度的Kappa系数（Kappa系数为0.5）稍低。基布勒的研究结果表明，可以使用这个分类系统，通过对静止站立和处于目标导向性动作模式下的患者的仔细观察，对

不易察觉型肩胛功能障碍进行分类。

有学者还开展了其他研究来检验通过视觉观察法评估肩胛骨运动的有效性。麦克卢尔和同事（McClure et al., 2009）通过视觉观察肩胛骨力学结构，评估负重3～5磅（1磅约为0.45千克，余同）进行肩前屈和外展的运动员。他们将肩胛骨损伤状态分为明显、轻微和正常三级。评估者使用这种方法对受试者进行评估，评估者间一致性系数为75%～80%（Kappa系数为0.48～0.61）。他们支持通过视觉观察法评估肩胛骨损伤状态。尤尔和同事（Uhl et al., 2009b）称临床评估肩胛骨也可以作为一种重要的参考。他们测量了56人（35人有损伤）在肩胛骨和矢状面手臂抬高过程中的情况。他们发现，在评定肩胛骨有损伤（基布勒Ⅰ型、Ⅱ型、Ⅲ型）或没有损伤时（基布勒Ⅳ型），评估者间一致性系数为71%（Kappa系数为0.4）；当使用基布勒四部分分类法进行评定时（基布勒Ⅰ型、Ⅱ型、Ⅲ型、Ⅳ型），评估者间一致性系数为61%（Kappa系数为0.44）（Uhl et al., 2009b）。

埃伦贝克和同事（Ellenbecker et al., 2012）利用基布勒肩胛功能障碍分类系统研究了专业棒球运动员。他们在专业投手和捕手中检验了该系统的评估者间信度，发现这种评估肩胛功能障碍的临床方法的信度系数（0.157～0.264）较小。值得着重指出的是这些投掷型运动员无伤病或可能有一些不易察觉型肩胛骨损伤，这可能限制了肩胛功能障碍分类和视觉观察的准确性和有效性。这项研究还在专业棒球投手中比较了基布勒四部分分类法和是否有

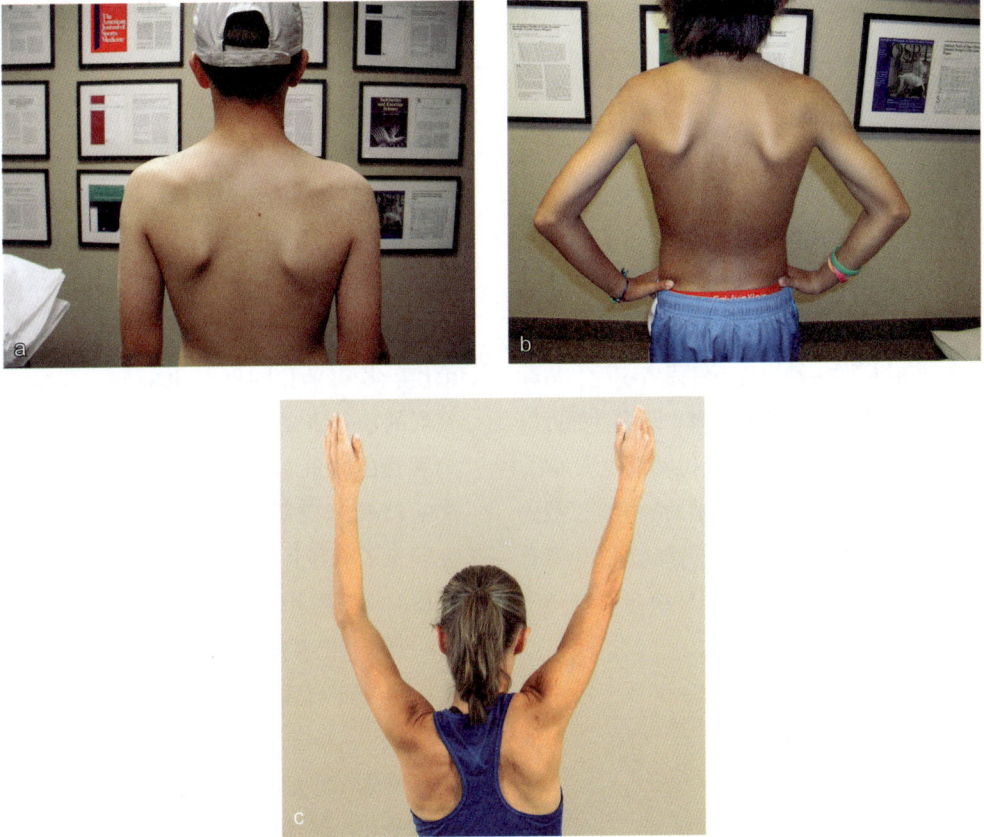

图3.3 肩胛功能障碍：a. 下角型（基布勒 I 型）；b. 内侧缘型（基布勒 II 型）；c. 上缘型（基布勒 III 型）

肩胛骨损伤这一分类法的不同。

使用视觉观察法评估肩胛骨时有几个问题需要着重指出。对评估者来说，重要的是重复多次评估和让被评估者进行多个平面的运动，这可以让评估者知道身体疲劳和在多个平面中抬升手臂对试验结果的影响，以及上述因素对被评估者动态控制和稳定肩胛骨的影响（Ellenbecker, 2004a; Ellenbecker et al., 2012; Kibler et al., 2002）。另外，有必要通过外部负荷刺激引起肩胛功能障碍，尤其是对有轻微肩部损伤症状的运动员（Ellenbecker et al., 2012; McClure et al., 2009; Tate et al.,

2009）。肩胛骨远离胸廓的症状通常见于过顶抬肩后肢体缓慢下降的离心阶段，而不是在手臂抬高的向心阶段，因此评估者要在运动的所有阶段近距离观察被评估者肩胛骨的情况。最后，根据前面提到的功能障碍模式，肩胛功能障碍不会经常出现，并且由于人类肩胛骨的运动模式复杂，多种模式或类型的功能障碍常同时发生（Kibler, 1998, 2002）。

在评估肩胛功能障碍患者时可利用其他临床试验，包括肩胛骨辅助试验、肩胛骨分离试验和翻转标志试验。每个试验都能帮助医生确定肩胛骨稳定和肌肉控制在肩部功能中起的重要作用，并且还强调了肩胛骨在肩部损伤中的重要性。

肩胛骨辅助试验

基布勒（Kibler, 1998）阐述了肩胛骨辅助试验（SAT）。在这个试验中，评估者的两只手分别放在患者肩胛骨内侧缘的上、下方，这样做的目的是不管患者主动在肩胛骨平面还是矢状面抬高手臂，评估者都可以为患者肩胛骨上回旋等提供辅助（图3.4）。相比于患者在没有评估者辅助的情况下独立进行上述动作，在有评估者辅助时，患者有无症状或做动作的难易程度决定了这个试

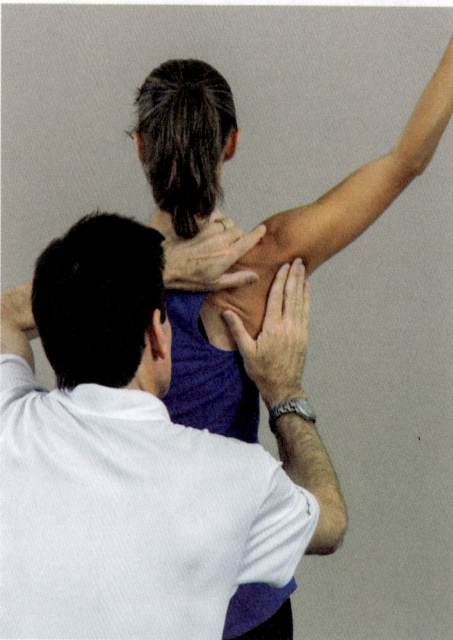

图3.4 肩胛骨辅助试验

视频1 展示了肩胛骨辅助试验

验的结果是阳性还是阴性。SAT阳性是当评估者辅助患者做肩胛骨动作时，其活动范围可变大或疼痛减少（无撞击型症状）。雷宾和同事（Rabin et al., 2006）检验了SAT的评估者间信度，发现屈曲和肩胛骨平面运动的一致性系数为77%～91%（Kappa系数为0.53～0.62）。他们总结，SAT是一个医学上的试验，可用于临床，具有中等的重测信度。基布勒和同事（Kibler et al., 2009）开展的额外研究显示，在应用SAT时，当肩胛骨后倾角度增加7度时，疼痛就减少56%［8毫米视觉模拟法（VAS）］。这项研究展示了肩胛骨动力学上的有利变化，可使肩部疼痛患者的症状减轻。

塞茨和同事（Seitz et al., 2012）使用SAT进行额外研究，同样发现，在有评估者辅助的情况下，肩峰下撞击综合征患者和正常者的肩胛骨后倾、上回旋的角度及肩峰肱骨的距离增加。但是他们的研究没有用SAT指出肩袖肌群等长收缩力量的差别。塞茨和同事（Seitz et al., 2012）也检验了SAT对具有明显肩胛骨运动障碍的患者和肩肱节律正常者的影响。SAT同样能有效增加肩胛骨后倾、上回旋的角度和肩峰肱骨的距离。

肩胛骨分离试验

由基布勒研发的另一个试验是肩胛骨分离试验（SRT）（Kibler, 1998; Uhl et al., 2009a）。这个试验的主要内容是评估者在患者做动作（不能在稳定性不足或者有疼痛的情况下做这个动作）时徒手分离其肩胛骨。评估者可使用手交叉技巧（图3.5）徒手分离患者肩胛骨。图3.5中展示的是肩部外展

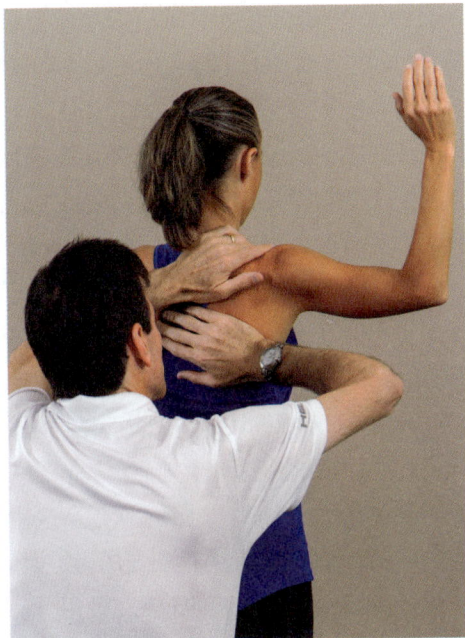

图3.5 肩胛骨分离试验

视频2 展示了肩胛骨分离试验

90度时的内旋和外旋动作，是一种可引起患有后撞击综合征和肩袖病变的投掷型运动员疼痛的常见动作（Ellenbecker, 1995, 2004a; Mihata et al., 2010）。基布勒的研究阐述了在肩胛骨分离试验期间患者的动力学和神经肌肉活动（Uhl et al., 2009a）。该研究表明，医生将患者肩胛骨移动至分离状态产生的压力会使肩胛骨分离的角度增加5度。另外，在肩胛骨分离试验中，肩胛骨后倾角度增加12度，内旋角度减少8度。在肩胛骨分离试验期间，动力改变让患者的盂肱关节处于对肩部功能有利的位置。肩胛骨

分离试验的其他应用包括：进行徒手肌力试验时，在分离姿势中稳定肩胛骨。基布勒和同事（Kibler et al., 2006）通过在稳定和不稳定肩胛骨的情况下测量患者进行空罐试验（更多的细节见本章后面部分）的能力来研究肩胛骨分离试验。他们发现肩胛骨分离试验使肩胛骨的稳定性增加24%，相应地，肩胛骨周围肌肉的力量也会增加。这个方法展示了近端稳定在肩部功能中起到的重要作用，并且可以让患者意识到提高肩胛骨控制和稳定性的重要性。

翻转标志试验

在评估肩胛时可用的最后一个试验是翻转标志试验。凯利和相关人员（Ke-lley et al., 2008）原来阐述过这个试验：患者的一侧手臂抗阻外旋，评估者近距离视觉观察其肩胛骨内侧缘的变化（图3.6）。肩胛骨内侧缘"翻转"，远离胸壁并越来越突出，代表试验阳性。这意味着患者肩胛骨的稳定性减弱，医生可进一步评估其肩胛骨并使用运动计划。该运动计划的主要目标是锻炼前锯肌和斜方肌这对力偶以稳定肩胛骨（Kelley et al., 2008）。这个试验原来是为脊髓副神经病变患者研发的（Kelley et al., 2008），他们会有较严重的肩胛功能障碍。一个临床标志是对脊髓副神经病变患者进行翻转标志试验时可见明显的肩胛骨下回旋现象，因为这种病会导致斜方肌大面积无力，进而导致功能缺失。

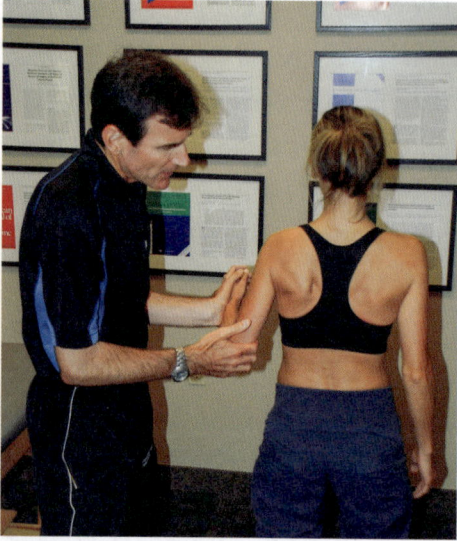

图3.6 翻转标志试验

视频3 展示了翻转标志试验

盂肱关节活动度评估

对盂肱关节活动度详细、独立的评估，是对肩部功能障碍患者进行全面评估的重要组成部分。测量多个肩部基本运动非常重要，同时，盂肱关节的内旋、外旋和全运动范围具有显著的临床重要性。本书对这些内容展开了深度讨论和详细阐述。

内、外旋活动度测量

优势肢体的选择性内旋活动度缺失一直是一些特定人群常患的疾病，同时一些过顶型运动员也常患此病，比如精英级网球运动员（Chandler et al., 1990; Ellenbecker, 1992; Ellenbecker et al., 2002）、专业和青少年棒球投手（Ellenbecker et al., 2002; Shanley

et al., 2011; Wilk et al., 2011, 2012）及垒球运动员（Shanley et al., 2011）等。埃伦贝克和以上提到的参考文献的其他作者推荐评估者使用一种测量方法，该方法利用肩胛骨稳定性来减少或替代肩胛胸壁的参与，以更好地分离盂肱关节的内旋动作（Ellenbecker et al., 1993; Ellenbecker, 2004a; Wilk et al., 2009）。威尔克和同事（Wilk et al., 2009）研究了3种盂肱关节内旋活动度的测量方法。其中包括一种使用C形抓握法的肩胛骨稳定方法，即评估者拇指放在患者喙突前面，其余四根手指放在肩胛骨后面，如图3.7所示。这种方法可在患者肩胛骨上产生一定的稳定力，评估者内和评估者间信度也较高。使用一致的方法测量内旋和外旋活动度是全面评估过顶型运动员和大部分需要进行肩部矫正的患者的关键和重要组成部分。

识别内旋活动度缺失从临床医学角度上

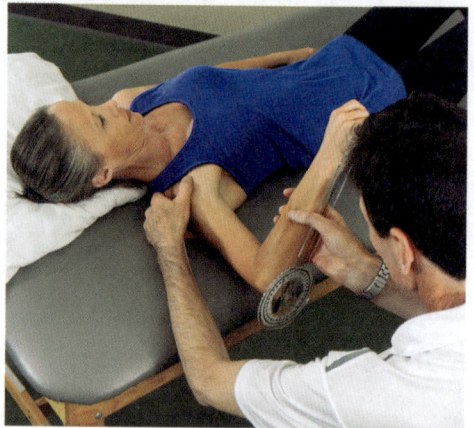

图3.7 盂肱关节内旋活动度测量

视频4 展示了盂肱关节内旋活动度测量

来说是重要的，主要有以下几个原因。内旋活动度缺失（肩部后关节囊紧张）和肱骨头前移增加之间的关系已经通过科学证明。哈里曼和同事（Harryman et al., 1990）证明了越过身体的水平内收姿势下肱骨前部的剪切力会增加，这在网球发球动作和棒球投掷动作的随球阶段看到的现象相似。在肩部抬高期间，肩部后关节囊紧张和肱骨头前移增加相关（Matsen et al., 1990）。

科夫勒等人（Koffler et al., 2001）及格罗斯曼等人（Grossman et al., 2005）基于对尸体样本的研究，强调盂肱关节外展90度以及外旋90度以上的功能位对后关节囊紧张的影响。研究人员发现肱骨头的运动不是随着后关节囊前层面的叠盖而改变，就是随着整个后关节囊的叠盖而改变。由于后关节囊紧张，和后关节囊正常的肩部相比，肱骨头会按照前上和后上的方向移动。

村木和同事（Muraki et al., 2010）研究了在做投掷动作时，后下关节囊紧张对喙肩弓下方的接触区域的影响。他们的发现和其他一些研究的发现一样：和后下关节囊正常相比，后下关节囊紧张不仅会增加肩袖的肩峰下接触，还会增加接触区域面积。这项研究还表明，在模拟投掷动作的随球阶段，肩峰下的接触压力会达到峰值。这些研究指出，对肩部功能障碍患者和对过顶型运动员的预防性评估中，通过内旋活动度限制来确认肩后部的紧张程度是很重要的。

在检查肩袖有伤的患者时才测量盂肱关节外展90度及沿肩胛骨平面提升、前屈和外展时的主动和被动内、外旋活动度。组合功能性运动模式，比如针对

盂肱关节外展和外旋的阿普莱搔抓试验（Hoppenfeld, 1976）以及带有伸展和内收的内旋模式，十分重要。然而，针对盂肱关节动作的独立试验对识别该关节重要的动作受限也很有必要（Ellenbecker, 2004a; Ellenbecker et al., 2002）。

这里特别建议过顶型运动员采取的活动度测量方法是水平（交叉臂）内收。这个方法同样也可评估肩后部的状态，不仅可评估后关节囊，还可评估后部肌肉–肌腱组织（Laudner et al., 2010; Tyler et al., 2010）。泰勒和同事（Tyler et al., 2010）建议在使用这种测量方法时让患者侧卧，利用肩胛稳定性（分离）和使用倾角计或L形尺（鲁班尺）来测量交叉臂内收的程度。劳德纳和同事（Laudner et al., 2010）及尚利和同事（Shanley et al., 2011）出版的研究成果量化了过顶型运动员的交叉臂内收活动度。这些研究都推荐使用仰卧技术。这样医生就可以沿着肩胛骨侧面稳定患者的肩胛骨，同时提供一种分离牵制力（图3.8）；另外，患者手臂不需要过度的压力即可被引导至交叉臂内收姿势。

尚利和同事（Shanley et al., 2011）没有发现交叉臂内收活动度减少与青少年棒球和垒球运动员肩部受伤有明显的关系，但承认将此测量方法包含在对过顶型运动员的完全评估中的有效性和重要性。使用电子倾角计可以更有效地测量交叉臂内收活动度（Laudner et al., 2010）。埃伦贝克等人（Ellenbecker et al., 2013）及威尔克等人（Wilk et al., 2012）为在过顶型运动员中应用这种重要的交叉臂内收活动度测量方法编写了

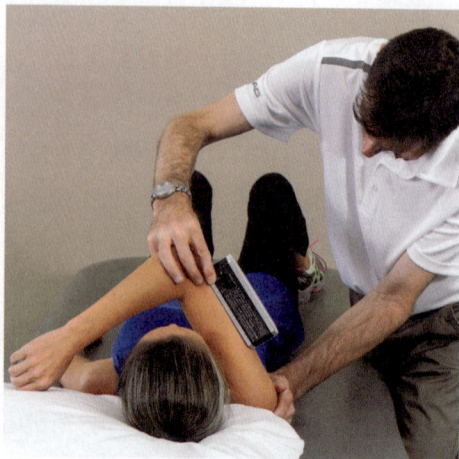

图3.8 肩胛骨稳定情况下的交叉臂内收活动度测量

一些标准。埃伦贝克等人（Ellenbecker et al., 2013）发现，健康的、未受伤的青少年精英级网球运动员优势臂的交叉臂内收活动度相比于非优势臂来说会减少4～5度。威尔克和同事（Wilk et al., 2012）发现专业棒球投手的优势臂和非优势臂交叉臂内收活动度的差异为2度。目前还需要进一步研究这个重要的测量方法，但是本书推荐在测量交叉臂内收活动度时使用电子倾角计仔细记录结果（现在大多数智能手机可免费下载相关软件），从而一致性地量化这个动作模式。

全旋活动度测量

这部分最后一个关于活动度测量的内容是肱骨旋转活动度测量（Manske et al., 2013）。这部分讨论了全旋活动度（TROM）的定义和应用。结合盂肱关节内旋和外旋活动度的测量，将两个测量值相加，从而获得一个数字来表示盂肱关节的全旋活动度。基布勒和同事（Kibler et al., 1996）及罗特和同事（Roetert et al., 2000）表示精英级网球运动员

的优势臂的全旋活动度减少和年龄及参与竞技运动的时间的增加有关。另外，埃伦贝克和同事（Ellenbecker et al., 2002）测量了专业棒球投手和青少年精英级网球运动员双侧全旋活动度。他们发现当与非优势臂相比时，专业棒球投手的优势臂的外旋活动度更大，内旋活动度更小。虽然两侧肱骨的旋转活动度不同，但是专业棒球投手两侧的全旋活动度并没有明显不同（优势臂145度，非优势臂146度）。这项研究表明，尽管双臂的实际内旋或外旋的活动度不同，但是在专业棒球投手的盂肱关节中，旋转运动的全弓角度要保持一致。

相反，埃伦贝克和相关人员（Ellenbecker et al., 2002）研究了117名青少年男性精英级网球运动员，发现他们在打网球时，优势臂的内旋活动度明显较小（45度，一般为56度），优势臂的全旋活动度也较小（149度，一般为158度），双侧肢体全旋活动度有轻微的不同。未受伤的青少年精英级网球运动员和职业网球运动员，其优势臂的全旋活动度会比非优势臂减少约10度。来自特定人群研究（如前文所述研究）的标准数据，有助于医生解释标准的活动度模式及辨别运动员何时出现特定运动适应及何时出现临床医学上的极度不适应。

全旋活动度概念的临床应用在下面这个具有单侧优势上肢的运动员的例子中得到了很好的展现。在对高水平棒球投手进行初始评估时，如果医生发现其优势臂可外旋120度，内旋却只有30度时，医生可能会不确定是否这个数据就代表着内旋活动度缺陷，而这种缺陷需要通过肌肉-肌腱单

元拉伸和特定的盂肱关节活动来进行康复治疗。然而，在对患者非优势臂的旋转活动度进行测量时，如果测量结果为外旋90度和内旋60度，那么基于全旋活动度概念给出的建议就是避免过度活动和优势臂被动拉伸，因为两侧手臂的全旋活动度都是150度（120度+30度=150度，90度+60度=150度）（Manske et al., 2013）。精英级网球运动员中，在被推荐或进行解决内旋活动度受限的临床治疗前，优势臂的主动全旋活动度会比非优势臂少10度。

全旋活动度的概念可作为一种说明，尤其是在拉伸和关节松动应用领域，可在恢复期指导医生决定哪部分肢体需要其他运动治疗及哪部分肢体不需要进行其他运动治疗。这是由于在过度使用上肢时，关节囊移动和肱骨头移位增加会导致明显的损伤。

伯克哈特和同事（Burkhart et al., 2003）将内旋活动度缺失描述为盂肱内旋缺陷（GIRD）。现在学者已经提出了多个有关GIRD的定义，并且医生已经开始用这些定义确认患者是否存在内旋活动度缺失的情况（Burkhart et al., 2003; Ellenbecker et al., 2002; Manske et al., 2013; Myers et al., 2006）。

这些定义包括下列内容。

- 相比于非优势臂，优势臂内旋活动度减少20度或更多。
- 一侧手臂全旋活动度比对侧少10%。

举例来说，当优势臂出现大于15度的内旋活动度缺失时，对侧150度的全旋活动度符合GIRD的定义。如何确定过顶型运动员内旋活动度缺失的等级及完善其测量方法，还需要进一步研究。这两项研究（Shanley

et al., 2011; Wilk et al., 2011）都确定了当优势臂的内旋活动度和对侧相比缺失了大约12度时，过顶型运动员（如棒球和垒球运动员）肩部受伤的风险会增加。另外，威尔克等人（Wilk et al., 2011）称，全旋活动度缺失大约5度会增加肩部受伤风险。

力量评估

使用基于事实的技术来精确测量肩袖肌肉的力量是全面评估肩部具有伤病的患者的重要组成部分。专家推荐使用精确的、基于研究的方法来优化对肩部力量的评估。

徒手肌力试验

20世纪初，徒手肌力试验（MMT）开始发展，在这个时期，医务工作者已经开始了对小儿麻痹症患者肌肉功能的研究，而后在评估神经疾病和骨科损伤患者的身体情况时，徒手肌力试验已经成为一种标准的试验方法（Daniels et al., 1980）。不过，全面阐述徒手肌力试验的内容超出了本书的范围。这部分覆盖了多个研究，这些研究已经客观地确认了肩关节复合体肌肉力量试验用到的姿势，其中还特别强调了肩袖肌群（Kelly et al., 1996）。读者可以查阅更多关于徒手肌力试验技术和理论的详细信息（Daniels et al., 1980; Kendall et al., 1983）。

凯莉和同事（Kelly et al., 1996）使用EMG确定了进行人体肩袖肌群力量试验的最佳姿势群。现在有4种标准用于确定测量肩袖肌群力量的最佳姿势：最大限度的肌肉激活、最低限度的肩部协同肌参与、最低限度的疼痛激发和良好的重测信度。

冈上肌

凯莉和同事（Kelly et al., 1996）发现测试冈上肌肌力的最佳姿势是让患者手臂抬高90度，且患者呈坐姿，保持肩胛骨在水平面的姿势（在此研究中，这个姿势指在冠状面内水平内收45度）和肱骨外旋一起使用，也就是前臂处于中立位、拇指最大限度地指向上方，即满罐试验姿势。另一个常用的评估冈上肌肌肉-肌腱组织的试验姿势是本章前文提到的空罐试验姿势（图3.9）。乔布等人（Jobe et al., 1989）也支持这个姿势。还有一些研究者通过EMG研究发现，在这个姿势中，冈上肌激活水平较高（Malanga et al., 1996）。

冈下肌

凯莉和同事（Kelly et al., 1996）表示测试冈下肌肌力的最佳姿势是让患者坐下，使盂肱关节抬升0度且从中立位内旋45度，如图3.10所示。詹普和同事（Jenp et al., 1996）还推荐了另一个可供选择的冈下肌试验姿势。他们推荐在患者手臂于矢状面提升90度并外旋至最大限度的一半时进行试验。黑川和同事（Kurokawa et al., 2014）使用正电子发射断层成像的方法进行的一项研究支持凯莉和同事（Kelly et al., 1996）的结论。他们发现在外展0度时，冈下肌在外旋的姿势中最活跃。

小圆肌

凯莉和同事（Kelly et al., 1996）没有特别对小圆肌进行阐述；然而，沃尔克和同事（Walch et al., 1998）及勒鲁和同事（Leroux et al., 1994）推荐使用帕特试验来分

> **视频5** 展示了冈上肌（空罐）徒手肌力试验

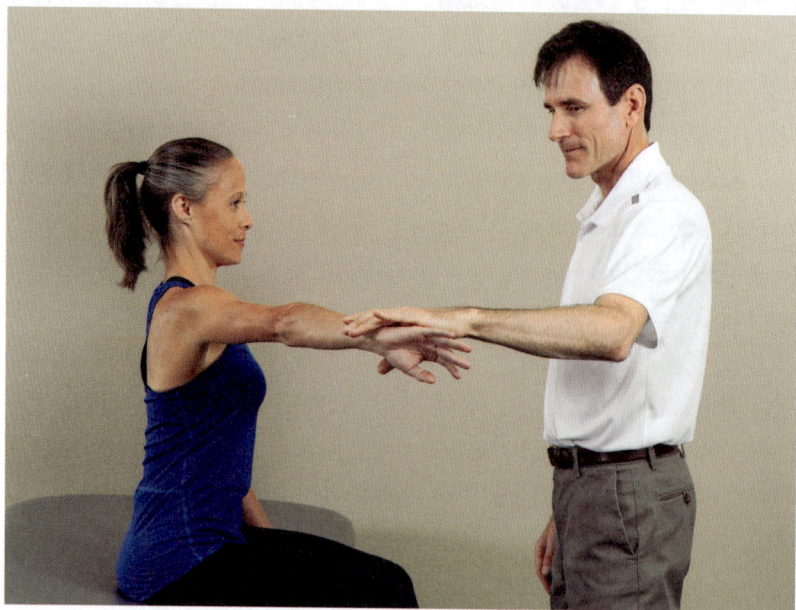

图3.9 冈上肌（空罐）徒手肌力试验

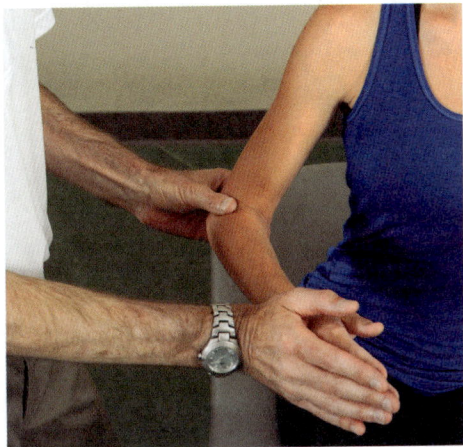

图3.10　冈下肌徒手肌力试验

视频6　展示了冈下肌徒手肌力试验

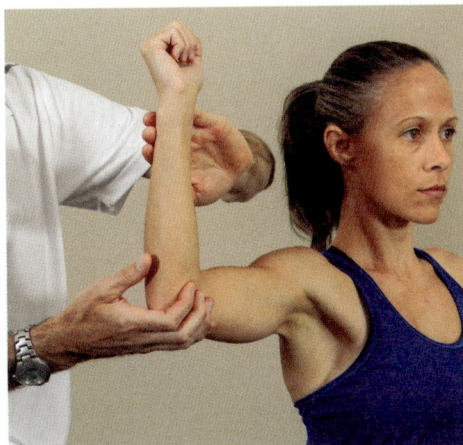

图3.11　盂肱关节90度外展时外旋力量试验（小圆肌）

视频7　展示了盂肱关节90度外展时外旋力量试验（小圆肌）

离小圆肌。他们发现，用于进行帕特试验的盂肱关节姿势是肩胛骨平面盂肱关节外展90度及90度外旋，这种姿势可分离小圆肌（图3.11）（Patte et al., 1988）。为了证实这个发现，黑川和同事（Kurokawa et al., 2014）展示了，和盂肱关节0度外展时的外旋活动相比，盂肱关节90度外展时抗阻外旋的情况下，小圆肌的活性最高。

肩胛下肌

凯莉和同事（Kelly et al., 1996）表示激活肩胛下肌的最佳姿势是格伯抬升试验（图3.12）所采用的姿势。这和格伯等人（Gerber et al., 1991）所做研究的结果一致，但是和斯特夫科等人（Stefko et al., 1997）所做研究的结果相反。后者发现，手背贴放在身体同侧肩胛骨下边缘附近时，肩胛下肌活性最高。

MMT的替代形式

由于MMT的局限性，评估存在轻微的肌肉退化和肌肉不平衡的患者的肌肉力量时，医生通常使用MMT的替代形式。这些试验包括使用手持式测力计扩展MMT姿势来评估肌肉等长收缩的力量，以及使用等速测力计来评估动态肌肉力量等。

器械肌力试验

肩部的器械肌力试验可提供其他的和力量等级及主动肌-拮抗肌比值相关的详细信息，并且也是投掷型运动员的最高等级的临床医学检查不可或缺的部分。专家支持（Riemann et al., 2010）在器械肌力试验中使用手持式测力计（HHD）。使用HHD时，评估者内和评估者间信度水平也是比较高的。另外，使用HHD有助于评估者更加

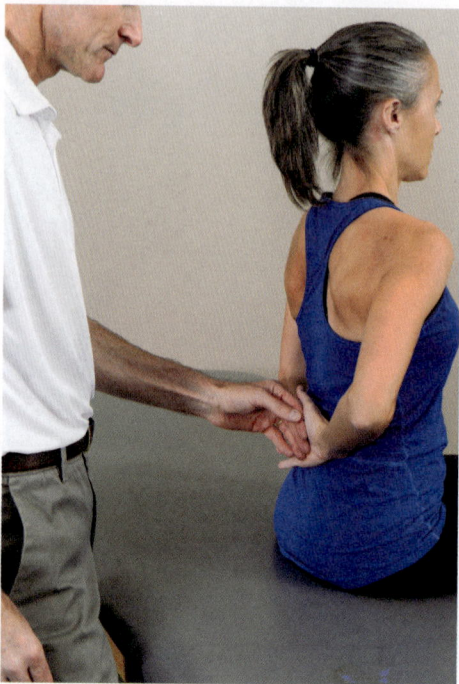

图3.12 格伯抬升试验

视频8 展示了格伯抬升试验

客观地以模式化方式进行徒手静力性肌力试验，包括在中立位和外展90度姿势时的内旋和外旋，还包含满罐和空罐试验。拜拉姆和同事（Byram et al., 2010）在专业棒球投手进行赛季运动前使用HHD来评估其外旋和冈上肌的力量。评估结果显示，用HHD测量的外旋和冈上肌力量与肩部损伤之间在统计学上有显著的相关性。同样，外旋力量和严重到需要进行手术的肩部损伤之间也有显著的相关性。最后，外旋-内旋肌肉力量比值和肩部损伤之间也有显著的相关性，这表明了内、外旋肌之间力量平衡对于预防受伤十分重要。使用HHD有助

于评估者制定一个客观的力量比值，而且易于应用于在临床、研究和外展服务中对患者的康复和预防性评估。

等速肌力试验

等速肌力试验可以客观地评估动态肌肉力量，对评估肩部功能障碍患者的肩部肌肉力量有一定帮助。与MMT这种静态技术相反，等速肌力试验的优点和特点是可以调节阻力和在一个更快与更具功能性的角速度下对盂肱关节进行试验。

埃伦贝克（Ellenbecker, 1996）在54个受试者中对可用于评估肩部外旋和内旋肌的等速肌力试验和MMT进行了比较，这些受试者都是经过MMT且肌肉力量都是正常级别（5/5）和对称的。等速肌力试验结果显示，与MMT结果相比，在双臂外旋上有13%～15%的区别，在双臂内旋上有15%～28%的区别。尽管MMT结果为双侧对称，我们仍需要关注肢体间内、外旋角度大小的不同。MMT是构成肌肉骨骼评估完整性不可或缺的部分。MMT利用静态的肌肉等长收缩提供了一个具有时效性并可对多个肌肉的肌力进行初步评估的方法，尤其适用于患者患有神经肌肉疾病或大肌肉力量缺陷疾病的情况。当只存在程度非常低的肌肉力量缺失时及需识别非常轻的单一肌肉缺陷时，MMT的局限性似乎最为明显。使用MMT来确定主动肌和拮抗肌间的力量平衡同样是复杂的，这和使用等速器械进行测试的情况恰好相反（Ellenbecker, 1996）。

等速肌力试验的初始姿势包括改良的基础姿势。改良的基础姿势是在水平

基础姿势上将测力计倾斜大约30度形成的（Davies, 1992）。试验时，患者的盂肱关节外展30度，并且会朝向肩胛骨平面前屈30度，测力计头部与水平面形成一个30度的倾斜角（图3.13a）。戴维斯（Davies, 1992）称这个姿势为（30/30/30）内旋/外旋姿势。改良的基础姿势会使肩部在肩胛骨平面向冠状面前倾30度左右（Saha, 1983）。肩胛骨平面的特征是加强了骨骼一致性且盂肱关节处于中立位，这样会使前关节囊韧带处于中间位置并且还会加强肩肱肌肉长度-张力关系（Saha, 1983）。这个姿势并不会使肱骨上部结构发生撞击，而且在患者群体中，这个姿势被很好地接受了（Davies, 1992）。克诺普斯和同事（Knops et al., 1998）开展了一项关于盂肱关节内旋和外旋的改良的中立位姿势的重测信度研究。改良的中立位姿势有很高的重测信度，同类相关系数为0.91～0.96。

从功能角度来看，用于评估肩部内旋和外旋力量的最具针对性的等速肌力试验姿势是盂肱关节外展90度（图3.13b）。这个试验姿势的具体优势在于，不管是坐姿还是仰卧姿，稳定性都是极高的，同时在大多数体育活动的过顶投掷型动作中，肩部外展角度与该姿势一致（Elliott et al., 1986）。使用90度外展姿势进行等速肌力试验能更具针对性地评估过顶型运动所需的肌肉功能性力量（Bassett et al., 1994）。投掷型运动员（Ellenbecker et al., 1999; Wilk et al., 1993）和青少年精英级网球运动员（Ellenbecker et al., 2003）的描述性数据已经发表了，旨在帮助医生对同类患者等速肌力试验结果进行解释。在投掷动作、网球发球和正手击球的加速阶段，重复和强有力的盂肱关节内旋引发的肌肉不平衡现象会导致优势臂一侧肌肉出现不平衡，并且还会破坏肌肉稳定性（Ellenbecker et al., 1999; Ellenbecker et al., 2003; Wilk et al., 1993）。

除可以对肌肉力量进行双侧比较及使用来自文献的标准数据外，等速肌力试验还可以让医生客观地测量主动肌与拮抗肌力量的比值，也可被称为"单侧力量比值"（Ellenbecker et al., 2000）。单侧力量比值给肌肉平衡的评估提供了有价值的信息。在肩部评估和治疗中最需要监控的一个变量是外旋-内旋比值（Davies, 1992; Ellenbecker et al., 2000）。健康人群中这个比值是66%，但是在肩部疾病患者和过顶型运动员中，这个比值会极度失衡、低于66%这一正常比值（Ellenbecker et al., 1999; Ellenbecker et al., 2003; Wilk et al., 1993）。在过顶型运动员中，这个比值较低意味着肩部内旋肌的力量显著提升，而肩部外旋肌的力量却没有增长（Ellenbecker et al., 2000）。在患者群体中，这个比值较低通常是肩部外旋肌选择性无力或萎缩（Warner et al., 1990）引起的。戴维斯（Davies, 1992）和埃伦贝克等人（Ellenbecker et al., 2000）建议具有肩袖肌群损伤和肩部前方不稳定症状的患者在肩部康复期间调整外旋-内旋比值，以恢复后肩袖肌群（外旋肌）75%的稳定性，这样才能够使肩部稳定。

另一个常用于肩部康复和预防性评估的比值是离心外旋力-向心内旋力比值，也被称为"功能性比值"。这是投掷动作减速

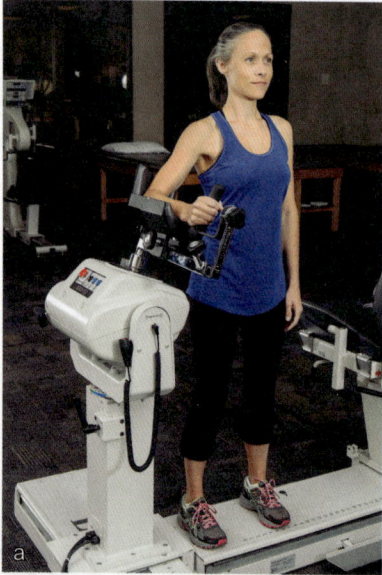

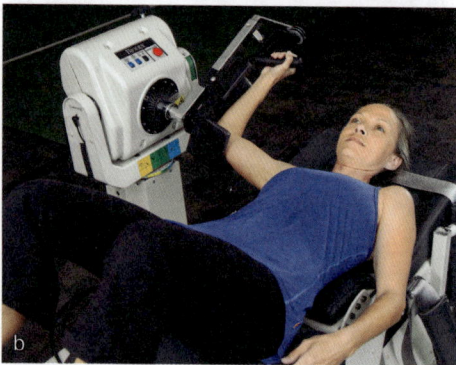

图3.13 等速肌力试验：a. 肩胛骨平面提升30度；b. 盂肱关节外展90度

阶段肩部外旋肌的离心作用和加速阶段肩部内旋肌的向心作用引起的（Ellenbecker et al., 2000）。这个比值有助于在功能上评估优势肩的动作及投掷动作特定向心模式下每个肌群的肌力。

相关推荐的关节试验

肩部近端和远端关节临床试验能够让

医生排除其他需要转诊的症状，以确保肩部疼痛与肩部本身的肌肉骨骼结构相关。让颈椎在屈曲和伸展、侧屈和旋转及将同侧侧屈和旋转与伸展结合的椎间孔挤压试验（Gould, 1985）的动作中过度受压，是一种常用来确认颈椎疾病和排除神经根症状的方法（Gould, 1985）。唐和同事（Tong et al., 2002）试验了这一方法，目的是确定这种方法在诊断病情的时候是否准确。椎间孔挤压试验的灵敏度是30%，特异性是93%。医生仅仅用这种方法为患者诊断病情的时候要格外谨慎。这种试验并不是很灵敏，但是具有神经根型颈椎病特异性，可用于确认神经根型颈椎病。

从长远来看，检查肘关节是必要的，一方面因为症状可能会转移，另一方面在投掷型运动员中，肘关节和肩关节的联合性损伤十分常见。此外，很多个体在肩部手术后，其肘部会出现并发症，这也是原因之一（Nirschl et al., 2004）。本书推荐的两种试验分别是外翻应力试验和侧向伸肌激发试验（Ellenbecker et al., 1997）。外翻应力试验用于评估尺侧副韧带的完整性。该试验用于评估尺侧副韧带前束的姿势是肘部屈曲10～15度且前臂旋后。肘部屈曲姿势可用于从鹰嘴窝中解锁鹰嘴并降低由关节的骨一致性提供的稳定性。这一姿势在尺侧副韧带内侧施加了相对较大的压力（Morrey et al., 1983）。试验结果呈阳性的标志是单侧肱尺关节松弛度增加且肘关节内侧疼痛复发。对试验结果进行评级时使用的是美国骨科医师学会（AAOS）的评级准则：0～5毫米，Ⅰ级；

5～10毫米，Ⅱ级；大于10毫米，Ⅲ级（数据包含上限，不包含下限）（Ellenbecker et al., 1998）。同时，专家建议在侧方使用伸肌激发试验（腕伸肌徒手肌力试验，试验中肘部呈伸展的姿势）来激发腕伸肌和指伸肌，以使肱骨外上髁区域负重（Nirschl et al., 2004）。

功能性评估

评估肩关节复合体功能性表现的试验比较有限。读者要想获得上肢功能性试验的全面资料，可参考雷曼等人（Reiman et al., 2009）的著作。这部分推荐3种可用于肩部功能障碍矫正康复的试验。

闭合性动力链上肢稳定性试验

戈德贝克等人（Goldbeck et al., 2000）称闭合性动力链（CKC）上肢稳定性试验的目的是通过改良版交叉式俯卧撑来进行肩关节复合体力量试验。这个试验测量了上肢的力量、耐受度及闭合性动力链稳定性。在该试验中，将两块运动贴布间隔3英尺贴在地面上。患者按要求在两块贴布间做标准的俯卧撑（试验设置参考图3.14），并且要尽可能快地将手从一块贴布上移到另一块贴布上，像挡风玻璃上的雨刮器一样交替触摸每块贴布。使用秒表来计算15秒内手触摸贴布的次数。这个试验可以在不具有传统俯卧撑固有的有害运动模式的CKC环境中进行肩部功能的评估，

在传统俯卧撑的身体下降阶段，肩部会移至身体冠状面的后方，且传统俯卧撑还会给肩部的前部施加压力。

功能性投掷表现试验

如果患者是过顶投掷型运动员并且优势臂有伤，那么其需要在一个可控的环境下进行针对上肢的测试。戴维斯和同事（Davies et al., 1993）阐述了功能性投掷表现试验。这个试验使用了兰金等人（Rankin et al., 1996）提出的重测信度模式。此试验的信度为0.83。此试验的特征是进行一系列重复的对准目标的投掷，投掷动作的两个得分点在于准确性及功能性表现。

科夫勒掷垒球试验

这部分推荐的最后一个试验是科夫勒掷垒球试验。这个试验起初是由柯林斯等人（Collins et al., 1978）提出的。这个试验包括使用3次最大低手投掷，测得的距离精确到0.5英寸。此试验没有信度和效度的数据，但也是一个上肢功能性表现试验。

肩部特殊试验

这部分讨论多种类型的肩部特殊试验。这些试验也包含在全面检查系列里，能够让医生确定患者肩部功能障碍的产生原因。这些试验包括撞击试验、不稳定试验、肩袖肌群试验及盂唇试验。

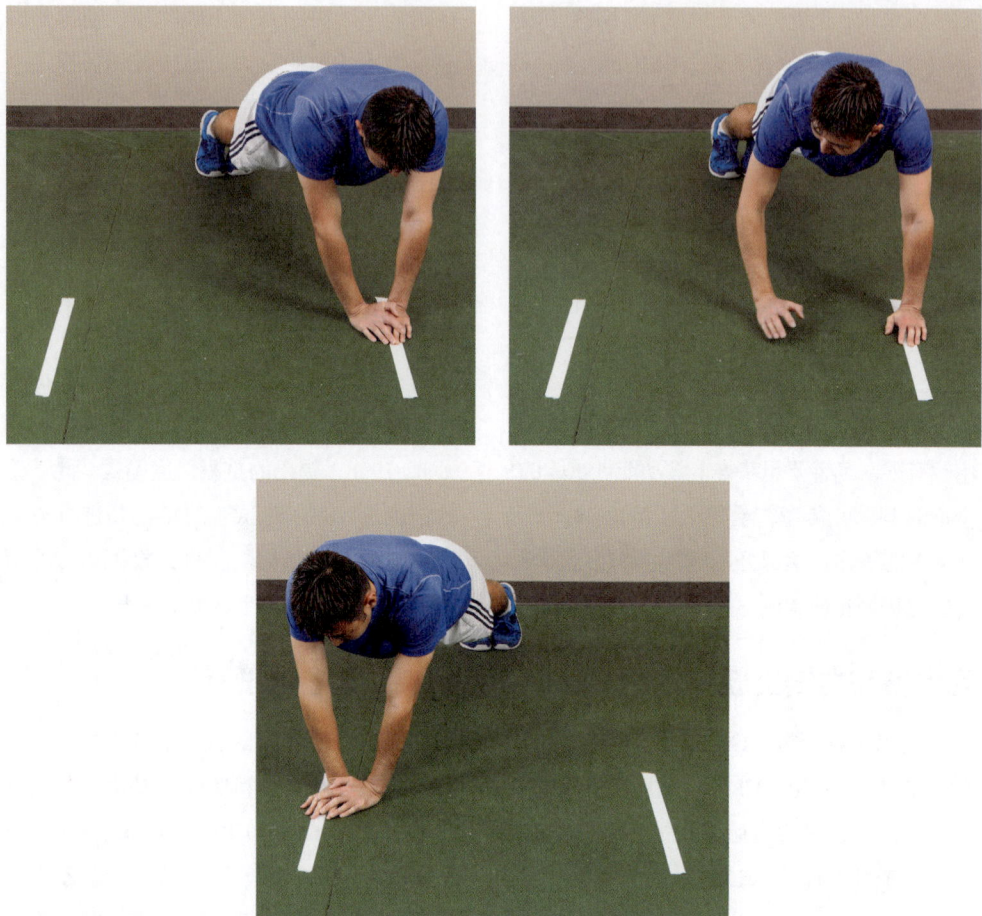

图 3.14　闭合性上肢动力链试验

视频 9　展示了闭合性上肢动力链试验

撞击试验

确认盂肱关节撞击的试验主要涉及肩峰下疼痛复发，这使用了一种以再生和模仿功能性姿势为主的方法，在上述姿势中，肩峰下压力会比较明显。相关试验主要有以下几种。

- 内尔撞击试验（强迫前屈）（Neer et al., 1977）（图 3.15）。
- 霍金斯撞击试验（强迫在肩胛骨平面内旋）（Hawkins et al., 1980）（图 3.16）。

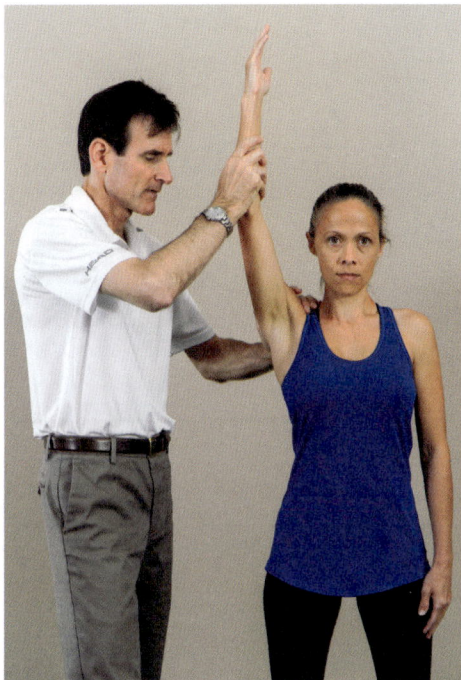

图 3.15　内尔撞击试验

视频 10　展示了内尔撞击试验

- 喙突撞击试验（强迫在矢状面内旋）
  （Davies et al., 1985）（图 3.17）。

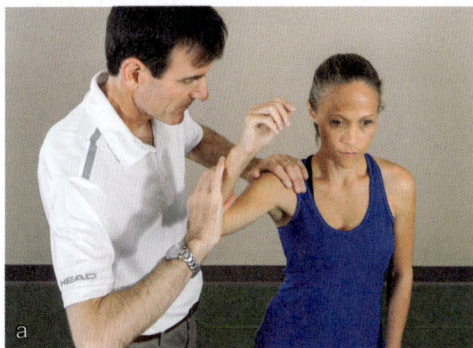

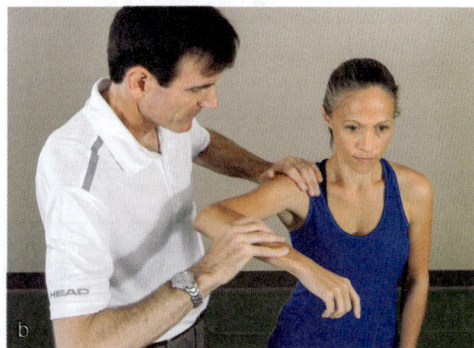

- 交叉臂内收撞击试验（Magee, 2009）
  （图 3.18）。
- 约克姆撞击试验（主动内旋和前屈）
  （Yocum, 1983）（图 3.19）。

前四个试验都包含盂肱关节的被动运动。约克姆撞击试验对患者在受限姿势中主动抬高手臂时控制肱骨头向上移位的能力进行了评估。

瓦拉迪和同事（Valadie et al., 2000）在多个撞击试验中提供了客观的侵入角度和肩袖肌腱压迫喙肩弓的证据。这些试验可有效重现患者的撞击症状，并且有助于患者了解在评估后治疗期间的运动进阶中避免使用的姿势。不建议患者做模拟撞击姿势的运动（Ellenbecker, 1995, 2004a, 2004b）。

埃热迪和同事（Hegedus et al., 2008, 2012）对撞击试验的诊断准确性进行了研究，并在系统性回顾中对其进行了概述。他们表示内尔撞击试验的特异性和敏感性分别是 53% 和 79%，霍金斯撞击试验的特异性和

视频 11　展示了霍金斯撞击试验

图 3.16　霍金斯撞击试验：a. 开始姿势；b. 强迫内旋的最大活动范围

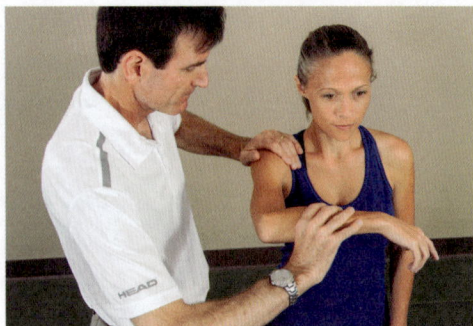

图 3.17　喙突撞击试验

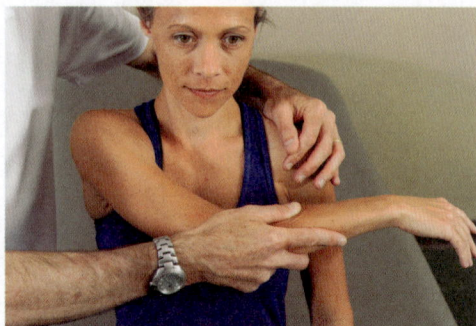

图 3.18　交叉臂内收撞击试验

视频 12　展示了喙突撞击试验

视频 13　展示了交叉臂内收撞击试验

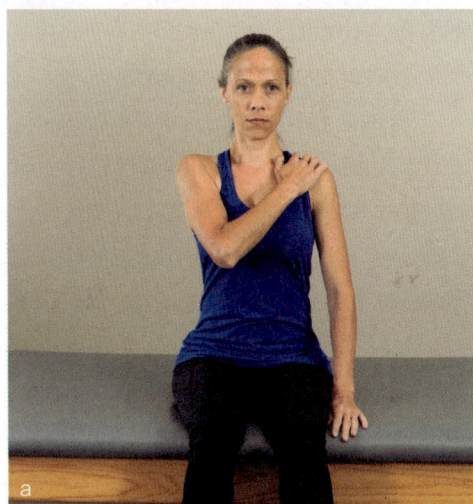

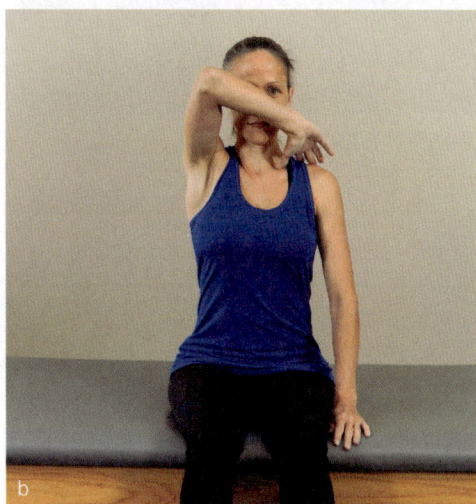

图 3.19　约克姆撞击试验：a. 开始姿势；b. 完成姿势

视频 14　展示了约克姆撞击试验

敏感性分别是 59% 和 79%。这些试验对确认肩袖撞击很重要，但是必须要和完整的检查程序结合使用，让医生能够识别出首发性、复发性和内发性撞击，以做出更为准确的诊断（Moen et al., 2010）。本书后面会讨论撞击的另外一些形式。

在进一步讨论临床试验的诊断准确性之前，首先要先了解几个术语和它们的定义。这些术语包括特异性、敏感性及似然比。临床试验的特异性指患者具有试验针对的症状时试验结果呈阳性的能力（Portney et al., 1993）。特异性的助记缩写是SPIN，代表着特异性阳性，意为患者存在症状。敏感性指患者不具有试验针对的症状时试验结果呈阴性的能力。敏感性的助记缩写是SNOUT，代表着敏感性阴性，意为患者不存在症状。尽管特异性和敏感性被普遍使用，但是似然比提供了诊断正确概率的更为量化的估计（Michener et al., 2011）。总结似然比的好方法是，假设2.0以上的似然比在极大程度上反映了患者具有由某一临床试验检查出来的特定症状的可能性较大（Jaeschke et al., 1994），类似地，−0.5或更小的似然比反映了患者对临床试验的反应为阴性，说明其具有相应症状的可能性较小。没有一个撞击试验有说服力强的试验标准，这表明了多种试验结果的结合是有价值的，可以帮助医生提高用撞击试验来判断患者是否患有压迫或撞击引起的肩袖疾病的准确性。读者可阅读其他系统性回顾内容和出版物以获得全面的撞击试验诊断准确性的描述。本章后面还阐述了其他类型的试验方法（Ellenbecker, 2004a; Hegedus et al., 2008, 2012）。

不稳定试验

肩部检查需要包括的另一种主要临床试验是不稳定试验。这里介绍两种主要的不稳定试验：肱骨头移位试验和激发试验。

肱骨头移位试验

多位研究人员认为，用于确认肩关节不稳定的最重要的试验是肱骨头移位试验（Gerber et al., 1984; McFarland et al., 1996）。这些试验试图通过对肱骨近端施加定向性压力来记录肱骨头相对于关节盂的移位量。肱骨头移位试验主要有3个方向：向前、向后和向下。肱骨头向下移位试验也称为多方向不稳定（MDI）试验（McFarland et al., 1996）。在做肱骨头移位试验时，重要的是了解关于人体盂肱关节的一些参考数据。哈里曼和同事（Harryman et al., 1992）使用三维空间跟踪系统测量了健康、无伤的试验对象的肱骨头移位量。他们发现在使用肱骨头向前和向后移位试验时，试验对象的肱骨头前移了7.8毫米，后移了7.9毫米。当肱骨头向下移位时用MDI凹槽试验。在MDI凹槽试验中，研究人员测量到10毫米的肱骨头向下移位量。研究结果表明，肱骨头向前和向后移位量的比值约为1∶1，因此可以对正常肩部进行徒手肱骨头移位试验。但此研究中关于肱骨头移位，没有一个明确的双侧对称性解释。有关肱骨头移位试验重要的临床建议包括：先对无伤肩部进行试验；稳定但不要用力支撑患者肩部以帮助患者放松；相对较快地加快肱骨头的移动；在试验中比较移位量和终末感。

MDI凹槽试验

评估肩部稳定性的重要试验之一是MDI凹槽试验（图3.20）。这是用于确认患者盂肱关节多方向不稳定的基本方法。在此试验中，肱骨头向下过度移位意味着随后向前或向后也会发生过度移位（McFarland et al., 1996）。患者以中立位内收姿势进行这一试验时，可以直接评估其盂肱上韧带和喙肱韧带的完整性（Pagnani et al., 1994）。这些韧带是在盂肱关节内收姿势中防止肱骨头向下移位的基本稳定结构（O'Brien et

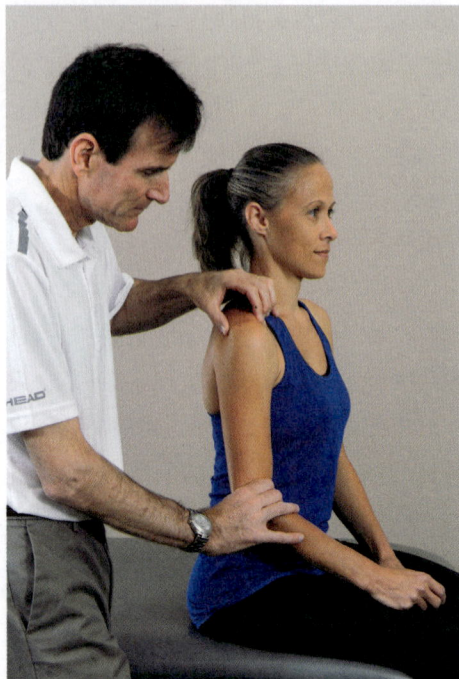

图3.20 MDI凹槽试验

视频15 展示了MDI凹槽试验

al., 1990)。进行这个试验时，建议评估者先让患者坐下，让其手臂内收并轻轻放在大腿上，然后评估者再进行试验。评估者应该一只手用一个稳定但又不是很大的抓力来抓住患者肱骨远端，同时多次短暂、相对快速地将肱骨头向下拉（垂直方向）。在具有MDI症状的患者中常见到"凹槽标志"（肱骨头向下的移位量增加且肩峰下间隙变宽，外侧肩峰和肱骨之间皮肤接触）（Hawkins et al., 1991)。

肱骨头向前和向后移位（抽屉）试验

格伯等人（Gerber et al., 1984）及麦克法兰等人（McFarland et al., 1996）认为，肱

骨头向前或向后移位试验的最佳测量姿势是患者仰卧，因为此时患者最放松。这个试验可以让患者在盂肱关节外展的多个姿势下进行肢体试验，因此，在试验中评估者会有选择性地在患者盂肱关节前关节囊和关节囊韧带部分施加特定的压力。坐姿肱骨头向前和向后移位试验通常被称为负重和转移试验，涉及在盂肱关节处于中立位（盂肱关节外展0度）时进行的试验。图3.21展示了用于评估肱骨头向前和向后移位并对其进行分级的仰卧移位技巧。值得注意的是，因为患者关节窝的角度为30度，所以移位方向必须和盂肱关节线一致，且为向前内侧和后外侧的方向（Saha, 1983）。评估者需要保证患者的盂肱关节如图3.21所示的那样处于肩胛骨平面，才能完成这个试验。肱骨头向前移位试验在盂肱关节外展0～30度、30～60度和90度的姿势下进行，以分别评估盂肱上、中、下韧带的完整性（O' Brien et al., 1990; Pagnani et al., 1994)。通常在盂肱关节外展90度的姿势中进行肱骨头向后移位试验，因为在这个姿势中关节囊没有明显增厚，除了盂肱下韧带复合体后束（O' Brien et al., 1990)。

对这个试验进行分级（评估移位程度）使用的是阿尔特切克等人（Altchek et al., 1993）的分级方法。这个分级方法将肱骨头在关节窝内的移位定义为Ⅰ级移位，前提条件是肱骨头在关节窝边缘没有产生负荷或移位。Ⅱ级移位代表了肱骨头移位超出关节窝边缘，当外力移除后其自动返回原位置。在没有症状的情况下出现前后方向的Ⅱ级移位，并不代表盂肱关节不稳定，仅仅意

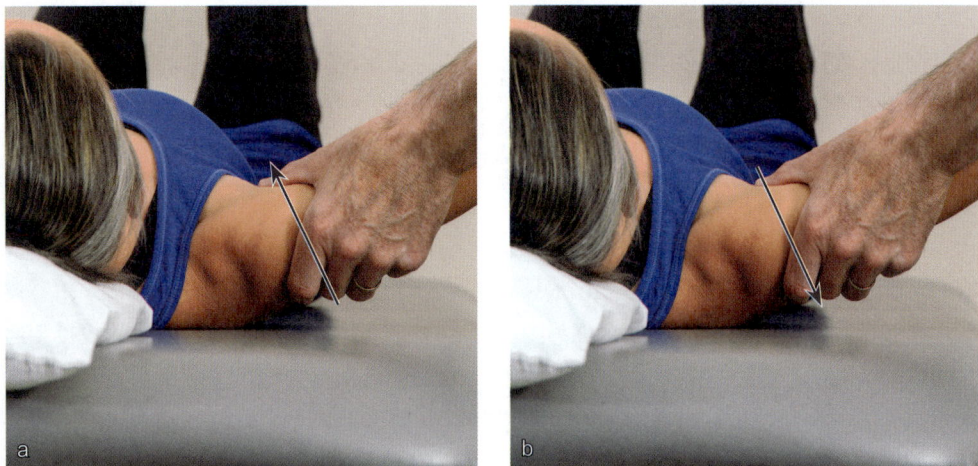

图3.21 肱骨头向前和向后移位（抽屉）试验：a.向前；b.向后

视频16和视频17 展示了肱骨头向前和向后移位（抽屉）试验

味着盂肱关节韧带松弛。当出现肩部疼痛和运动能力缺失时，盂肱关节单侧移位会增加，最终导致盂肱关节不稳定（Ellenbecker, 2004a; Hawkins et al., 1996）。在骨科和运动物理治疗的临床实践中并不会见到Ⅲ级移位，Ⅲ级移位代表肱骨头超出关节窝并对关节窝边缘造成压力。埃伦贝克和同事（Ellenbecker et al., 2002）检验了肱骨头向前和向后移位试验的评估者内信度，他们发现，当使用肱骨头移位是否超过了关节盂边缘这一条主要的判断准则时，试验信度有所提升。使用终末感分类和其他评估方法会降低评估者内和评估者间信度，并且会影响对肱骨头向前和向后移位试验结果的解释（Ellenbecker et al., 2002）。

半脱位−复位试验

半脱位−复位试验可能是用于确认一些特定人群的肩部前方不稳定症状最重要的试验之一。这些特定人群包括过顶投掷型运动员和在过顶姿势中具有相关症状的个体。这个结合了外展和外旋姿势及观察患者"恐惧"反应的原始恐惧试验，适合用于确认盂肱关节前方不稳定是否存在。半脱位−复位试验是一种激发试验，并不能用于测量肱骨头实际发生的移位。乔布等人（Jobe et al., 1989）最初称，半脱位−复位试验的主要目的是确认盂肱关节前方是否存在轻微的不稳定。这项试验的应用和发展归功于彼得·福尔（Peter Fowle）医生（Jobe et al., 1989）。他描述了对游泳运动员肩部前方轻微不稳定与肩袖损伤（或二者兼具）的诊断困惑，并主张使用这个重要的试验来辅助诊断。进行半脱位−复位试验时，评估者先在患者肩部于冠状面外展90度且外旋达到最大限度的情况下固定并稳定肩部，然后评估者便开始施加一个轻柔的向前半脱位力（图3.22a）。这样做的目的是确保半脱位力能作用在肱骨近端以产生让肱骨头向前移位的压力或负荷。接着询问患者这个半脱位力会不会诱发其他疼痛。当患者因半脱位而产生了前肩或后肩疼痛症状时，评估者要重新将手放置在患者肩部的前面，再施加一个指向后外侧的力，在这个过程中评估者的手应呈凹形且动作要轻柔，以减少患者的肩部疼痛（图3.22b）。如果在患者的肩部外展90度并外旋至最大限度的情况下，患者并未产生相关症状，评估者则要重新调整半脱位-复位试验，可以将外展角度调整至110～120度。哈姆纳和同事们（Hamner et al., 2000）提出对这个试验进行改良，以增大冈上肌肌腱下表面和后上关节窝的接触面。在每个外展姿势（外展90度、110度和120度）中，要按照先半脱位再复位的顺序进行试验。这个试验还有一些其他形式，包括前部释放试验和复位试验（T' Jonck et al., 1996）。

如果该试验的半脱位部分使患者感到前肩或后肩疼痛，且复位时患者的疼痛症状减轻或消失，则试验结果呈阳性。试验阶段在肩部前面直接施加一个半脱位力时，如果患者在任何角度的外展姿势中感觉到了疼痛，那就说明患者的肩部前方存在潜在的不稳定。试验结果呈阳性则意味着存在肩部前方轻微不稳定，存在继发性盂肱关节撞击（前肩疼痛）或是后部/内侧撞击（后肩疼痛）。这个试验为确认具有在90度外展且90度或更大程度的外旋姿势（抬臂姿势）下肩部严重后向疼痛病史的投掷型运动员的后部撞击提供了一个重要的临床指标。患者半脱位-复位试验结果呈阳性，表明患者患有Ⅱ型关节盂唇损伤（Morgan et al., 1998）。

贝顿过度运动指数

最后，除了之前提到的可用于确认肩部功能障碍患者肩部是否存在不稳定的移位和激发试验，另一些用于临床评估过顶型运动员肩部整体灵活性和是否存在运动过度的一系列试验也是比较有价值的（Ellenbecker, 2004a）。贝顿过度运动指数是由卡特等人（Carter et al., 1964）引入

▶ **视频18** 展示了半脱位-复位试验

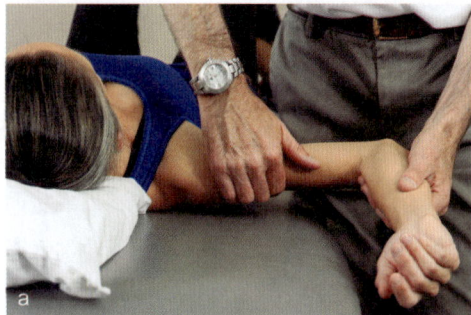

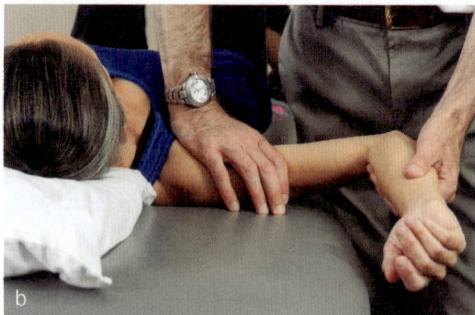

图3.22 半脱位-复位试验：a. 完全外旋和90度冠状平面外旋；b. 复位

的，由贝顿和霍兰改良。这个指数基于5个试验，过去常用于评估广泛意义上的运动过度。其中4个试验在身体两侧都进行，因此这个指数涉及9个小试验。4个双侧试验包括第五掌指关节被动过度伸展，拇指被动触及前臂、肘关节和膝关节过度伸展。第5个试验即体前屈，是唯一一个没有在双侧进行的试验。

多个专家已经研究了贝顿过度运动指数的心理测量学特性，其信度为0.74～0.84（Juul-Kristensen et al., 2007）。关于个体试验结果有几个阳性才能被评定为运动过度存在多个标准，并不存在广泛的共识（Cameron et al., 2010）。一些研究者认为9个试验中的2个结果呈阳性则可评定个体运动过度，其他研究者则认为9个试验中的4个结果呈阳性则可评定个体运动过度（Ellenbecker, 2004a; Cameron et al., 2010）。这个指数可作为一种重要的分类标准，这个分类标准主要针对盂肱关节不稳定的患者，理解其潜在的灵活性状态对决定其活动度或松动术的进阶极其重要（Ellenbecker, 2004a）。

肩袖肌群试验

目前专家推荐多种临床试验来评估肩袖肌肉–肌腱组织的完整性，包括评估肩袖肌群力量的试验（这部分前面关于徒手肌力试验的内容中有提到），也包括激发症状或疼痛的试验。

空罐和满罐试验

除了仅使用空罐或满罐试验评估肩袖肌群力量外，系井和同事（Itoi et al., 1999）还检验了空罐和满罐试验对评估肩袖肌群是否存在撕裂的有效性。他们的研究结果显示，在同时使用空罐和满罐试验时，与存在肌肉疼痛的情况相比，存在肌肉无力的情况下预测值会变得极大。这两个试验评估肩袖完全撕裂的能力没有显著差异。因此他们总结出这两个试验姿势都可以用于冈上肌试验。

干杯姿势试验

查默斯等人（Chalmers et al., 2016）引入了一种评估冈上肌的试验姿势，即肩部外展30度、稍微外旋并屈曲30度（图3.23）。这个姿势被称为"干杯姿势"。当在这个姿势下进行冈上肌和三角肌的EMG分析时，结果显示，与传统的空罐试验相比，冈上肌和三角肌肌肉活性的比值更高（Chalmers et al., 2016）。用干杯姿势试验测得冈上肌和三角肌肌肉活性的比值为4.6，而用传统空罐试验测得肌肉活性的比值为0.8。查默斯等人（Chalmers et al., 2016）总结，在干杯姿势试验期间会发生较大程度的肌肉分离，并且他们也都支持用这个姿势来评估冈上肌的力量。需要更多的研究

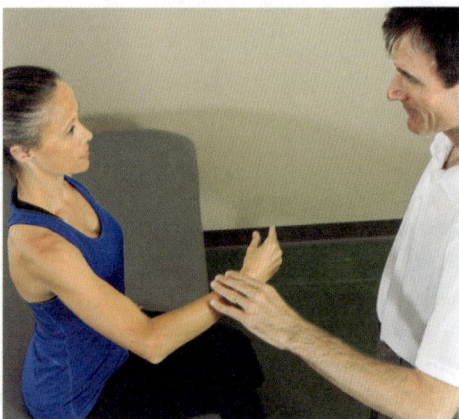

图3.23　干杯姿势试验

来全面理解这个试验在确定伤病症状及预测冈上肌损伤程度方面的能力和准确性，这和之前关于空罐试验的已发表研究的结果有点类似（Itoi et al., 1999）。

肩胛下肌试验

常用于评估肩胛下肌肌肉–肌腱组织完整性的试验有三种：格伯抬升试验（图3.12）、拿破仑（腹部按压）试验（图3.24）及贝尔哈格试验（图3.25）（Pennock et al., 2011）。目前已有研究评估了在3种试验中肩胛下肌激活的效果，包括在参考文献描述姿势的基础上做10度轻微变化的姿势。这项研究（Pennock et al., 2011）证明了这3种试验都能分离肩胛下肌，因此可在评估

肩胛下肌肌肉–肌腱组织完整性时使用。

盂唇试验

本书包含了多种评估盂唇完整性的临床试验。盂唇有几个比较重要的作用，包括加深关节窝以强化凹面和作为盂肱关节囊韧带的附着点，盂唇损伤会使凹面压力减少50%（Matsen et al., 1991）。投掷型运动员中，在投掷动作的臂加速阶段，手臂会外展、外旋90度，前移力可大至身体重力的50%（Altchek et al., 1992）。肱骨头在盂唇上的反复移位会导致盂唇受伤，表现为盂唇撕裂或盂唇从关节盂撕脱。

除了撕裂外，盂唇还会从关节盂边缘撕

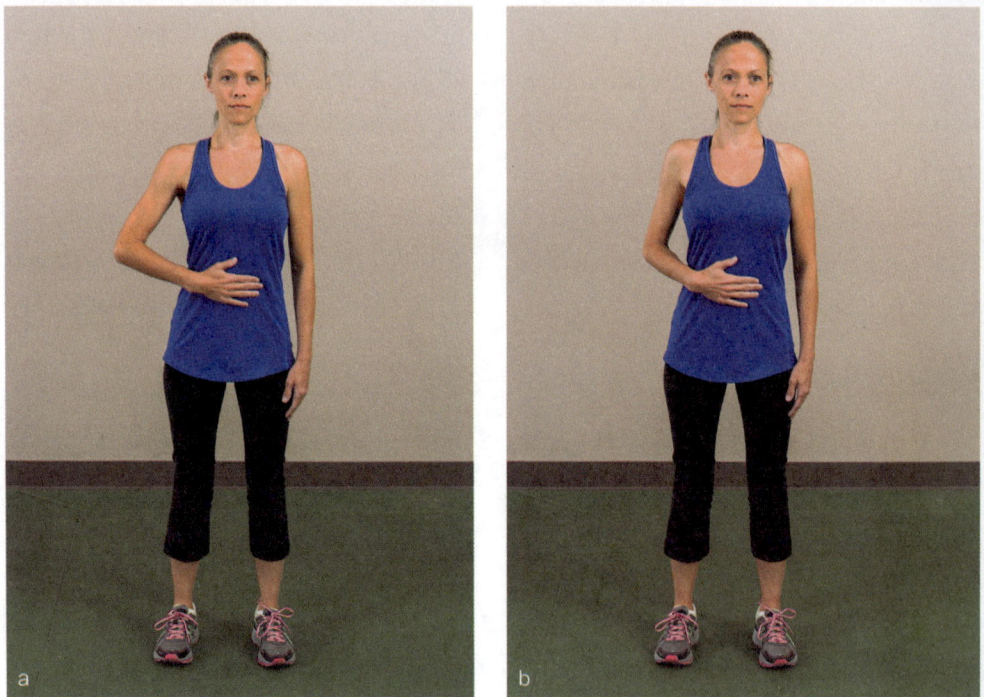

图3.24　拿破仑（腹部按压）试验：a. 试验结果呈阴性；b. 试验结果呈阳性，患者肩胛下肌损伤，使用腕屈和肩伸代偿

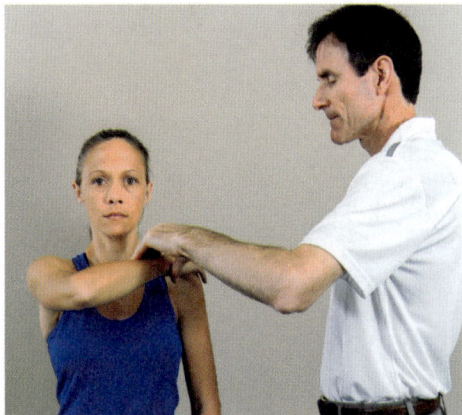

图3.25　贝尔哈格试验

脱。临床上，两种常见的盂唇撕脱为班卡特损伤和上盂唇自前向后（SLAP）损伤。佩尔特斯（Perthes，1906）是第一位描述复发性肩部前方不稳定患者前下盂唇撕脱病例的研究人员。班卡特（Bankart, 1923, 1938）最先提出了一种用手术修复这种损伤的方法，因此现在这种损伤是以他的名字命名的。85%的脱位都伴随班卡特损伤。班卡特损伤被描述为一种盂唇撕脱，常发生于右肩2点至6点方向及左肩6点至10点方向（Gill et al., 1997）。前下盂唇撕脱会导致肱骨头向前和向下的移位量增加，这是一种在具有盂肱关节不稳定症状的患者中常见的模式（Speer et al., 1994）。

除了盂肱关节前下面会发生盂唇撕脱之外，相似的盂唇撕脱也会发生在盂唇上面。SLAP损伤通常被定义为上盂唇自前向后从关节盂撕脱（第6章）。斯奈德和同事（Snyder et al., 1990）主要将上盂唇损伤分为4种类型；随着对上盂唇研究的深入，目前也已经有了另一些分类方法。他们表示Ⅰ型上盂唇损伤是一种磨损，Ⅱ型至Ⅳ型

是上盂唇从关节盂撕脱，不管肱二头肌肌腱在撕脱过程中有没有参与进来（Snyder et al., 1990）。上盂唇损伤的后果之一是肱二头肌长头肌腱和肱二头肌附着点移动到关节盂前面。上盂唇完整性被破坏和肱二头肌附着点缺失会导致人体肩部静态稳定性缺失（Cheng et al., 1997）。成等人（Cheng et al., 1997）通过在肩部10点到2点方向制造SLAP损伤，展示了上盂唇和肱二头肌在保持盂肱关节稳定性方面的重要作用。他们发现盂肱关节承受旋转力的能力下降了11% ～ 19%，同时下盂肱韧带复合体前束拉力增加了100% ～ 120%。这表明如果出现上盂唇损伤，关节囊韧带上的负荷就会显著增加。

在对评估盂唇损伤所用试验进行描述之前的最后一个讨论领域是上盂唇损伤机制。上盂唇损伤机制可以帮助医生理解用于上盂唇损伤试验的姿势和步骤。安德鲁斯等人（Andrews et al., 1985）首次描述了投掷型运动员的盂唇损伤，他们提出肱二头肌拉伸撕裂是主要的受伤机制。他们最初提出的这个理论是基于在投掷动作的随球阶段肱二头肌在降低肘部速度方面起到的关键作用，同时还有在投掷动作的猛烈阶段出现的巨大的分离力。最近一些基于伯克哈特等人（Burkhart et al., 1998）对投掷型或过顶型运动员的研究结果的假设被提出。伯克哈特等人（Burkhart et al., 1998）发现在投掷型或过顶型运动员中会出现Ⅱ型SLAP损伤。伯克哈特等人（Burkhart et al., 1998）将引起这种基于后部的损伤的原因描述为"剥离机制"。外展臂最大限度地外旋

时产生的扭转力被认为可以剥离肱二头肌和后盂唇。本章讨论的可用于辨别患者是否患有上盂唇损伤的多个试验，使用了外展和外旋的姿势，这和伯克哈特等人（Burkhart et al., 1998）描述的剥离机制类似。库恩和同事（Kuhn et al., 2000）比较了两种常见机制造成SLAP损伤所需力量的差别。常见机制包括分离机制和剥离机制，研究人员在尸体样本中验证了这两种机制。他们发现导致剥离型病理力学模型失败的负荷明显低于分离型，这表明这种类型的负荷更易导致上盂唇损伤并影响后续的盂唇修复。

用于评估盂唇的试验可以是通用的，也可以是特定的。接下来对这两种试验进行讨论，并展示其临床用途。许多研究都阐述了它们的诊断准确性（Hegedus et al., 2012; Stetson et al., 2002）。

通用盂唇试验

许多常规的实验室试验，比如曲柄试验（图3.26）、环形试验（图3.27）及加压旋转试验（图3.28），都通过肱骨产生的长轴压迫冲击关节盂，尝试在肱骨头和关节盂之间激发上盂唇撕裂或撕脱（Andrews et al., 1985; Ellenbecker, 2004a; Liu et al., 1996; Stetson et al., 2002）。曲柄试验是一种使用加压旋转类型的运动机制来激发盂唇损伤的试验（Liu et al., 1996）。环形试验和曲柄试验都通过冲击关节盂的边缘，以尝试激发盂唇损伤，在试验中评估者会进行加压和旋转动作。这些试验的重要临床应用是在运动中持续发现捻发感和摩擦声，以及随着肱骨头移位的增加，关节会不断地发出"噪声"。当试验结果为阳性时，这些试

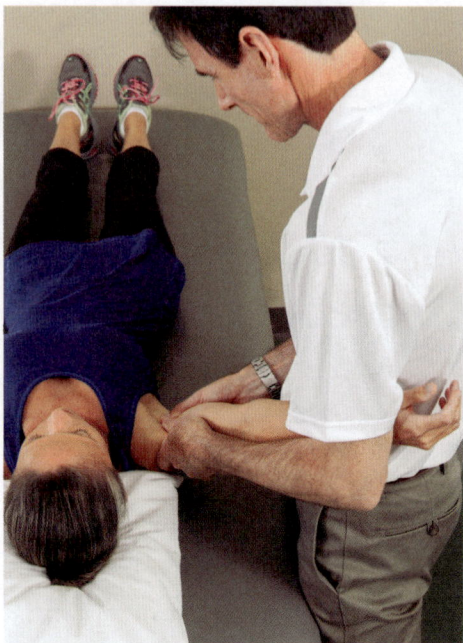

图3.26 曲柄试验

验会再次让患者感到疼痛。噪声或肱骨头横穿关节盂边缘的感觉的产生，并不意味着盂唇发生损伤，但会使一个经验不足的临床医生在解释检查结果时感到迷惑。要想充分地解释检查结果，必须注意试验中发现的关节松弛及声音和感觉的类型，还有患者报告的疼痛感。

上盂唇（SLAP损伤）试验

目前所有的骨科和运动医学文献提到的临床试验中，对确认上盂唇损伤的临床试验的描述似乎多于对确认肩部其他结构损伤的临床试验的描述。SLAP损伤试验的两个常见的生物力学目标是在肱二头肌长头肌腱上产生张力或产生剥离机制（Michener et al., 2011）。这些机制都被认为可以明显产生张力从而激发上盂唇损伤并使患者再次出现伤病症状。这些试验中，患者肩部同样会

图3.28 加压旋转试验

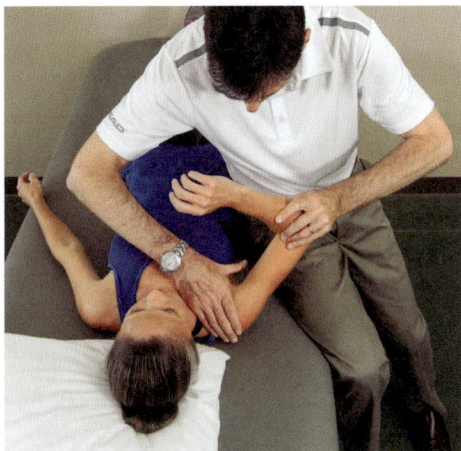

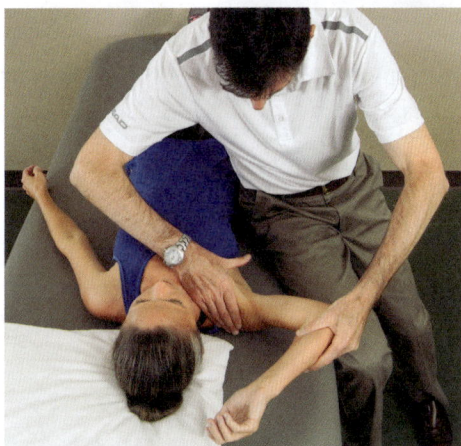

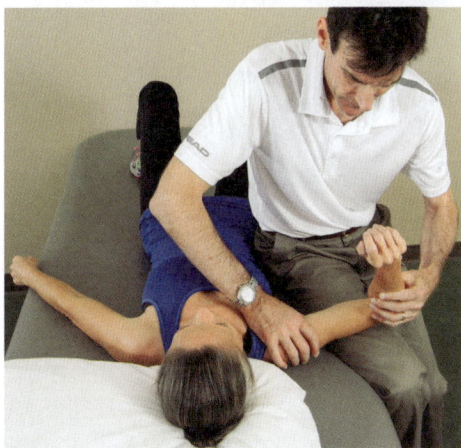

图3.27 环形试验

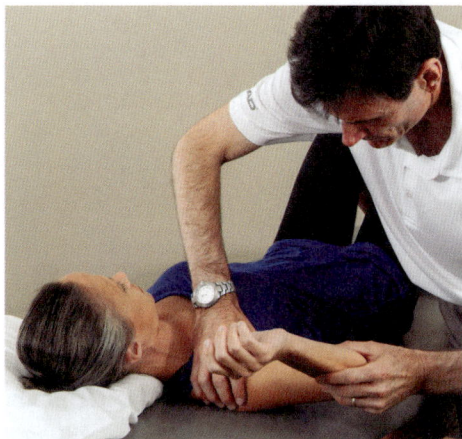

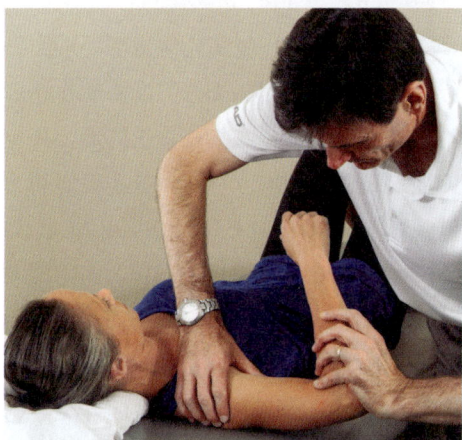

产生撞击声和可听见的回应，但是大多数试验的一致特征是会再次使患者感到疼痛。有针对性地使用肌肉张力的试验包括奥布赖恩主动加压试验（O'Brien et al., 1998）（图3.29）、斯皮德试验（Bennet, 1995）及肱二头肌负荷试验（Kim et al., 2001），这种肌肉张力会作用于肱二头肌长头部分，以使上盂唇处于紧张状态（O'Brien et al., 1998）。在这些试验中，评估者施加阻力时都会通过患者主动收缩肱二头肌来产生一种牵引力（Ellenbecker, 2004a）。

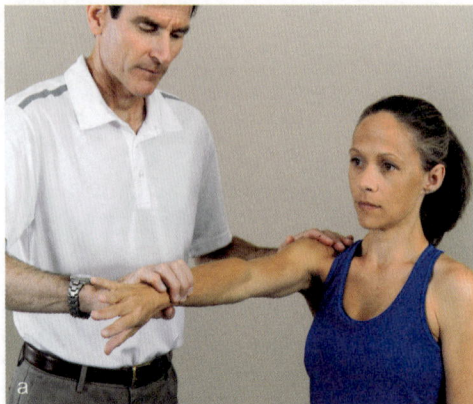

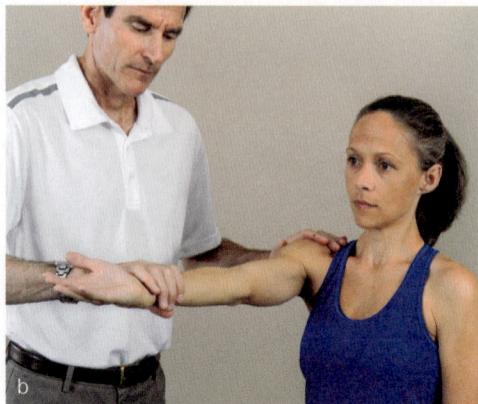

图3.29 奥布赖恩主动加压试验：a.开始姿势（拇指向下或肩内旋）；b.结束姿势（手掌向上或肩外旋）

针对盂唇的其他试验使用了外展和外旋结合的姿势来创造或模仿投掷动作抬臂阶段的剥离机制。这些试验包括仰卧外旋上盂唇试验（图3.30）和动态盂唇剪切力试验（图3.31）（Cook et al., 2012; Myers et al., 2005）。还有一种试验被称为向前滑动试验（图3.32）（Kibler, 1995; Michener et al., 2011），患者使用的是手放在髋部时的内旋而不是外旋，通过评估者向前上方的动作来激发盂唇损伤。向前滑动试验结果为阳性（疼痛感出现，有撞击声、爆裂声或二者都有）及爆裂声和撞击声临床病史的组合发现对Ⅱ型到Ⅳ型的损伤有中等程度的诊断价值（Michener et al., 2011）。

视频19 展示了仰卧外旋上盂唇试验

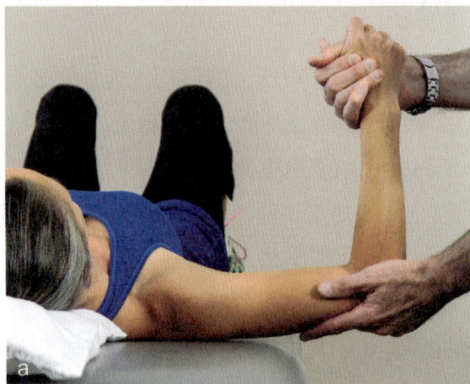

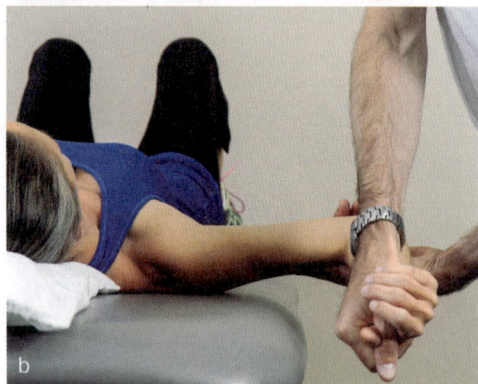

图3.30 仰卧外旋上盂唇试验：a.开始姿势；b.结束姿势

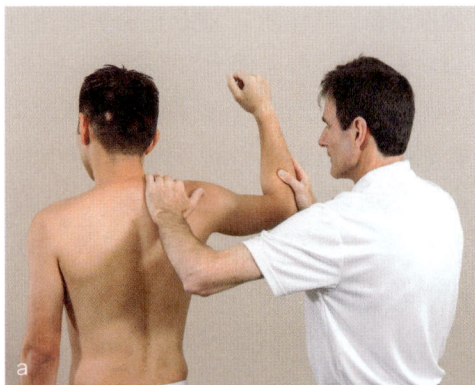

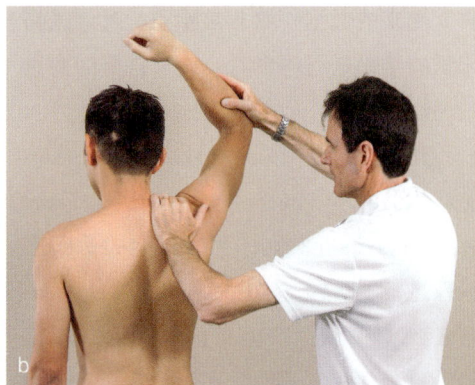

图 3.31　动态盂唇剪切力试验：a. 外展活动度评估 1；b. 外展活动度评估 2

视频 20　展示了动态盂唇剪切力试验

盂唇试验诊断准确性

在文献中，盂唇试验的诊断数据多种

多样。解决实际困难以让后续研究者研究出来的心理测量学指标可以和原始研究员

视频 21　展示了向前滑动试验

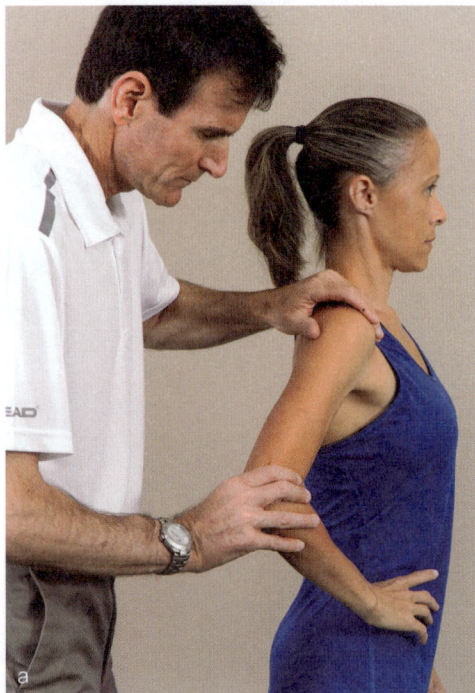

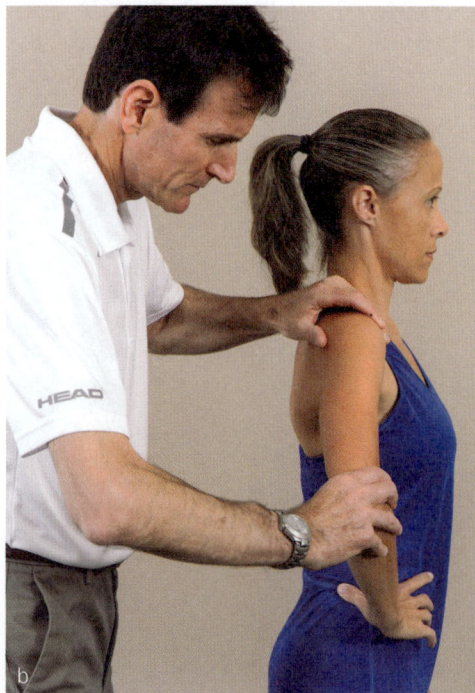

图 3.32　向前滑动试验：a. 开始姿势；b. 结束姿势

研究出来的数据一致非常重要。对这些临床试验结果进行解释时，一个重要的变量是评估者的试验诊断准确性。

几个研究组（Cook et al., 2012; Hegedus et al., 2012; Michener et al., 2011; Pandya et al., 2008）最近对临床盂唇试验的诊断准确性进行了回顾。埃热迪和同事（Hegedus et al., 2012）认为，奥布赖恩主动加压试验的特异性和敏感性分别为47% ～ 99%和11% ～ 98%。类似的加压旋转试验结果显示，其特异性和敏感性为24% ～ 26%和76% ～ 98%（Hegedus et al., 2012）。每个研究都最大限度地对比了临床试验和关节镜手术或磁共振成像方法在诊断患者盂唇损伤方面的准确性，研究指出使用徒手骨科试验来准确地诊断盂唇损伤有一定的困难。之前的研究中使用的是非接触性磁共振成像，其诊断SLAP损伤的敏感性为42% ～ 98%，特异性为71%（Ruess et al., 2006）；使用了接触性磁共振成像或磁共振成像关节造影技术后，诊断的准确性提高了很多，其敏感性变为67% ～ 92%，特异性变为42% ～ 91%（Jee et al., 2001）。进一步的研究有助于医生使用盂唇试验来获得对盂唇的有效及高效的评估结果。

结论

本章介绍了全面肩部检查的重要组成部分。读者阅读完本章后可以更好地理解本书后面的内容。对姿势、力量、肩胛功能障碍等的正确评估，加上肩部徒手骨科试验的熟练应用，将使临床医生能够设计高水平的循证康复方案，从而有针对性地治疗肩部功能障碍患者。

第 4 章

肩部损伤病理学

在 对肩部损伤患者进行详细的初始检查后，医生可以基于客观的检查结果制定患者的护理和康复目标。这些目标包括：恢复关节活动度和正常化关节囊张力；提高肌肉力量、耐力，最终建立肩关节复合体周围力偶的肌肉平衡；减少损伤症状和疼痛，以恢复肩部的正常功能。

医生可以通过测角计关节活动度测量法、肌力试验（徒手或器械）、疼痛激发法、第3章中的肩部特殊试验进行的活动过度和受限评估，以及针对肩部的功能评估表对肩部康复结果进行客观评估和量化。相关评估表包括简单肩部试验（SST）（Matsen et al., 1994）、改良版美国肩肘外科评估表（ASES）（Beaton et al., 1998）和简明评估数字量表（SANE）（Williams et al., 1999）。针对过顶型运动员的评估方法是克兰-乔布骨科诊所（KJOC）肩肘评分法（Kraeutler et al., 2013）。这些目标及后续围绕这些目标的客观评估方法可以使循证康复进阶得到一定发展，本书的后续部分会对上述内容进行阐述。在讨论之前，对肩部损伤病理学的深入研究将给读者提供骨科及运动医学领域常见诊断的参考资料。

肩袖损伤

许多临床医生对肩袖损伤机制的主要理解来自内尔（Neer, 1972, 1983）之前概述的撞击过程。尽管这个概念对肩袖损伤患者的治疗方法和术后管理产生了极大的影响，但目前研究人员已经提出并试验了多个其他重要的肩袖损伤机制。了解每一种肩袖损伤机制如何影响肩袖，有助于基于实际情况制定治疗肩袖损伤的策略。本部分将讨论能引起肩袖伤病的几种重要的病理生理学因素。这些因素包括首发性和复发性撞击、超负荷过伸、外伤致肌腱断裂和后方或下表面撞击。接下来的部分主要讨论强调肩袖和肩胛骨强化的治疗进阶，以及使患者的肩部功能完全恢复的具体策略。

首发性撞击

首发性压迫性疾病或撞击是肱骨头和肩峰前1/3、喙肩韧带、喙突或肩锁关节之间的肩袖肌腱受压的直接结果（Neer, 1972, 1983）。肩峰下和肩袖肌腱上表面之间的生理空间被称为肩峰下间隙。该空间可通过前后X射线成像方法被测量出来。肩部疼痛患者的肩峰下间隙长7～13毫米（Golding, 1962），而正常人的肩峰下间隙长6～14毫米（Cotton et al., 1964）。

肩部生物力学分析得出了理论上在肩部抬高时肩峰受到的压迫力。波彭等人（Poppen et al., 1978）计算出了这个压迫力是身体重力的0.42倍。这个压迫力在肩部抬高85～136度时达到峰值（Wuelker et al., 1994）。在投掷动作的加速和随球阶段，肩部在前屈、水平内收、内旋动作中的姿势会导致冈上肌、冈下肌及肱二头肌肌腱之间的摩擦从而产生肩峰下撞击（Fleisig et al., 1995）。这些数据为撞击或压迫性疾病作为肩袖伤病成因提供了科学依据。

内尔（Neer, 1972, 1983）列出了和肩袖伤病相关的首发性撞击的3个主要阶段。第一阶段的撞击损伤是水肿和出血，是过顶型运动产生的撞击导致的肌腱机械性刺激所致。这个阶段常见于年轻的运动员患者，此阶段的损伤可以通过保守物理治疗恢复。此阶段的撞击和压迫性疾病的主要症状和生理标志与另外两个阶段相似，包含了一个阳性撞击标志、疼痛弧及不同程度的肌无力。内尔概述的第二阶段的压迫性疾病被称为纤维压和肌腱炎。这是由机械性炎症的反复发作引起的，原因可能还包括肩峰下滑囊变厚及纤维化。这个阶段的典型年龄范围是25～40岁。内尔概述的第三阶段的撞击损伤被称为骨刺和肌腱断裂，这是肩袖肌腱的持续机械压迫导致的。肩袖全部断裂、肩袖部分层断裂、肱二头肌肌腱损伤及肩峰和肩锁关节的骨性改变可能和此阶段有关。骨性改变除了由肩部承受反复性压力引起之外，肩峰结构也与其有一定的相关性。

肩峰特定的叠加形状被称为肩峰结构，研究表明这和肩袖全部断裂有关。比利亚尼和同事们（Bigliani et al., 1991）描述了三种类型的肩峰：Ⅰ型（平肩），Ⅱ型（曲肩），Ⅲ型（钩状肩）。肩袖全部断裂的尸体样本中，70%的肩峰是Ⅲ型，Ⅰ型只占3%（Bigliani et al., 1991）。在200个已经做完了临床评估的患者中，关节造影检查结果呈阳性的有80%肩峰是Ⅲ型（Zuckerman et al., 1992）。

复发性撞击

撞击和压迫性症状是由盂肱关节不稳定引起的（Andrews et al., 1995; Jobe et al., 1989）。投掷型或过顶型运动的过度需求让盂肱关节的静态稳定性组织（如关节囊韧带和盂唇）变弱，导致盂肱关节前方不稳定。由于肱骨头移位增加，肱二头肌肌腱和肩袖肌群因不稳定而发生撞击（Andrews et al., 1995; Jobe et al., 1989）。身体疲劳和肌腱受伤时，肩袖肌群动态稳定性会降低，此时盂肱关节稳定性会逐步下降（Andrews et al., 1995; Jobe et al., 1989）。复发性撞击的影响随着不稳定性和撞击的持续增加而变大，导致肩袖肌群断裂（Andrews et al., 1995; Jobe et al., 1989）。

超负荷过伸

另一个导致肩袖伤病的病理生理学因素是重复性的超负荷过伸。在过顶型运动的减速和随球阶段中，由后肩袖肌群引起的重复性超重离心力会导致肌腱功能缺失（Andrews et al., 1995; Nirschl, 1988）。尼尔希尔将这种病理变化称为血管成纤维细胞增生，这发生在肌腱损伤早期，并且会因为持续的超负荷过伸逐渐发展为肩袖断裂（Andrews et al., 1995; Nirschl, 1988）。血管成纤维细胞增生指的是由重复性压力导致的肌腱损伤病理反应，会导致肌腱退化，而不是之前提到的肌腱炎症。

克劳斯哈尔等人（Kraushaar et al., 1990）开展的关于桡侧腕短伸肌肌腱（与肱骨外上髁炎有关的主要肌腱）的组织学研究已经确定了受伤肌腱固有的特征。基于此研究，研究人员建议肌腱变性可以用来准确地描述肌腱损伤而不是肌腱炎。组织病理学研究显示人体长期固定过度使用的肌腱区域没有大量巨噬细胞、淋巴细胞和嗜中性粒细胞存在。根据这个组织病理学研究的发现，肌腱变性似乎是一种退化过程，其特征是成纤维细胞密集、血管增生和胶原蛋白失调（Kraushaar et al., 1990）。克劳斯哈尔等人（Kraushaar et al., 1990）指出，至今仍然不知道为什么肌腱变性会伴随疼痛感。鉴于没有急性炎症细胞存在，胶原蛋白不会成熟的原因也不尚不清楚。

对技术水平极高的棒球投手进行的生物力学研究发现，投掷动作的臂减速阶段，由肩袖产生的用来抵抗关节分离、水平内收和内旋的张应力可高达1 090牛（Fleisig et al., 1995）。获得性或先天性关节囊松弛及盂唇功能不全会极大地增加肩袖肌肉–肌腱组织上的张应力（Andrews et al., 1995; Jobe et al., 1989）。

外伤致肌腱断裂

不同于之前提到的肩袖分类，在临床病例中，一个之前单发的外伤也会导致肌腱断裂（Andrews et al., 1995）。外伤产生的力已经极大地超出了正常肌腱能承受的范围。肩袖全部断裂伴随大结节骨裂可能源于外伤发作。根据科菲尔德（Cofield,, 1985）的说法，正常的肌腱不会断裂，30%及以上的肌腱断裂会使肌肉力量大幅削减。进行主观检查时，常发现简单的创伤会导致肌腱功能缺失，同时，反复的微伤和肌腱功能随着时间推移逐渐退化可能会使肌腱出现无力现象。根据患者的描述，在特定的体育项目中，如果肌腱承受了极大的负重，那么肌腱无力的现象会加剧。从以前的情况来看，肩袖全部断裂的患者需要手术治疗和后续的积极恢复，以实现功能回归正常（Neer, 1972）。然而，库恩和同事（Kuhn et al., 2013）的研究显示，给肩袖全部断裂的患者设计的结构化康复项目能够在2年内使患者的肩袖肌群功能恢复至75%以上。此研究还显示，只有约25%的患者在2年中需要进行手术。基于这项研究成果，可认为康复更适合作为治疗的第一步，甚至对于肩袖全部断裂的患者来说也是如此，如果患者的肌腱功能没有提高或者症状没有减轻，那么就需要进行手术（Kuhn et al., 2013）。

后方或下表面撞击

造成年轻的运动员肩袖撕裂的原因之一被称为后方或下表面撞击（Jobe et al., 1994; Walch et al., 1992）。这个现象起先是由沃尔克和同事（Walch et al., 1992）在对患者进行肩部关节镜检查时发现的。检查过程中，患者的肩部处于90/90姿势——90度外展和90度外旋的姿势，该姿势使冈上肌和冈下肌肌腱向后旋转。肌腱向后方运动会使肌腱下表面与后上盂唇摩擦，在肱骨头和后上关节盂边缘之间呈压缩状态（图4.1）（Jobe et al., 1994）。由外展90度和外旋90度及以上的姿势引起的后肩疼痛，通常是由过顶型运动或类似的工作造成的，具有这类疼痛的患者通常存在下表面撞击的风险。

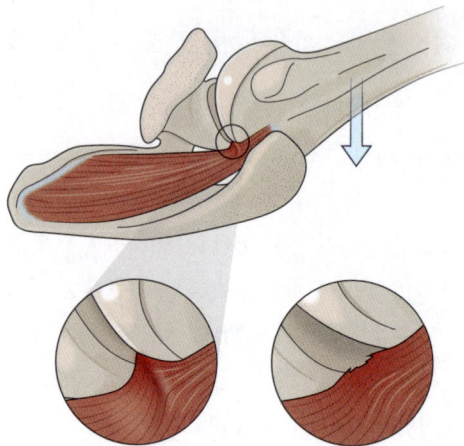

图4.1 后方或下表面撞击

外旋至最大限度及外展至90度的肱骨头前移现象已经在半脱位-复位试验中通过关节镜被确认存在，这会产生机械摩擦和肩袖肌腱下表面磨损。如果肩袖功能不正常，那么三角肌后束也会对肩袖肌腱产生危害。三角肌后束拉伸的角度会促使肱骨头挤压关节盂，从而加剧骨骼、肌腱和盂唇的损伤（Jobe et al., 1994）。沃尔克和相关人员（Walch et al., 1992）在17个肩部疼痛的投掷型运动员完成投掷动作期间利用关节镜对其进行了评估，他们发现下表面撞击导致8名运动员出现了部分肩袖肌腱断裂，12名运动员出现了后上盂唇损伤。后上盂唇与肩袖下表面撞击可能是过顶型运动员患疼痛性结构型疾病的原因之一。

现在已经有另一个可证实过顶型运动员存在后方或下表面撞击的研究发表了（Halbrecht et al., 1999; Paley et al., 2000）。哈尔布雷希特和相关人员（Halbrecht et al., 1999）对棒球投手进行磁共振成像检查后发现，当他们处于90度外展和90度外旋姿势时，冈上肌肌腱下表面会和后上关节盂接触。研究人员检查了 10 名大学生棒球投手，在这个姿势中发现 10 名投手都出现了上述现象。佩利和相关人员（Paley et al., 2000）基于对 41 名职业投掷型运动员的研究，发表了一系列关于优势肩关节镜评估的文章。在利用关节镜对盂肱关节进行检查时，他们发现 41 名职业投掷型运动员优势肩的肩袖和后上关节盂之间都存在后方和下表面撞击。在这些职业投掷型运动员中，93% 出现了肩袖肌腱下表面摩擦现象，88% 有后上关节盂磨损症状。

御幡和同事（Mihata et al., 2010）研究了在投掷动作抬臂阶段的盂肱关节水平外展及其对外展肩存在的后方撞击的影响。他们的研究发现并确认了，与肩胛骨平面以及仅 15 度外展的情况相比，冈上肌和冈下肌肌腱关节部分在 30 度和 45 度水平外展时，会对后上关节盂产生极大的接触压力。这会导致明显的临床后果，因为肩部受伤的投掷型运动员盂肱关节水平外展的程度可能更高（手臂滞后或超角度姿势）（图 4.2）。为了减少肩袖关节面的接触压力，对存在后方或下表面撞击的投掷型运动员在盂肱关节外展 90 度时的水平外展量进行密切评估，是完整评估和康复的一个非常重要的组成部分。

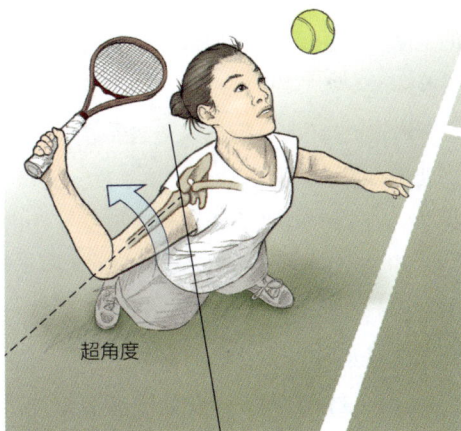

超角度

图 4.2 精英级网球运动员的超角度姿势展示其盂肱关节角度过大

盂肱关节不稳定

许多分类方法和术语与盂肱关节不稳定有一定的联系。比如，急性和慢性、首发和复发、创伤和无创、自发和非自发、半脱位和错位及单向和多向等（Hawkins et al., 1991）。医生对患者进行主观询问和客观检查，就可以确定上述情况。重要的是要把盂肱关节不稳定当作疾病或损伤的一种情况来治疗（Hawkins et al., 1991）。

马特森和同事（Matsen et al., 1991）用 TUBS 和 AMBRI 这两个缩略语对盂肱关节不稳定进行分类和描述性定义。这两个缩略语代表了不稳定范围的极限。TUBS 代表患者患有创伤性单向不稳定（Traumatic Unidirectional Instability），伴随班卡特损伤，需要手术治疗来矫正不稳定。典型的 TUBS 型患者是橄榄球四分卫，在准备投掷时，他们处于肩部外展和外旋的姿势，强制进行大角度的外旋、水平外展和外展会导致肩前单向错位，需要手术才能修复这个班卡特损伤（前下盂唇从关节盂撕脱），以恢复盂肱关节的稳定性。基于导致肩前单向错位的意外创伤，TUBS 型患者通常被称为"撕裂性松弛"患者。

AMBRI 型不稳定源于一个无创（Atraumatic）症状，通常是多向（Multidirectional）的，发生于患有双侧（Bilateral）盂肱关节松弛或全身关节松弛的患者。这些患者在康复（Rehabilitation）期会恢复得很快，如果需要做手术，那么通常会移动下（Interior）关节囊。AMBRI型患者被称为"先天性松弛"患者，和上文提到的"撕裂性松弛"刚好相反。典型的AMRBI型患者是年轻的女性排球运动员，她们通常前肩疼痛，并且由于重复性的训练而在做过顶动作时存在盂肱关节不稳定现象。

盂肱关节不稳定方向

作为前文关于确认盂肱关节不稳定的具体试验的后续内容，这里有必要讨论和明确盂肱关节不稳定的实际方向。这一部分讨论了3个典型的不稳定方向（Hawkins et al., 1991; Jobe et al., 1989），分别是前方、后方及多向。这些不稳定方向是根据肱骨头相对于关节盂的运动方向来命名的。

前方

肱骨头相对于关节盂过度向前方移位造成盂肱关节前方不稳定，会产生疼痛、恐惧和功能缺失的症状。肩部脱位大概占了人体关节脱位的45%（Kazar et al., 1969）。在肩部脱位中，有85%是盂肱关节前脱位（Cave et al., 1974）。喙突下脱位是盂肱关节前脱位中常见的类型（Matsen et al., 1998）。导致喙突下脱位的一般机制是盂肱关节外展、后伸和外旋力的结合对前关节囊、关节囊韧带、关节盂边缘和肩袖肌群产生压力（Matsen et al., 1998）。

后方

肱骨头相对于关节盂过度向后方移位造成盂肱关节后方不稳定，从而产生相关的症状。常见的盂肱关节后脱位是肩峰下脱位。盂肱关节后脱位会被频繁锁定（Hawkins et al., 1987）。据报道，盂肱关节后脱位只占该关节脱位的2%；然而，盂肱关节后脱位通常会被漏诊（Matsen et al., 1998）。

多向

1962年，卡特·罗韦（Carter Rowe）首次报告称，非创伤性不稳定可以在多个方向同时发生。内尔等人（Neer et al., 1980）称这种不稳定的组合类型为多向不稳定。多向不稳定主要包括下方不稳定（即肱骨头相对于关节盂过度向下运动）伴随向前或向后（或前后都有）过度运动的症状。多向不稳定或MDI凹槽试验是可用于确认患者是否存在多向不稳定的重要方法（McFarland et al., 1996）。

其他术语

值得一提的是不稳定和松弛之间的区别。松弛是指被施加压力时肱骨头相对于关节盂发生移位（Matsen et al., 1992）。在定义松弛时，可参考肱骨位置和施力方向（Borsa et al., 1999）。不稳定可被定义为被施加压力时肱骨头相对于关节盂发生过度的症状性移位。根据马特森和同事（Matsen et al., 1992）的说法，这种过度或者"多余"的移位使肩部功能缺失并出现临床症状。当评估盂肱关节病变的患者时，一定要正确使用术语，因为每个人的盂肱关节松弛度是不一样的，只有表现出临床症状和功能受限的个体才可以被确诊为存在不稳定。

盂唇损伤和撕裂

上盂唇损伤固有的复杂的自然特质对临床治疗提出了较大的挑战。要想肩部恢复全部功能，需要完整、合适的诊断、手术治疗及后期康复。前下盂唇受伤会产生显著的不稳定，需要高水平的评估和治疗来恢复其功能。这部分回顾了常见的盂唇受伤机制，给治疗提供了一个良好的基础。

SLAP 损伤

安德鲁斯等人（Andrews et al., 1985）最先阐述了投掷型运动员的上盂唇撕脱现象。后来，斯奈德和同事（Snyder et al., 1985）引入了术语SLAP损伤，表明这是一种发生在上盂唇的自前向后的损伤。他们最初基于损伤的类型将SLAP损伤分成了四类，并强调了这种损伤会使肱二头肌长头部分的起点断裂（Snyder et al., 1995）。后来一些专家增加了新的分类和具体的二级分类，进一步扩展了最初提出的四类（Gartsman et al., 2000; Maffet et al., 1995; Morgan et al., 1998）。鉴于不同盂唇损伤存在细微差异，在解决具体损伤时，应设计一个针对性方案。

病理力学

目前专家已经提出了多个可造成SLAP损伤的机制（从单一创伤到重复性的微创伤）。在跌倒时手撑地或骑摩托车撞伤等创伤事件中，关节上表面压迫性受伤，使得肱骨头半脱位，从而造成SLAP损伤。斯奈德和同事（Snyder et al., 1995）称之为挤压损伤机制。其他创伤性损伤机制包括直接撞击、跌倒时肩撑地及上肢强制性牵引损伤。

反复的过顶型运动，比如投掷棒球，是造成SLAP损伤的另一个常见的机制（Andrews et al., 1985; Burkhart et al., 1998; Kuhn et al., 2003; Morgan et al., 1998）。安德鲁斯和同事（Ardrews et al., 1985）最先提出这样一种假设：过顶投掷型运动员的SLAP损伤是由过顶投掷的臂减速和随球阶段肱二头肌高速离心运动造成的。研究者们在对肩部进行关节镜检查时利用电击刺激肱二头肌，他们注意到肱二头肌收缩会促使关节盂边缘的盂唇抬高（Andrews et al., 1985），这与假设的机制相同。

伯克哈特等人（Burkhart et al., 1998）以及摩根等人（Morgan et al., 1998）假设剥离机制使过顶型运动员产生SLAP损伤。他们认为当肩部处于外展和最大外旋姿势时，肱二头肌底部会产生一种扭曲力，并且会将这种扭曲力传递给肱二头肌肌腱（图4.3）。普拉德哈姆和同事（Pradham et al., 2001）在投掷动作的每个阶段测量了尸体样本的上盂唇拉力。他们指出在投掷动作的抬臂阶段后期，上盂唇拉力会增加。此外，乔布（Jobe, 1995）及沃尔克等人（Walch et al., 1992）也展示了当手臂处于最大外旋姿势时，后上盂唇损伤和肩袖之间有一定的联系。

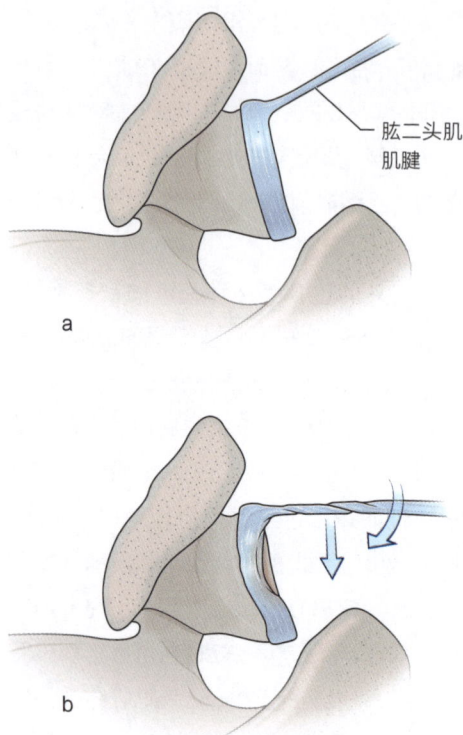

肱二头肌
肌腱

a

b

图 4.3 会产生 SLAP 损伤的剥离机制：a. 中立位；b. 外展和最大外旋姿势

谢泼德和同事（Shepard et al., 2004）开展了一项研究，利用尸体样本模拟了每一种受伤机制。他们让两组尸体样本（每组 8 个）的肩部分别处于以下会使肱二头肌肌腱断裂的姿势中：模拟内嵌加载（类似于投掷动作减速阶段）的姿势或模拟剥离机制（类似于过顶投掷动作抬臂阶段）的姿势。结果显示，在内嵌加载组的 8 个样本中，7 个的肱二头肌肌腱在实质部分断裂，只有 1 个在盂上结节处断裂。然而，剥离机制组 8 个样本的断裂导致了 Ⅱ 型 SLAP 损伤。对比这两组，肱二头肌肌腱的最大力量明显不一样（Kuhn et al. 2003; Shepard et al. 2004）。内嵌加载组样本的肱二头肌肌腱展

现出了明显更强的力量（508 牛），而剥离机制组样本要小很多（202 牛）。

理论上来说，SLAP 损伤更容易因这两种力的组合方式而发生在过顶型运动员身上。减速时肱二头肌的离心运动弱化了肱二头肌–盂唇锚，然而扭曲的剥离力会导致上盂唇的后上部分撕脱。Ⅱ 型上盂唇损伤是最普遍的上盂唇损伤类型，并且在过顶型运动员康复阶段中最为常见。

多个研究人员称，SLAP 损伤和盂肱关节不稳定之间有着强相关性（Burkhart et al., 1998; Kim et al., 2001; O' Brien et al., 1998; Reinold et al., 2004; Resch et al., 1993; Wilk et al., 2001）。正常的肱二头肌功能和盂肱关节的稳定性依赖于稳定的上盂唇和肱二头肌肌腱。帕尼亚尼和同事（Pagnani et al., 1995a, 1995b）发现上盂唇部分损伤的影响可以大到使肱二头肌的起点变得不稳定，这被认为和盂肱关节前后和上下的移位增加有关。另外，帕尼亚尼和同事（Pagnani et al., 1995a, 1995b）称 7 个尸体样本肩部模拟的 SLAP 损伤导致了盂肱关节前移位增加 6 毫米。这些研究结果和格卢斯曼等人（Glousman et al., 1988）的研究结果一致，在后者的研究中，存在肩部前方不稳定的棒球投手的肱二头肌肌肉活性增加的现象。另外，金和同事（Kim et al., 2001）表示，肩部前方不稳定的患者的肩部外展 90 度并外旋 120 度时，其肱二头肌的肌肉活性最大，因为这个姿势像极了投掷动作抬臂阶段的姿势，不稳定会导致或促进过顶型运动员内部撞击加剧（冈下肌在关节盂后上缘撞击）。

分类

在已发表的文献中，SLAP损伤的患病率存在争议。一些作者称最多只在26%的肩部关节镜检查中见到过这种损伤（Handelberg et al., 1998; Kim et al., 2003; Maffet et al., 1995; Shepard et al., 2004; Snyder et al., 1995; Stetson et al., 2002; Walch et al., 1992）。然而对于过顶投掷型运动员来说，这个比例极大地增加了。安德鲁斯和同事（Andrews et al., 1985）指出，在对73个投手进行关节镜检查时发现，83%存在盂唇损伤。在重新回顾700个肩部关节镜检查的成像图后，斯奈德和同事（Snyder et al., 1995）确定了4种涉及肱二头肌肌腱的上盂唇损伤类型（图4.4）。Ⅰ型SLAP损伤被称为上盂唇孤立磨损的指示器，伴随着盂唇紧紧地附着在关节盂上。这类损伤是典型的退行性损伤。Ⅱ型SLAP损伤的特征是上盂唇和肱二头肌长头肌腱的起点从关节盂上撕脱，导致肱二头肌-盂唇锚不稳定。Ⅲ型SLAP损伤的特征是肱二头肌起点完好，盂唇出现桶柄状撕裂。Ⅳ型SLAP损伤中，盂唇的桶柄状撕裂延伸到肱二头肌肌腱。在

这种损伤中还会出现肱二头肌-盂唇锚不稳定的情况，和在Ⅱ型SLAP损伤中看到的情况类似。

马菲特和同事（Maffet et al., 1995）回顾712个关节镜检查成像图后发现，有38%的SLAP损伤不属于斯奈德和同事（Snyder et al., 1995）定义的Ⅰ~Ⅳ型SLAP损伤的任何一型。他们建议将SLAP损伤的分类扩展到7种，增加对Ⅴ型、Ⅵ型和Ⅶ型的描述。Ⅴ型SLAP损伤的特征是前关节囊存在延伸至上盂唇的班卡特损伤。Ⅵ型SLAP损伤的特征是肱二头肌肌腱断裂且伴随前、后上盂唇断裂。Ⅶ型SLAP损伤可以被描述为一种从前下盂唇延伸至盂肱韧带中部的损伤。这3种类型包含了SLAP损伤伴随的病变，因此，其手术治疗和康复方案因这些同时发生的病变的不同而不同。对这些变量的详细描述超出本书的范围。

摩根和同事（Morgan et al., 1998）已经进一步确认了Ⅱ型SLAP损伤的二级分类。他们对102位患者进行关节镜成像检查后发现，37%出现了前上盂唇损伤，31%出现了后上盂唇损伤，31%出现了前上盂唇结

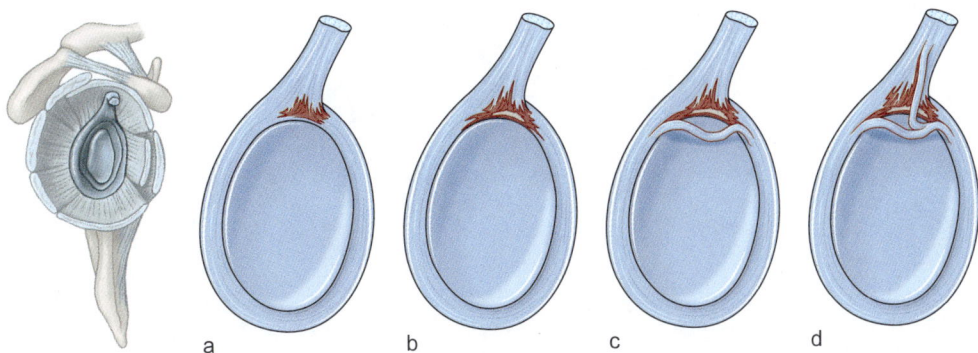

图4.4 SLAP损伤：a.Ⅰ型；b.Ⅱ型；c.Ⅲ型；d.Ⅳ型

合损伤（Morgan et al., 1998）。这些发现和临床观察是一致的。大量的临床经验表明，很多过顶型运动员都会出现后上盂唇损伤，但是具有创伤性SLAP损伤的患者通常会出现前上盂唇损伤（Morgan et al., 1998）。当基于患者的伤病史和损伤机制选择用哪种试验来对患者进行评估的时候，上述变量就变得很重要。

最后，鲍威尔和同事（Powell et al., 2012）表示他们在盂肱关节中见到了另外3种SLAP损伤类型。Ⅷ型SLAP损伤会沿着关节盂从12点方向向后下方延伸至6点方向。Ⅸ型SLAP损伤被描述为一种板唇损伤，这种损伤延伸到整个盂唇的周围（图4.5）。Ⅹ型SLAP损伤是一种包括了SLAP损伤的盂唇损伤，伴随着后下盂唇的撕脱（如后班卡特损伤）。

班卡特损伤

除了会发生在盂唇外围任何一个地方的撕裂之外，盂唇还会从关节盂边缘撕脱，并且会极大影响盂肱关节的稳定性。除了之前提到过的SLAP损伤，临床上常遇到的其他上盂唇撕脱都是班卡特损伤。佩尔特斯（Perthes, 1906）最先报道存在复发性肩部前方不稳定的患者会出现前下盂唇撕脱的现象。因为班卡特（Bankert, 1923, 1938）首次提出以手术方法治疗这个损伤，所以现在该损伤以他的名字命名。

85%的脱位都会伴随班卡特损伤（Gill

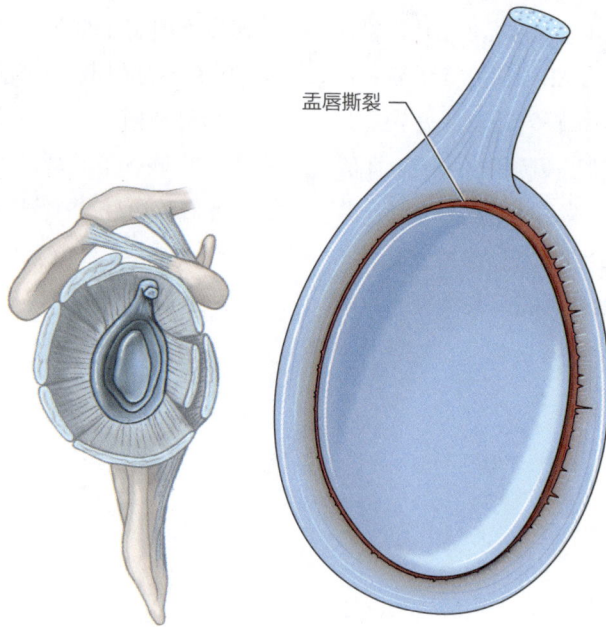

盂唇撕裂

图4.5 Ⅸ型（板唇）SLAP损伤

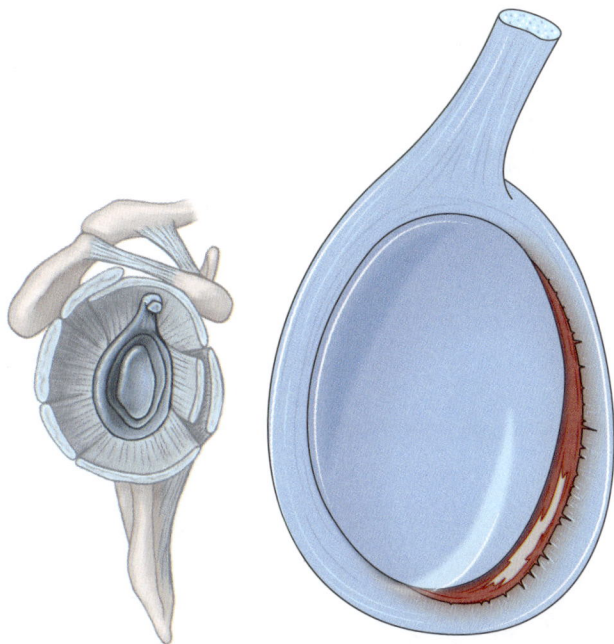

图4.6　班卡特损伤

et al., 1997），它被描述为一种发生在右肩2点至6点方向和左肩6点至10点方向的盂唇撕脱（图4.6）。前下盂唇撕脱会破坏关节盂的连续性并使盂肱关节囊韧带功能缺失，从而降低盂肱关节的稳定性（Speer et al., 1994）。前下盂唇的作用是为下盂肱韧带复合体提供一个附着点，并在上盂唇撕脱的情况下，在功能上替代韧带为外展肩提供前下稳定性（O' Brien et al., 1990）。前下盂唇撕脱会增加肱骨头向前和向下的移位，这种模式常见于盂肱关节不稳定的患者（Speer et al., 1994）。

结论

本章概括了肩部的主要伤病情况，主要包括肩袖损伤、盂肱关节不稳定及盂唇损伤。本章提供的信息强调了治疗过程和技术的重要性，其细节将在本书后面的部分阐述。医生必须要全面了解伤病的潜在原因及其背后的机制，以更好地评估并治疗具有肩部功能障碍的患者。

第三部分

肩部损伤恢复

肩关节损伤的患者如果没有手术或者后续的护理来治疗肩关节损伤，那么就需要一个综合性的康复方案来恢复肩关节应有的关节活动度和动态稳定性。肩关节固有的稳定性和它的动态稳定系统息息相关，而要同时恢复这二者，就需要一系列高强度、多模式并且具有治疗性的抗阻运动练习。这些建立在肌肉骨骼相关研究基础上的系列运动，可以给临床医生提供一个循序渐进的、提高患者肌肉力量和局部肌耐力的方法，从而达到改善患者肩关节稳定性和最大限度地恢复患者肩关节功能的目的。第三部分包含了完整的非手术治疗和手术后患者的康复治疗指导方针，以帮助医生更好地使用建立在循证基础上的康复方案来治疗肩关节损伤的患者。

第 **5** 章

恢复进阶

本章阐述了肩关节康复方案的基本原理及详细的临床指导方针。本章内容不能用于对每一种伤病进行诊断，并提供具体的伤痛恢复治疗方法。本章的目标是清晰、完整地阐释关键的康复练习，这些练习可以改善关节活动度、提高肩胛骨稳定性以及强化肩袖和肩关节周围肌肉力量。针对这3个方面的肩关节功能恢复的讨论以及在阐述康复进程时展示的详细信息，能够让读者对多种不同类型的患者应用这些信息。

关节活动度的改善

这部分讲述了关于关节松动术的详细信息，这些信息的作用是在康复过程中解决关节活动受限和疼痛的问题。同时，此部分还阐释了解决关节活动受限和疼痛的基本原理、全旋活动度的详细概念以及如何使用这一概念去处理过顶型运动员的损

伤等。在对过顶型运动员进行检查和预防性评估时，这些信息也同样重要。接下来从关节松动术的概述以及它在肩关节康复中的应用开始介绍。

关节松动术

关节松动术指的是用于改善关节活动度的被动治疗手法。关节松动术的基本作用是解决可逆性关节活动度减小的问题，它对维持关节活动度、预防关节僵硬和粘连以及缓解疼痛是有帮助的。关节松动术被用作一种康复方法已经有数十年了（Cyriax, 1982; Kaltenborn, 1980; MacConaill, 1949; Maitland, 2000; Vincenzino et al., 2011）。

关节松动术的主要目的是让关节恢复正常的运动功能，从而重建关节正常的骨运动学机制，完全恢复关节的活动范围。关节运动学是一门研究两个相连关节面的运动的学科。骨运动学是一门研究骨骼在空间中运

动的学科。麦克康奈尔（MacConaill, 1949）解释说，任何运动中，关节表面都会发生滚动和滑动。卡滕伯恩（Kaltenborn, 1980）将滚动和滑动定义为两个不完全契合的关节面之间的滚动和滑动。盂肱关节由凹面的关节盂和凸面的肱骨头组成。关节运动时肱骨头的凸关节面向着关节运动的相反方向运动。因此，肩关节外展时，肱骨头会向上滚动和向下滑动。

　　四肢末端关节松动术包括两个被动过程：（1）施加被动且轻微的牵引力或分离力，（2）转动或滑动。牵引力的作用在于避免对关节面产生有害的压力。卡滕伯恩（Kal-tenborn, 1980）认为，在关节病变治疗期间，必须严格避免关节受到压迫。在对关节进行转动或滑动前，医生通常会用一个牵引力（或分离力）来拉开患者的关节囊，避免关节受到压力。

　　关节活动度评估对确定关节的活动范围来说十分重要，同时也能确定造成关节受限的是关节囊还是其他结构（比如肌肉或骨骼）。正如接下来要讨论的那样，这种评估对临床医生确定是使用关节松动术，还是使用静态牵拉或收缩–放松技术来解决肌肉、肌腱的紧张问题至关重要。临床上，通常以关节运动来评估关节活动度。卡滕伯恩（Kaltenborn, 1980）推荐了一种可以对关节运动进行评级的量表，该表共列出了7个运动能力等级。图5.1展示的是活动受限、正常和过度活动这3个等级。

　　具体讨论关节松动术之前还有其他一些术语需要定义，其中包括关节休息位和工作位的定义。最适合的关节休息位是关节囊最放松并且关节活动度最大的位置。在过去，常在休息位对关节进行用石膏、夹板或支架固定的长期制动，以避免关节再次损伤。比如，当膝关节需要固定时，用石膏或者夹板将膝关节固定在屈曲30度的位置，这是膝关节的休息位。盂肱关节休息位是一种肩部在肩胛骨平面外展约55度和水平内收约30度的姿势，肱骨通过肩胛骨与垂直平面沿同一方向延伸（Kaltenborn, 1980）。关节处于工作位时，关节囊与关节韧带处于非常紧张的状态，这个时候关节面之间的接触很紧密。因此，此时分离关节面是非常困难的。盂肱关节工作位即盂肱关节最大限度

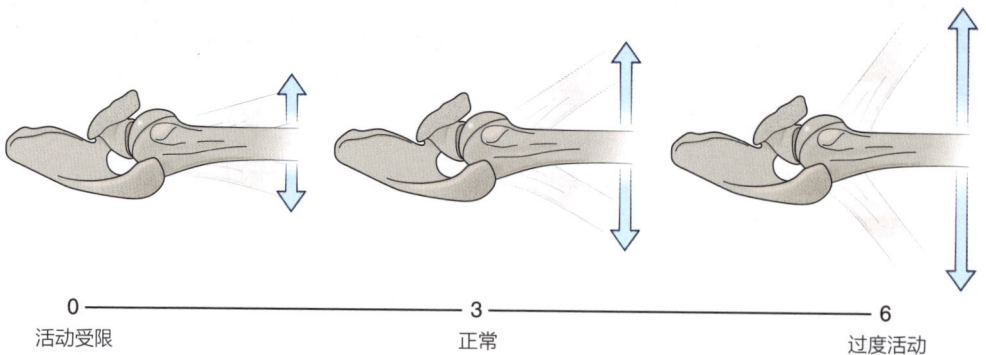

0 ── 活动受限 ────────── 3 ── 正常 ────────── 6 ── 过度活动

图5.1　肩关节的运动能力等级

外展和外旋的姿势。

关节囊模式的出现是由关节囊与滑膜的损伤导致的,这个词的构成本身也暗示了关节囊模式的形成是与整个关节囊相关的。西里亚克斯(Cyriax, 1982)阐述了人体中每个关节的关节囊模式。西里亚克斯(Cyriax, 1982)最初描述的盂肱关节的关节囊模式特征是肩关节外旋极度受限,同时伴有外展和内旋的受限。关节囊模式对损伤的诊断来说十分重要,可能更重要的一个作用是作为治疗的指导方针。

终末抵抗感评估是类似的。终末抵抗感是评估者对患者进行关节被动活动度(PROM)评估,将其关节活动至运动范围极限时患者的感觉。根据西里亚克斯(Cyriax, 1982)的说法,终末抵抗感能够帮助医生诊断患者关节活动受限的原因,所以应该被囊括到关节活动度评估中。他表示关节会展现出正常的或生理上的终末抵抗感,也能展现出病理上的终末抵抗感。人体关节会基于关节的生理结构和试验的运动方向而展现出不同的生理终末抵抗感。例如,肘关节伸展的生理终末抵抗感是一种坚硬的感觉(骨抵抗),而肘关节屈曲的生理终末抵抗感是软组织互相接近时的柔软的感觉(软组织抵抗)。西里亚克斯称盂肱关节的正常生理终末抵抗感是结缔组织抵抗。下列是西里亚克斯描述的6种生理和病理终末抵抗感。

- 骨抵抗:两块骨碰撞时运动突然暂停。
- 痉挛抵抗:强有力的拨弦感,可能因肌肉的保护作用产生(病理)。
- 结缔组织抵抗:关节活动非常困难,像是皮革被拉伸的感觉。

- 弹性抵抗:关节内出现错位,会感觉到关节反弹感(病理)。
- 软组织抵抗:关节两边组织碰撞时有柔软的感觉。
- 虚性抵抗:由于疼痛或恐惧导致被动活动无法达到终末端。

西里亚克斯(Cyriax, 1982)将盂肱关节的终末抵抗感描述为结缔组织抵抗,这是由于关节囊韧带在被动活动终末端被牵拉。盂肱关节的终末抵抗感是不同的,这取决于运动的方向。例如,盂肱关节外旋会展现出结缔组织抵抗,然而内旋通常展现出骨抵抗。西里亚克斯没有阐述盂肱关节屈曲时会展现出不同的终末抵抗感,这里认为这种感觉是结缔组织抵抗。另外,盂肱关节水平内收的终末抵抗感也属于结缔组织抵抗。

最后一个需要定义和讨论的术语是治疗平面。使用关节松动术时,治疗平面是一个重要的考虑因素。治疗平面通过关节与关节面旋转轴线上的直线成直角。当进行关节松动术治疗时,治疗平面至关重要,因为滑动的骨骼必须要和治疗平面保持平行。如果治疗师没有让骨骼沿治疗平面平行滑动,那么移动的骨骼会与静止的关节面发生碰撞并导致滑动受限。这样也会导致出现骨抵抗。此概念一个具体的例子是肱骨向后滑动时关节的摆位。没有经验的治疗师通常会在肩部处于冠状面时便让骨骼向后滑动,并且使用垂直向下的力直接向后滑动肱骨头。考虑到盂肱关节的解剖方向,这会导致肱骨头与盂肱关节后关节盂之间产生压力。相反,让肱骨头沿着与肩胛骨平面垂直的方向进行向后滑动的做法是比较推荐的。图5.2展示了错误和正确的向后移动盂肱关节时的肱骨头滑动方向。

关节松动术可以分为5类：单平面滑动（分离、前方、内后侧、下方以及内侧）、多平面滑动（前下滑动、后下滑动）、组合平面滑动（伴随着前下滑动的肱骨外旋、伴随着后下滑动的肱骨内旋、伴随着外展和内旋的内后侧滑动）、伴随着被动活动的滑动（伴随着外展的下滑、伴随着屈曲的下滑、伴随着外旋的前滑），以及与主动活动相结合的关节松动术［马利根（Mulligan, 2016）最先对此进行阐述］。

全旋活动度概念的应用

对于有肩部功能障碍的患者，除了使用关节松动术之外，还需要使用特定的牵拉技术来恢复其关节活动度。值得再次提醒的是，评估患者潜在的关节活动度十分重要，因为很多具有肩部功能障碍的患者实际上有着较高的关节活动度，因此也不需要额外的关节松动术或者牵拉来恢复肩部活动度。使用本书的第3章讨论的一系列试验来评估肱骨头前后移位的活动度以及评估盂肱关节附属运动的活动度对这部分的治疗来说至关重要。比如，许多因潜在肩关节不稳定导致二次肩袖损伤和过伸损伤的患者不应该使用附属运动的关节松动术来提高运动能力，因为这只会加重关节囊松弛。然而，肩峰下撞击综合征患者通常会出现潜在的关节囊活动度过小的问题，因此对这类患者需使用特定的关节松动术来提高盂肱关节的运动能力。

在科学文献中引起大量关注的一个领域是内旋活动度受限，其常出现在患有肩袖机能失调的投掷型运动员中（Burkhart et al., 2003a, 2003b; Ellenbecker et al., 2002）。为了确定内旋活动度受限的患者的最佳治疗方案，在临床检查中，医生必须要确定哪些组织与内旋活动度受限有关系。肩部内旋活动度受限可能是由于后肌肉－肌腱单元急性或慢性收缩、肱骨后旋，或者后关节囊受限（Manske et al., 2013）。当涉及的

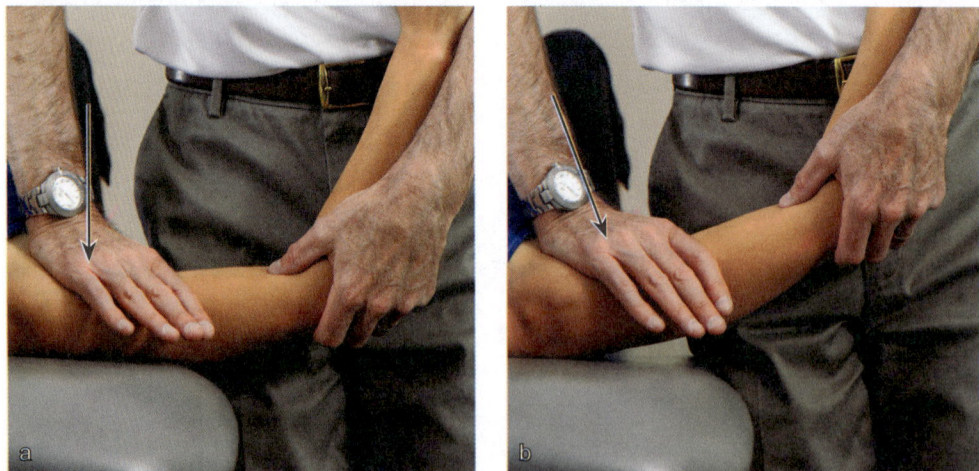

图5.2 盂肱关节向后移动定位和应用关节松动术的方向：a.错误的；b.正确的

组织被确认时，治疗方案会更加有效地针对后关节囊受限的源头。

为了确定后盂肱关节囊的松紧度，可以使用附属运动的关节松动术来评估肱骨头相对于关节盂的活动度。这个技术通常被称为肱骨头向后移位试验或向后抽屉试验（Gerber et al., 1984; McFarland et al., 1996）。 第3章的图3.21展示了这个试验方法：盂肱关节在肩胛骨平面外展90度（注意肱骨的位置在冠状面上方30度）。评估者在沿着患者的盂肱关节轴线施加向侧后方的力时要小心谨慎，然后评估者就能感觉到肱骨头在沿着关节盂移动。不能应用向后滑动的附属运动的关节松动术来增加内旋运动受限和Ⅱ度肩关节脱位（肱骨头活动能超过关节盂边缘）的患者的内旋活动度（Altchek et al., 1993），因为其在这个被动的临床试验中后关节囊已经展示出了过大的活动度。

这个技术的错误使用会导致对后关节囊松紧度的误诊。关于这项检验技术，常见的错误是在冠状面进行测试，并且评估者施加的是垂直向下的力而不是推荐的向后外侧的力。由于肩胛骨是前倾的，垂直向下的力会导致肱骨头与关节盂相撞，而这会使临床医生误认为患者肩关节后关节囊处于紧张的状态。

第二个用于确定肩关节内旋受限是否存在的试验是生理活动度评估。多个研究者建议当患者肩关节在肩胛骨平面上外展90度时进行评估（Awan et al., 2002; Boon et al., 2000; Ellenbecker et al., 1996）。评估时必须要注意稳定肩胛骨，因此要在患者仰卧时进行测量，这样有助于利用患者的体重

减少肩胛骨的运动。另外，在评估内旋活动范围时，评估者还要在患者的喙突和肩部上施加一个垂直向下的力以稳定肩胛骨（图3.7）。内旋活动度的测量要注意进行双侧对比，同时需要注意的还有必须测量盂肱关节的独立运动。

在评估过顶型运动员期间，研究人员一致发现运动员优势臂肩外旋的增加往往伴随着内旋的受限（Brown et al., 1988; Ellenbecker, 1992, 1995; Ellenbecker et al., 1996）。埃伦贝克和同事（Ellenbecker et al., 1996）指出这种一致性关系只会在肩胛骨稳定的情况下对盂肱关节进行旋转活动度的试验时才会发生。现在专家已经提出了多个机制，试图解释盂肱关节活动度增加的外旋和活动度受限的内旋之间的关系（Crockett et al., 2002; Ellenbecker, 1995; Meister et al., 2005）。后关节囊紧密度、后肩袖肌肉−肌腱单元的紧密度以及肱骨头后倾都是限制盂肱关节内旋的因素。克罗克特和同事（Crockett et al., 2002）及其他研究人员（Ellenbecker, 1995; Meister et al., 2005）在投掷型运动员中发现了单侧肱骨头后倾的现象，这就解释了外旋增加的同时内旋减少的原因。

赖诺尔德和同事（Reinold et al., 2007）设法证明了投掷动作对盂肱关节活动度的巨大影响，他们为此对67名运动员进行了固定肩胛骨情况下的内、外旋活动度测量，在运动员进行了50～60次全力投掷的前后都进行了测量，结果显示在过顶投掷的短时反应期内，运动员的内旋角度减少了9.5度，TROM减少了10.7度。这个研究结果显示，

在一个极速投掷动作后职业投手的优势侧肩关节的内旋角度和TROM均明显减少。赖诺尔德和同事（Reinold et al., 2007）表明完成投掷动作时，因离心负荷而产生的肌肉-肌腱反应有可能可以解释上述运动范围的改变（触变性）。这种肌肉-肌腱反应也可能会与之前所说的骨骼和关节囊的机制同时发生（Reinold et al., 2007）。

使用TROM（包括外旋和内旋活动度）谨慎测量盂肱关节旋转的角度能够作为接下来康复治疗的指导，这些治疗包括：在康复过程中使用的生理活动度或轻度牵拉，以及用于解决关节囊挛缩问题的特定关节松动术。应用肩关节TROM（图5.3）有助于医生在恢复期，尤其是在应用牵拉与关节松动术时更好地确定患者哪侧盂肱关节需要额外的活动度，以及哪侧不需要额外的活动度，因为上肢进行剧烈运动时，关节囊和肱骨头活动的增加会导致明显的损伤。

威尔克等人（Wilk et al., 2002）提出了TROM概念，这个概念将肩关节外展90度时内、外旋的活动度合并在一起，并且确定了一个TROM弧。他们声称职业棒球投手的优势肩和非优势肩的TROM差异一般在5度以内（Wilk et al., 2011a）。另外，有研究表明TROM弧的角度超出5度可能是造成肩关节损伤的一个因素。

威尔克等人（Wilk et al., 2012）表示相较于两侧TROM差异在5度这个可接受的范围之内的投手，两侧TROM差异大于5度的投手的肩部损伤风险大2.5倍。更进一步说，在投掷型运动员中，就肩关节损伤

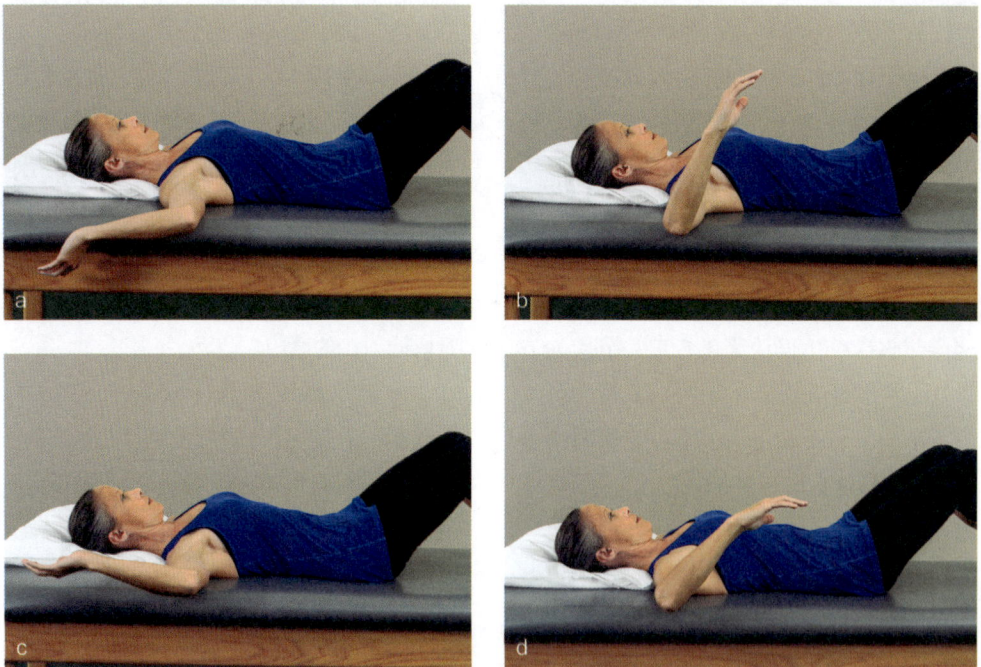

图5.3 肩关节TROM：a. 优势侧；b. 优势侧；c. 非优势侧；d. 非优势侧

而言，37例中有29例（约78%）都发生在TROM超过176度的运动员身上。用牵拉来增加内旋被动活动度可以治疗GIRD（详细信息见第3章），但是也会导致TROM大于176度或相对于对侧肩关节差异超过5度这个界限。这样会增加对肩关节动态和静态稳定系统的要求，从而增加受伤的风险。我们仍需要进一步的研究来阐明TROM过大对肩关节造成的影响。威尔克等人（Wilk et al., 2012）认为TROM是一个有价值的评估工具，并且还是评估投掷型运动员被动活动度的重要组成部分。TROM的评估应当被包含在对投掷型运动员的肩关节检查中，以确定运动员是否存在明显的两侧差异。

外旋缺陷（ERD）被定义为优势肩和非优势肩外旋角度的差异小于5度。因此，当评估者在比较运动员双侧的被动活动度时，会期望看到外旋角度差异大于5度，这意味着运动员优势肩的外旋角度足够满足投掷动作的需求，尤其是在投掷动作的抬臂阶段后期。投手的双侧外旋角度差别小于5度会增加对肩关节静态稳定系统的压力，因此会增加其在职业运动生涯中受伤的风险（Wilk et al., 2012）。

标准数据

特定人群的标准数据是解释过顶型运动员活动度数据的重要考虑因素。如之前提到的，盂肱关节外展90度时测量的内旋和外旋角度是评估过顶型运动员的基础部分。这两部分结合在一起就能测量出全旋活动度（Wilk et al., 2012）。本书旨在展示多项重要的、基于广泛特定体育对象的研究，为加强

和促进过顶型运动员活动度测量结果的解释提供了资源（表5.1）。

总体上来说，对棒球投手的研究展示了其具有近乎对称的双侧全旋活动度，这是因为优势臂外旋增加而内旋减少（Hurd et al., 2011; Wilk et al., 2012, 2013）。专业运动员（Ellenbecker et al., 2002; Wilk et al., 2012, 2013）和高中生以及其他处于发育年龄的运动员会出现上述情况（Hurd et al., 2011; Meister et al., 2005; Shanley et al., 2011）。当比较优势侧和非优势侧时，研究中的大量样本均显示全旋活动度误差在5度以内。这与威尔克和同事（Wilk et al., 2011a, 2012, 2013）的猜想如出一辙，即棒球投手双侧的全旋活动度差异必须控制在5度以内。

埃伦贝克和同事（Ellenbecker et al., 1996, 2002）表示未受伤的精英级网球运动员优势臂全旋活动度减少了5～10度（表5.1）。网球运动员的两侧全旋活动度差异要比专业级和处于发育年龄的投掷型运动员稍微大一点（表5.1）。里泽和同事（Reeser et al., 2012）称精英级排球运动员在未受伤的情况下，优势臂全旋活动度会减少。这些标准数据能帮助临床医生更好地解释过顶型运动员的实际活动度的测量结果。

目前对诠释盂肱内旋缺陷和全旋活动度缺陷建议的总结

从过去的经验来看，就被称为盂肱内旋缺陷的病理状态而言，文献使用了多种定义。本部分的总结能帮助读者完全理解这个重要的概念（另见第3章和第7章）。盂肱内旋缺陷通常被定义为在和非优势肩相比时优势肩盂肱内旋角度的缺失。伯

表5.1 过顶型运动员盂肱关节活动度描述性数据

优势臂盂肱关节活动度/度	非优势臂盂肱关节活动度/度	牛（N）	人群和年龄	来源
外旋：132±1 内旋：52±12 全旋：184	外旋127±11 内旋63±12 全旋190	369	专业棒球投手 平均年龄：25.6岁	Wilk et al., 2011a
外旋：125.6±11 内旋：53.4±11 全旋：179	外旋117.8±11 内旋61.4±9 全旋179	143	高中生棒球投手 平均年龄：15岁	Shanley et al., 2011
外旋：123.8±13 内旋：60.2±13 全旋：184	外旋121.1±14 内旋66.8±12 全旋187	103	高中生垒球投手 平均年龄：15岁	Shanley et al., 2011
外旋：143±13 内旋：35.9±9 全旋：178	外旋136±12 内旋41.8±8 全旋178	294	少年棒球联盟棒球投手 年龄范围：8～16岁	Meister et al., 2005
外旋：130 内旋：60 全旋：190	外旋120 内旋75 全旋195	210	高中生棒球投手 平均年龄：16.1岁	Hurd et al., 2011
外旋：103.9±9 内旋：39.4±9 全旋：142	外旋99.1±9 内旋52.2±9 全旋151	150	青少年男性精英级网球运动员	Ellenbecker, 2014; Ellenbecker et al., 2002
外旋：105.6±7 内旋：41.5±8 全旋：147	外旋101.3±7 内旋52.7±7 全旋154	149	青少年女性精英级网球运动员	Ellenbecker, 2014; Ellenbecker et al., 2002
外旋：100±8 内旋：40±8 全旋：140 交叉臂内收：34±6	外旋96±11 内旋50±7 全旋146 交叉臂内收42±7	232	成年男性ATP运动员	Ellenbecker et al., 2015b
交叉臂内收：39.8±7	交叉臂内收44.8±5	34	青少年男性精英级网球运动员	Ellenbecker et al., 2013
交叉臂内收：41.3±5	交叉臂内收45.2±6	41	青少年女性精英级网球运动员	Ellenbecker et al., 2013

ATP = 职业网球联合会。

[源自：R. Manske, K.E. Wilk, G. Davies, T. Ellenbecker, M. Reinold, 2013, "GH motion deficits: Friend or foe?" *International Journal of Sports Physical Therapy* 8(5): 537-553.]

克哈特等人（Burkhart et al., 2003a, 2003b, 2003c）及相关人员（Myers et al., 2006）已经研究出了盂肱内旋缺陷的计算方法。

伯克哈特等人（Burkhart et al., 2003a, 2003b, 2003c）表示在可接受范围内的包括：（1）相比于肩部两侧对比，肩部内旋活动度缺失小于20度；（2）不大于非优势肩全旋活动度的10%（非优势肩内旋活动度与外旋活动度的和乘以10%）。利用这个测定方法，假设非优势肩全旋活动度是160

度，那么在应用10%法则时肩部内旋活动度有16度的缺失就能确定存在盂肱内旋缺陷，而不是使用标准的20度。伯克哈特等人（Burkhart et al., 2003a, 2003b, 2003c）声称只要运动员的盂肱内旋缺陷少于或等于增加的外旋角度，就意味着优势肩没有旋转运动动力学上的异常，优势肩功能一切正常。

为了促进对现有的盂肱内旋缺陷和全旋活动度概念的理解，曼斯克和同事（Manske et al., 2013）发表的文章对现有概念进行了详细阐述，其中包括下列定义。文章介绍了"解剖学盂肱内旋缺陷"和"病理学盂肱内旋缺陷"。内旋缺失被认为是非对称性过顶型运动员正常的变化。因为这个发现，"解剖学盂肱内旋缺陷"这个术语已经被建议用于非对称过顶型运动员。解剖学盂肱内旋缺陷（A-GIRD）指的是内旋活动度在正常范围内缺失伴随着足够的外旋活动度增加。虽然患有解剖学盂肱内旋缺陷的运动员的运动范围正常，但是这个术语仍然暗示着运动员有着某方面的疾病，任何微小的内旋活动度缺失都可能是病理性的，并且会成为潜在的损伤诱因。因此医生对一些运动员（比如患有解剖学盂肱内陷缺失的个体）进行牵拉干预之前，首先要对其内旋、外旋和全旋活动度进行一个全面的临床评估，这是调整重复性过顶投掷动作的必要步骤。

第二个术语"病理学盂肱内旋缺陷"来自曼斯克等人（Manske et al., 2013）的论文。内旋活动度缺失且伴随全旋活动度缺失或外旋活动度缺失增加都被认为是病理学盂肱内旋缺陷（P-GIRD）。在临床上确认病理学盂肱内旋缺陷的过程中，医生必须仔细检查患者的外旋和全旋活动度。威尔克等人（Wilk et al., 2012）声称362位健康投手双侧的全旋活动度的差异均在5度以内。埃伦贝克等人（Ellenbecker et al., 2002）对非对称性职业棒球投手和精英级网球运动员进行了检查，他们表示非对称性职业棒球投手双侧的全旋活动度差异在5度以内，精英级网球运动员全旋活动度双侧差异在10度以内。另外，威尔克等人（Wilk et al., 2011a）称全旋活动度双侧差异大于5度就可能会导致肩关节损伤。

用于解释内旋和全旋活动度测量结果的临床病例

单侧优势上肢运动员的例子是全旋活动度概念在临床上应用的较好展示。如果医生在对精英级棒球投手进行首次评估时发现外旋120度和内旋30度的运动范围模式，那么还不能确定这个发现就代表着需要通过牵拉肌肉-肌腱单元或利用特定盂肱关节松动术来对内旋活动度缺失进行干预治疗。然而，如果患者的非优势臂旋转测量结果显示外旋90度和内旋60度，那么根据全旋活动度概念给出的建议是运动员需要接受优势臂的伸展方向的关节松动术和被动牵拉优势臂治疗，这是因为双侧肢体的全旋活动度是150度（120度+30度=150度）。对于精英级运动员而言，在进行建议的解决内旋活动度受限问题的临床治疗之前，优势臂的全旋活动度减少10是比较理想的状况。

全旋活动度的概念可在康复期间，尤其是在应用牵拉和关节松动术时，指导医生更好地确定患者哪侧盂肱关节需要额外的活动度，以及哪侧不需要额外的活动度，因为上肢进行剧烈运动时，关节囊和肱骨头活动的增加会导致明显的损伤。

提高投掷型运动员肩部内旋活动度的方法

由于之前已经讨论了解释盂肱关节活动度评估结果的方法，所以这部分主要列出了改善肩关节功能障碍患者内旋活动度的具体技术。本部分基于新的科学研究，强调了准确测量活动度和临床决策的重要性，这能很好地指导临床医生的康复工作，因为医生在治疗肩峰下撞击综合征的过程中会遇到患者肩关节活动度大幅受限的问题。为了进一步说明在治疗过程中活动度和被动牵拉的作用，图5.4和图5.5展示了临床内旋活动度技术，这些技术利用了肩胛骨平面且可以在多个不同的盂肱关节外展姿势中使用。每个技术中，患者都需将手放置在身体前面，便于医生施加不同程度的向后的压力以减少肩胛骨代偿运动，同时还能减少在内旋牵拉中由于肱骨头被强制前移所产生的不良影响。

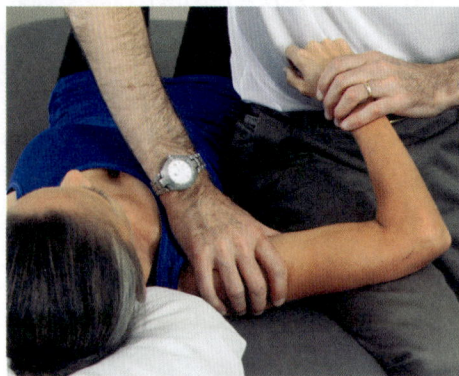

图5.4 在肩胛骨稳定、肩胛骨平面上盂肱关节抬升30度的情况下的内旋活动度技术

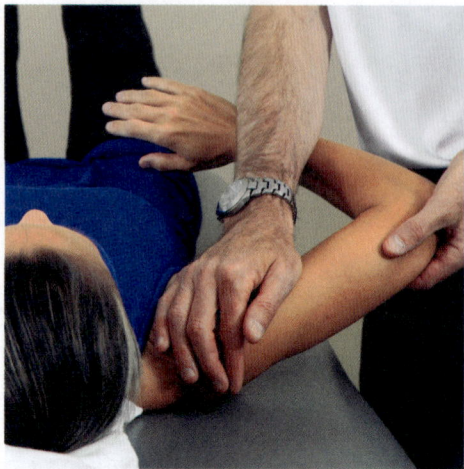

图5.5 在肩胛骨稳定、肩胛骨平面上盂肱关节抬升45度的情况下的内旋活动度技术。注意：使用该技术时，抬升的角度可为0～90度

和泉等人（Izumi et al., 2008）展示了肩关节在肩胛骨平面上外展30度进行内旋的牵拉时后关节囊产生的巨大张力。这些研究者比较了许多评估肩关节活动度的姿势，以确定哪种姿势会给后关节囊上施加合适的力度。肩关节在肩胛骨平面上外展30度进行内旋牵拉会产生相当可观的后关节囊张力，在临床应用上极为有用。后关节囊肌肉-肌腱单元的牵拉可用于本体感觉神经肌肉促进（PNF）收缩-放松模式，伴随着低负荷长时间牵拉模式促进活动度的增加（Sullivan et al., 1982; Zachezewski et al., 1986）。另外，睡眠者牵拉（图5.6和图5.7）以及交叉臂内收牵拉（图5.8、图5.9和图5.10）是在医生的直接监督下用于临床解决内旋活动度缺失的牵拉示例。

患者同样可以在家庭运动中采用睡眠者牵拉和交叉臂内收牵拉解决内旋活动度缺失问题。值得一提的是，这些家庭运动

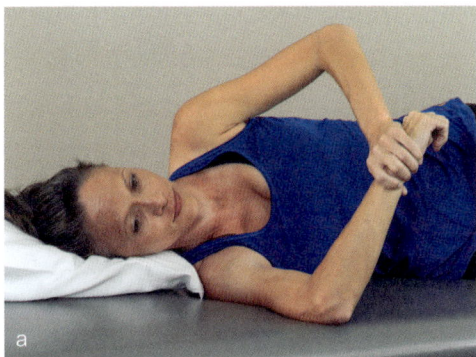

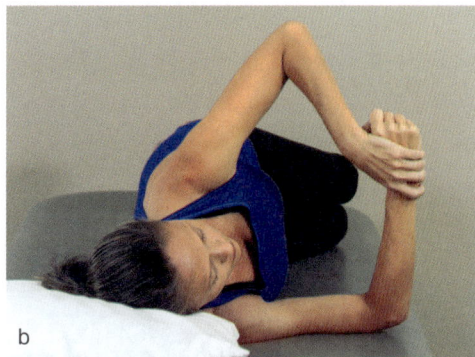

图5.6　传统睡眠者牵拉姿势：a. 正面图；b. 冠状面图

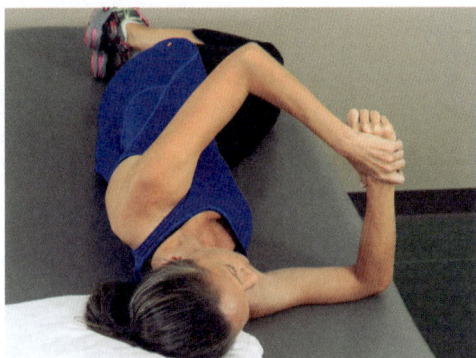

图5.7　改良版传统睡眠者牵拉姿势（回滚）：患者呈30度侧卧回滚姿势，以减少盂肱关节的压力，同时固定肩胛骨

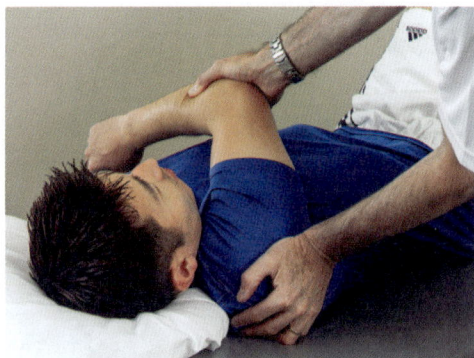

图5.8　就图中所示的使用对角线动作模式的交叉臂内收牵拉而言，重要的是医生的手要放在患者肩胛骨外侧缘上，以稳定患者的肩胛骨

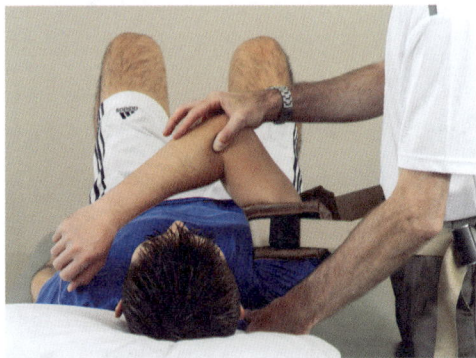

图5.9　肩胛骨稳定的情况下，在交叉臂内收牵拉中使用关节松动带，以提供盂肱关节的分离力

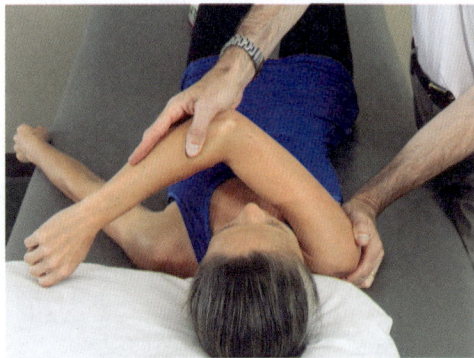

图5.10　肩胛骨稳定的情况下，交叉臂内收牵拉可结合患者向下运动提供的内旋过度压力

中的牵拉也应当使用肩胛骨稳定方法，这对增强牵拉的效果来说很有必要。睡眠者牵拉是将患者的身体重心放在肩胛骨外侧缘；在进行交叉臂内收牵拉时，需要一个用于支撑的物体，以防止交叉臂运动中的肩胛骨活动。麦克卢尔和同事（McClure et al., 2005）比较了交叉臂内收牵拉和睡眠者牵拉对业余运动员的作用，其中一些运动员有着非常严重的肩关节内旋活动度缺失。研究人员将运动员分成了两组，一组进行交叉臂内收牵拉，一组进行睡眠者牵拉。研究人员发现，进行交叉臂内收牵拉的组在经过4周的牵拉后获得的内旋活动度明显比进行睡眠者牵拉的组要大。而要更好地应用这两种牵拉技术，明显还需进一步的研究。研究表明，家中自我牵拉有助于提高内旋活动度（McClure et al., 2005）。另外，劳德纳和相关人员（Laudner et al., 2008）研究了睡眠者牵拉并发现过顶型运动员连续进行3次30秒睡眠者牵拉后其内旋活动度会立即增加3.1度。同样，研究人员发现，在评估无损伤试验对象的过程中，单独运用图5.11所示的使用了

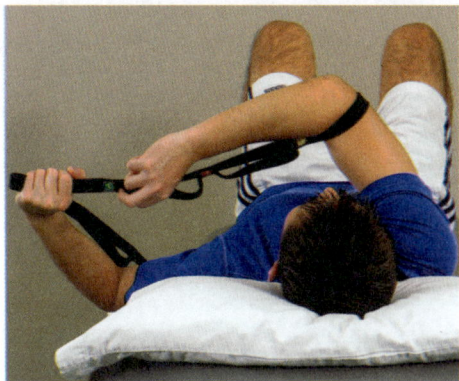

图5.11 使用了牵拉带的独立交叉臂内收收缩-放松牵拉技术可提高内旋和交叉臂内收活动度

牵拉带的独立交叉臂内收收缩-放松牵拉技术会增加8.26度的内旋活动度（Ellenbecker et al., 2016）。除了临床应用以外，专家也建议患者和过顶型运动员利用好这些牵拉技术（睡眠者和交叉臂内收）来解决内旋活动度受限的问题。牵拉可分为5个类型：静态牵拉、动态牵拉、低负荷长时间牵拉、持续牵拉和与关节松动术结合的静态牵拉。

肩胛骨的稳定方法及其进阶

肩袖病变早期处理的关键是保持肩胛骨稳定。建议医生绕过盂肱关节，直接与患者的肩胛骨接触，这样可以在早期让患者进行肩胛骨的重复性运动时不会对肩袖产生过大的压力。图5.12展示了徒手肩胛骨后缩抗阻的特定技术。

索利姆-贝托夫特和同事（Solem-Bertoft et al., 1993）提出，肩胛骨后缩姿势十分重要，肩胛骨前伸与肩胛骨后缩比起来，肩峰下空间的宽度会减少。因此，前锯肌和下斜方肌的激活成为必要，以保证肩外展时肩胛骨能够上回旋并保持稳定（Kibler, 1998）。当盂肱关节在肩胛骨平面上外展80～90度时，应用在肢体近端并传递到肢体远端的周期性稳定动作能激活肩关节功能位后肌肉联合收缩。另外，通过使用这项技术，肩胛骨前伸的姿势可用于加强前锯肌的活动（Decker et al., 1999; Moesley et al., 1992）。多项研究已经指出，当患者被诊断出患有盂肱关节撞击综合征和关节不稳时，他们的前锯肌的肌肉活性是下降的（Ludewig et al., 2000; Warner et al., 1990）。

基布勒和同事（Kibler et al., 2008）提

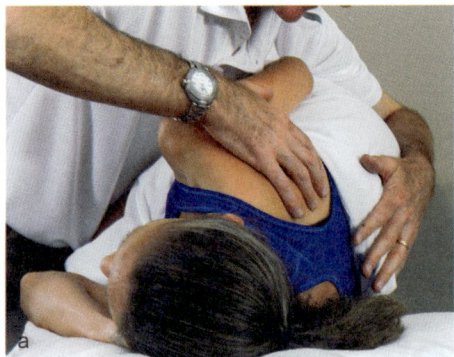

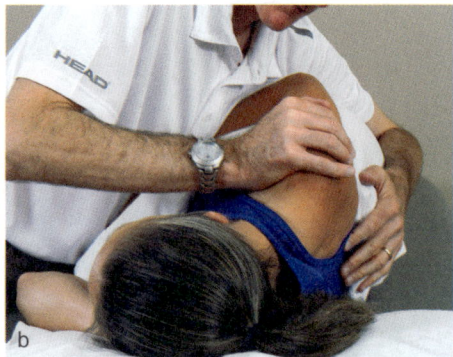

图5.12 徒手肩胛骨后缩抗阻技术：a. 用于增加肩胛骨后缩力的手的位置；b. 用于增加肩胛骨前伸力的手的位置

出了多个可激活前锯肌和下斜方肌的关键动作。这些动作对肩关节外展角度的要求较低，因此可用于早期的康复阶段。这些动作会减少肩峰下撞击综合征和关节囊、盂唇的压力，从而使得患者在早期康复阶段也可以很容易做出这些动作。基布勒和同事（Kibler et al., 2008）以及图苏鲁伊克等人（Tsuruike et al., 2015）已经验证了"投降"肩胛骨稳定训练（图5.13）和"除草"肩胛骨稳定训练（图5.14）在EMG方面存在着极大差异。

图5.15展示了患者在肩关节康复时使用弹力带进行的肩胛骨等长跨步训练。这个训练将弹力带绕过盂肱关节，阻力直接作用于肩胛骨，以激活斜方肌和前锯肌。在这个训练中，患者站立，双手放于躯干两侧，肩

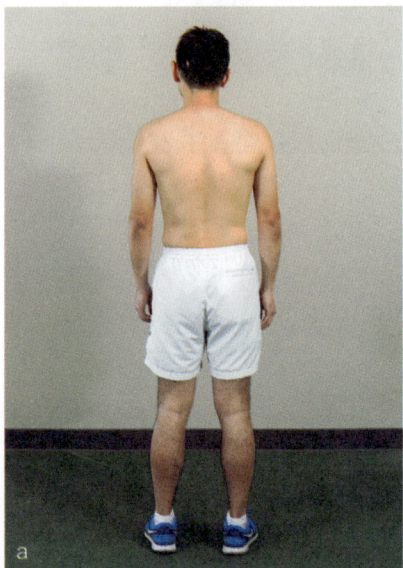

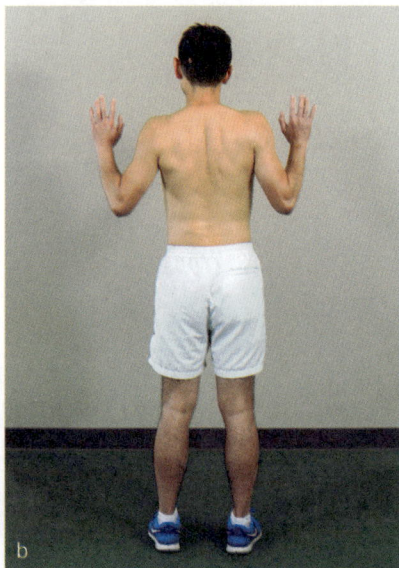

图5.13 "投降"肩胛骨稳定训练：a. 开始姿势；b. 结束姿势，肩胛骨最大限度地后缩和内收

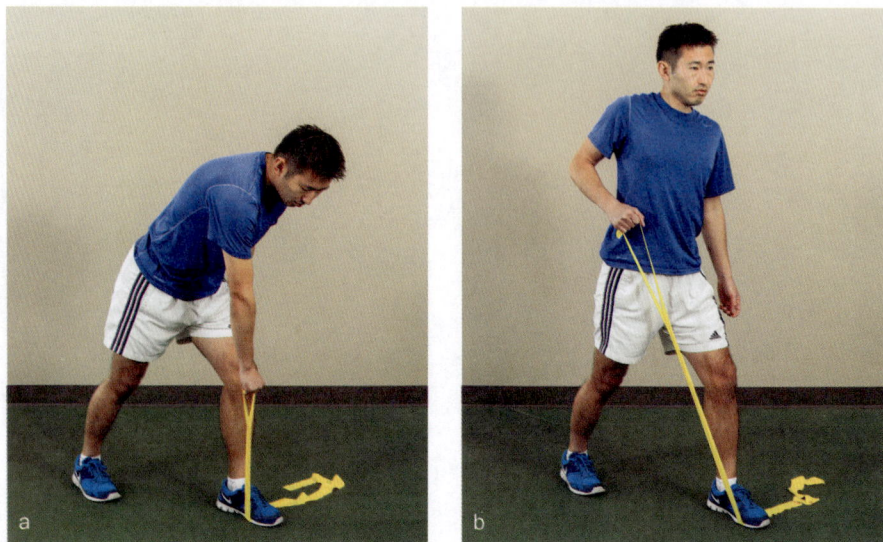

图5.14 "除草"肩胛骨稳定训练：a. 开始姿势；b. 结束姿势

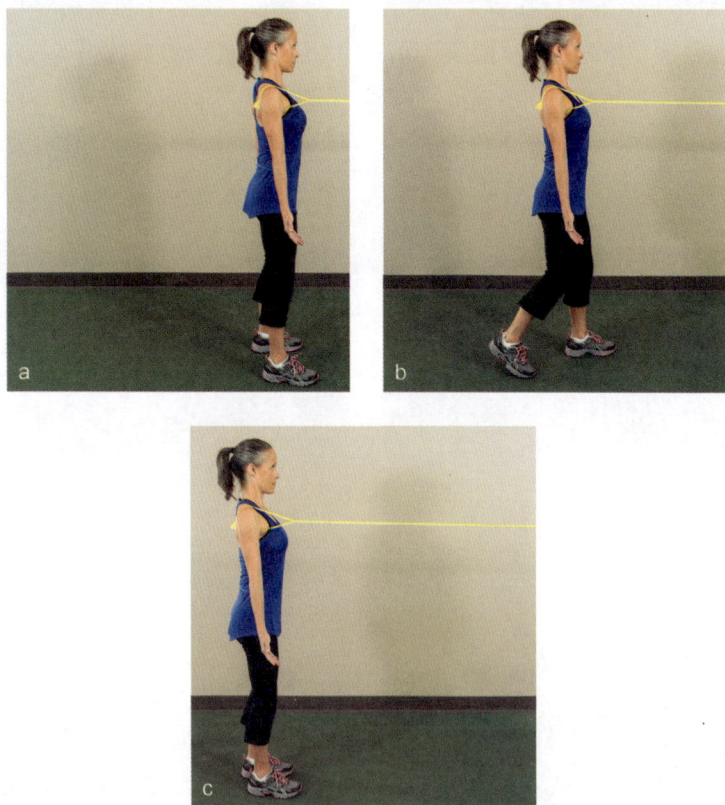

图5.15 肩胛骨等长跨步训练：a. 开始姿势；b. 向后退以增加弹力带的阻力；c. 结束姿势

关节保持外旋（整个训练中要保持拇指向外的姿势）。在抵抗弹力带张力的情况下，患者要最大限度地后缩肩胛骨并后退几步；这会增加弹力带的张力，引起肩胛骨稳定肌群等长收缩。当患者回到开始姿势时，这个姿势应当得到保持。当患者的盂肱关节无法承受阻力时，此项训练可用于早期的康复。

额外的肩胛骨稳定训练包括伴随肩胛骨后缩的外旋训练（图5.16），这个训练中下斜方肌被募集的量是上斜方肌的3.3倍，并且使用了肩胛骨后缩这个重要的姿势（McCabe et al., 2001）。仰卧姿势下的前锯肌击打训练（图5.17）可引起前锯肌肌肉组织60%或更高比例的最大自主等长收缩（MVIC）（Ekstrom et al., 2003）。在坐姿划船训练及其变式中，患者应处于俯卧、肩关节外旋90度的姿势，治疗师应当用手直接接触患者的肩胛骨，并给予一个持续的针对肩胛骨后缩和前伸的阻力（Ballantyne et al., 1993; Englestad et al., 2001; Reinhold et al., 2004）。

闭链训练使用的是"附加"姿势，其特征是肩胛骨前伸至最大限度，莫斯雷等人

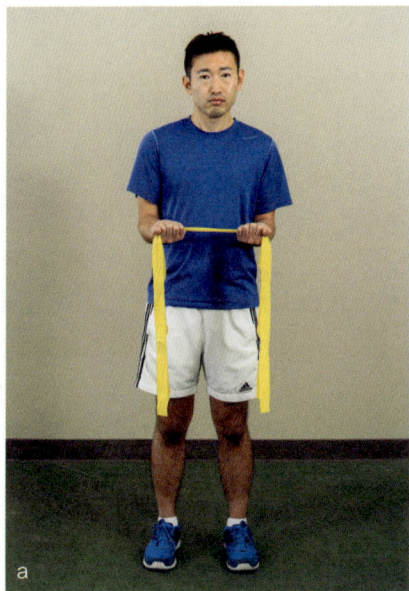

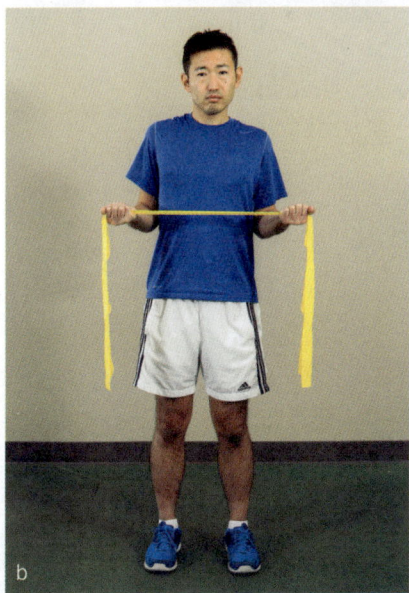

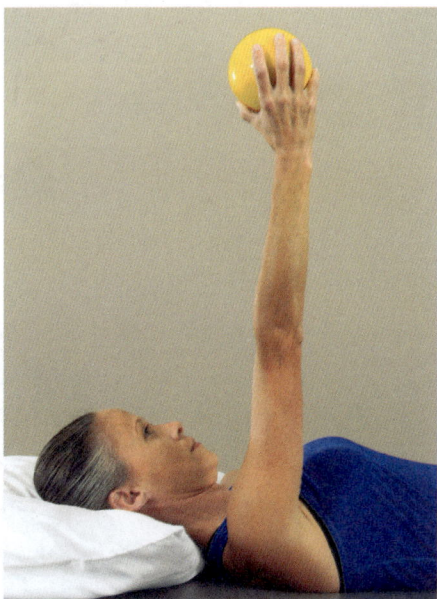

图5.16　伴随肩胛骨后缩的外旋训练：a. 开始姿势；b. 结束姿势

图5.17　前锯肌击打训练

（Moesley et al., 1992）及德克尔等人（Decker et al., 1999）都推荐采用这类训练来最大限度地激活前锯肌。闭链台阶训练（图 5.18）、四点着地节律性稳定训练（图 5.19）及指示者姿势的变式（单侧手臂和同侧大腿承重）都被用于以提高肌耐力为目标的运动

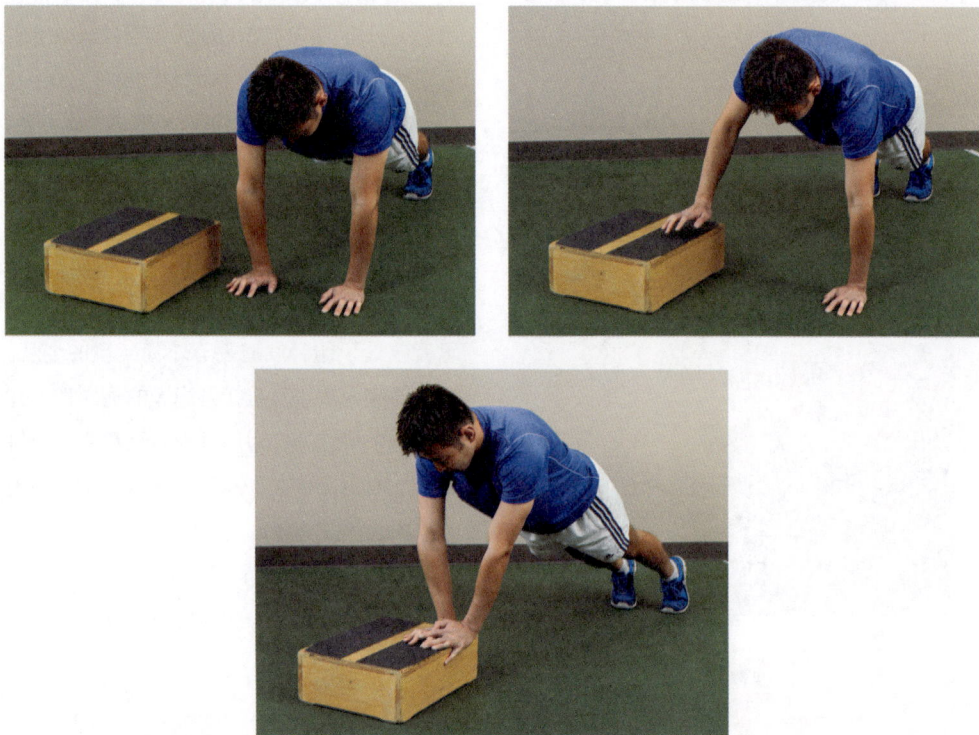

图 5.18　闭链台阶训练

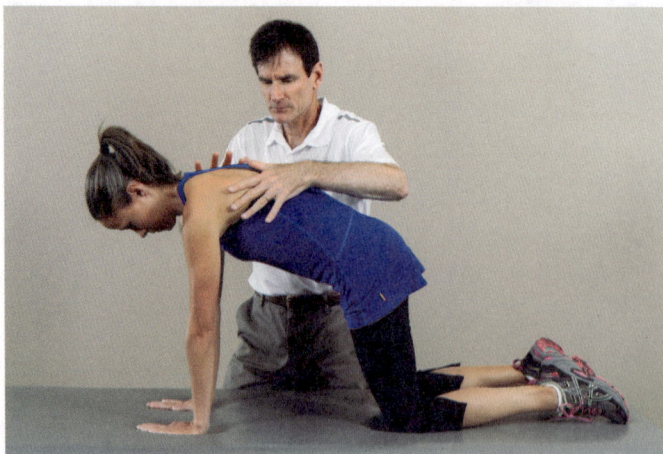

图 5.19　四点着地节律性稳定训练

（一次练习时间设定为30秒或更长），以加强肩胛骨稳定性（Ellenbecker et al., 2001）。尤尔和同事（Uhl et al., 2003）展示了在肩袖肌群和肩胛骨周围肌群的激活中，增加负重以及减少负重肢体数量会产生显著的效果，并且还提供了上肢闭链训练的进阶指导。

肩袖训练进阶

进行肩关节的康复时，在对肩袖的训练进行选择和进阶时有几个重要因素需要考虑。第一，同时也是最重要的一点，即选择练习动作和姿势时不应该置肩袖于解剖性损伤（肩峰下撞击）或者张力性血液供应不足的危险之中（Rathburn et al., 1970）。第二，对于主要运动肌肉来说，建议使用低阻力、高重复性的基础训练来发展肌肉耐力（Fleck et al., 2014），同时这些训练也会强化肩袖肌群的活动能力（Bitter et al., 2007）。第三，针对过顶型运动员或过顶型工作者的功能性训练应该从初始运动开始，即手臂应处于功能性更弱的内收姿势（在身体一侧），然后再向在肩胛骨平面内外展90度的姿势进阶，这与过顶投掷和网球发球动作中盂肱关节功能性姿势一致（Ellenbecker et al., 2010）。不管什么时候，EMG研究都能够用于为肌肉激活和选择合适的动作模式提供客观依据。

初始进阶

根据埃伦贝克等人（Ellenbecker et al., 2000）的说法，肩部康复的早期运动通常以等长训练开始，然后是等张训练，最后才是功能性增强训练和等速阻力训练。这使得训练的进阶中难度和针对性都不断增加。

有一项研究强调了早期进行次最大强度训练对改善肌肉本身供血能力的重要性。滕森和同事（Tensen et al., 1995）借助激光多普勒血流计研究了次最大级收缩（5% ～ 50% MVIC）对冈上肌肌腱的影响。次最大级收缩是用激光多普勒血流计测量出来的。测量结果显示，即使是次最大级收缩，在1分钟的肌肉收缩期间，肌肉血供也会增加，但是在肌肉收缩后会产生潜在的充血现象。这些发现给早期使用内、外旋的等长或次最大强度抗阻训练提供了依据，上述训练应当在肩关节在肩胛骨平面外展角度较小时进行，目的是为了防止在早期康复过程中有任何的肩峰下撞击。图5.20展示了针对肩袖后群肌肉的外旋等长跨步训练，其被称为"动态等长训练"。在这个训练中，运动员应使用弹力带以形成阻力，在等长跨步训练中，运动员需要通过跨步远离弹力带的附着点来增加这个阻力。弹性阻力的大小可以通过弹力带增加的长度计算，这可以帮助临床医生为患者制定合适的等长收缩量。在患者进行肩袖训练时，医生要将毛巾卷（或形似毛巾卷的物体，余同）放在患者的腋窝下，以将患者的肩关节固定到合适的位置（Ellenbecker et al., 2010; Rathburn et al., 1970）。

图5.21展示了可作为初始进阶的肩袖等张训练。这些训练的基础是EMG研究，在这些研究中受试者展现了较高的肩袖后群活性（Ballantyne et al., 1993; Blackburn

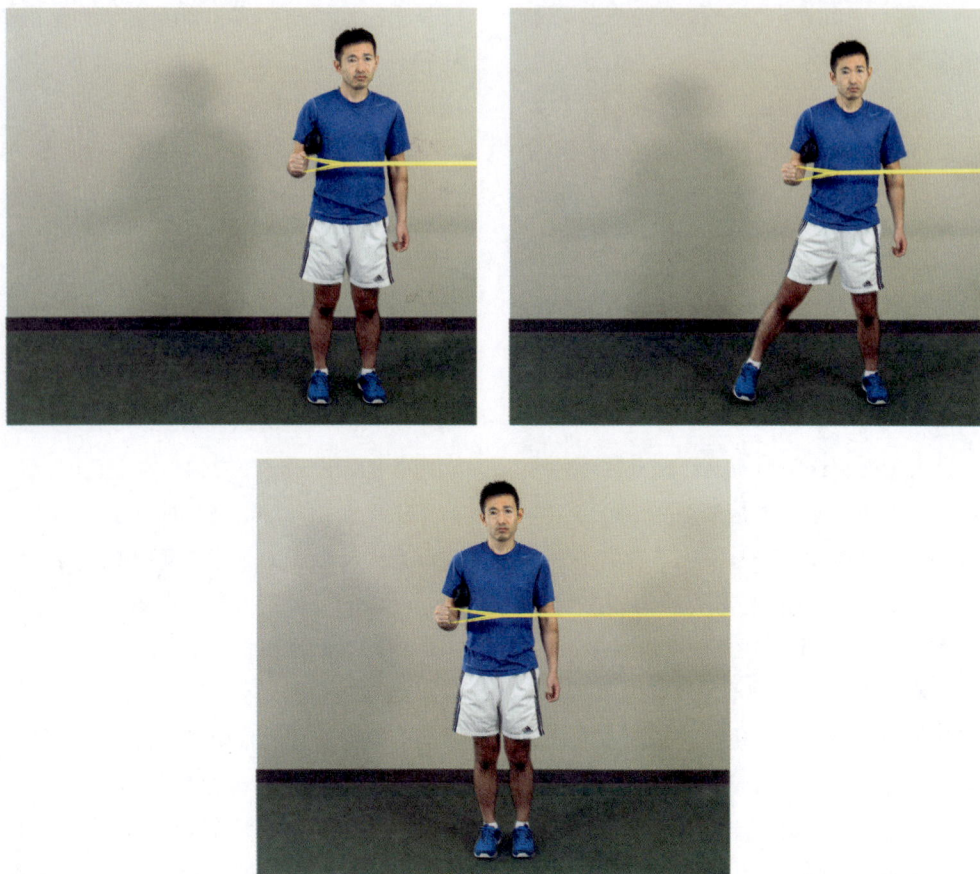

图5.20 外旋等长跨步训练（动态等长训练）

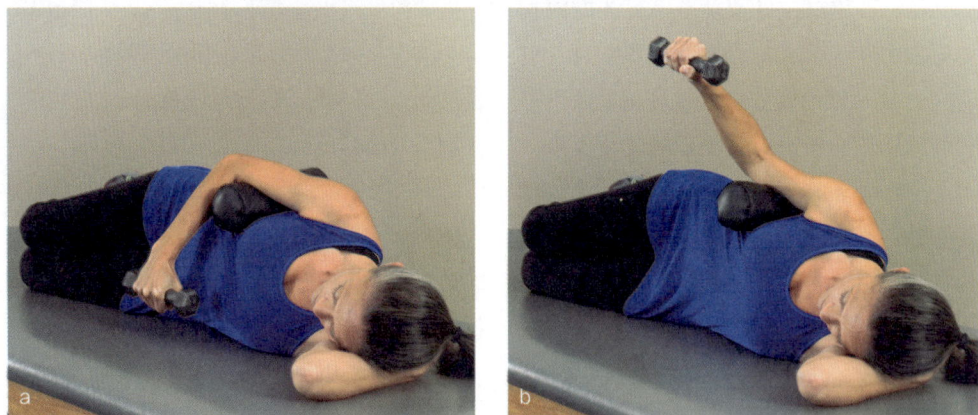

图5.21 肩袖等张训练：a. 侧卧外旋开始姿势；b. 侧卧外旋结束姿势

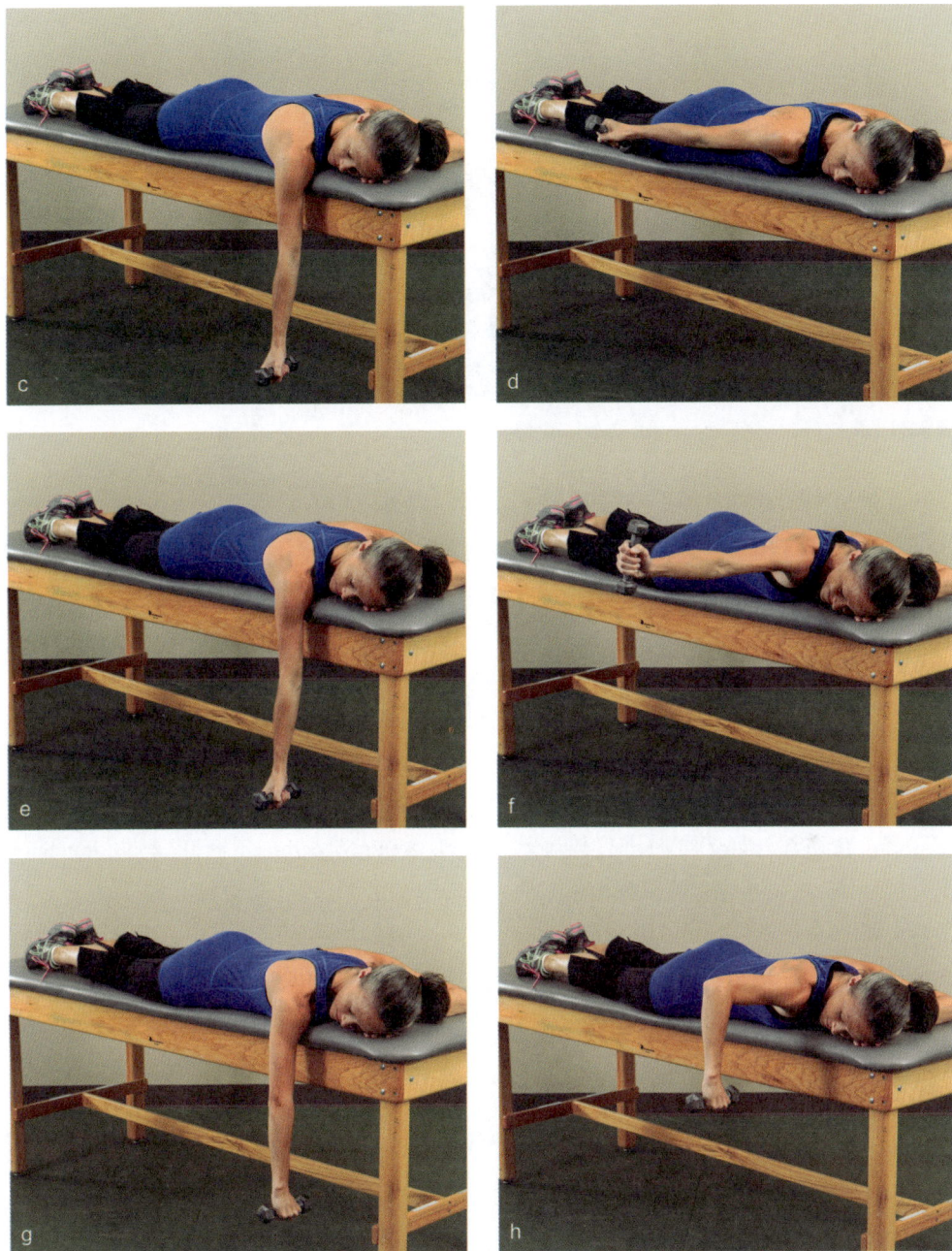

图5.21（续） 肩袖等张训练：c. 俯卧伸展开始姿势；d. 俯卧伸展结束姿势；

e. 俯卧水平外展开始姿势；f. 俯卧水平外展结束姿势；

g. 俯卧外旋开始姿势；h. 俯卧外旋中间姿势

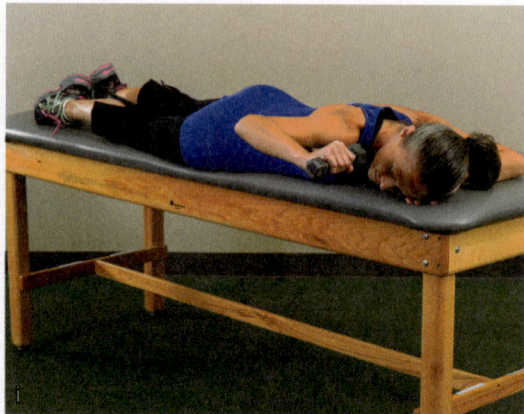

图5.21（续） 肩袖等张训练：i. 俯卧外旋结束姿势

et al., 1990; Malanga et al., 1996; Reinhold et al., 2004; Townsend et al., 1991），而且这些研究中使用的姿势都能很好地被肩袖和肩关节功能障碍患者接受。

首先使用的是侧卧外旋和带有外旋（拇指向外）的俯卧伸展姿势，在确定身体能安全地进行这两个动作后，才能进阶至俯卧水平外展和伴随着肩胛骨后缩的俯卧外旋姿势。在肩部外展90度时进行俯卧水平外展动作，可以减少肩峰下撞击带来的影响（Wuelker et al., 1994）。研究已表明，这个姿势能很好地增加冈上肌肌肉活性（Ellenbecker et al., 1988; Fleck et al., 1987; Rathburn et al., 1970），可以替代广泛使用的"空罐"训练。"空罐"训练经常需要肩关节内旋和外展同时进行，可能导致肩峰下撞击。在实际应用中建议每项运动做3组，每组重复15～20次，使身体产生疲劳反应并提高局部肌肉耐力（Carter et al., 2007; Niederbracht et al., 2008）。在一个为期4周的训练范例中，这些训练的功效已被证明，且用等速方法测得健康受试对象的内旋和外

旋力量增加了8%～10%（Nieder-bracht et al., 2008）。另外，在对训练效果的研究中发现，网球运动员和过顶型运动员进行这些训练后肌肉力量和耐力都有提高（Fleck et al., 1987; Rathburn et al., 1970）。肩袖和肩胛骨周围肌群的训练会提高外旋-内旋的比值，提高肩袖肌群的力量和耐力，同时也会提升运动表现（Fleck et al., 1987; Moncrief et al., 2002; Niederbracht et al., 2008; Rathburn et al., 1970）。

在站立和侧卧姿势中，所有用于增大外旋活动度的训练都要像图5.22展示的那样，将毛巾卷起来放在腋下。

使用毛巾卷除了可协助分离运动和控制无效动作外，还可以将冈下肌肌肉活性提升10%（Reinhold et al., 2004）；另一个理论上的优势在于使用毛巾卷辅助肩部外展20～30度，可防止"挤压"现象的出现，对尸体肩关节微血管样本的研究中就出现了这样的现象。雷斯伯恩等人（Rathburn et al., 1970）发现，相比于完全内收，当手臂轻微外展时，冈上肌肌腱血供会增加。最后，其

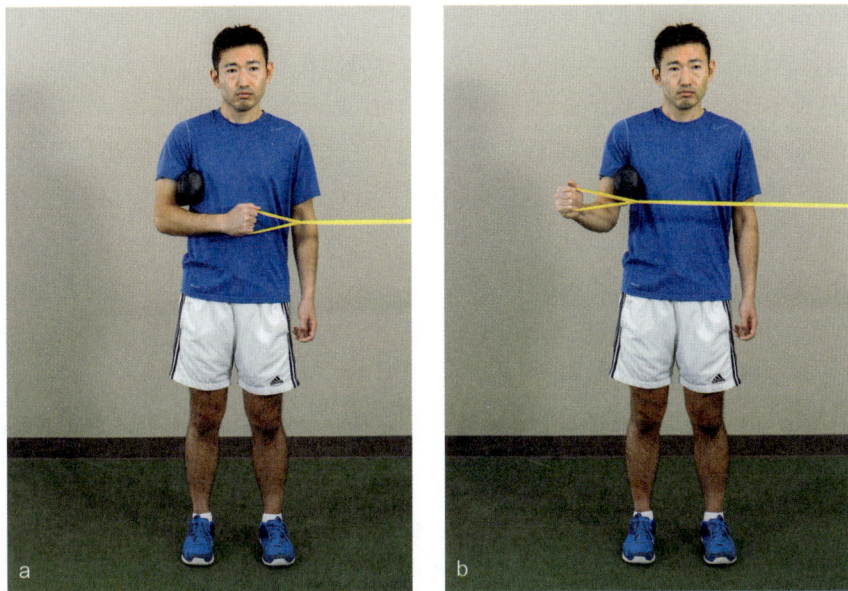

图5.22 手臂置于身体两侧的弹力带抗阻训练：a. 开始姿势；b. 结束姿势

他研究也建议运动员在进行肩关节旋转训练时在腋下肱骨头和躯干之间放置毛巾卷。格赖兴和同事（Graichen et al., 2005）使用磁共振成像的方法分别在肩关节外展30度、60度、90度、120度和150度时对12名健康受试者的肩关节进行了研究。他们的研究表明，对肩关节施加15牛的力会导致肩关节外展等长收缩或内收等长收缩。内收等长收缩会在所有的盂肱关节外展姿势中产生一个开放的空间，从而增加肩峰下空间。在外展或内收等长收缩时，肩胛骨倾斜角度和肩肱节律都没有变化。此研究结果可用在患有肩峰下撞击综合征的患者的旋转训练中。旋转训练会导致肩峰下撞击，因此肩峰下撞击综合征患者在进行训练时需要更大的肩峰下空间，此时使用毛巾卷就很有必要（Graichen et al., 2005）。

比特和同事（Bitter et al., 2007）开展的研究为患者在肩部康复过程中进行抗阻训练提供了指导。他们对健康受试者做外旋运动时冈下肌和三角肌中后群的EMG活性进行了测量。研究人员监测了健康受试者在10%、40%和70%（最大阻力百分比）的阻力水平下进行的外旋训练中的肌肉活性。这项重要研究发现，阻力水平在最大阻力的40%时，冈下肌的肌肉活性有所增加，这意味着冈下肌在运动中的作用增大，而三角肌的代偿运动减少。这项研究支持运动员进行低强度的抗阻训练以激活肩袖肌群，而不再激活三角肌和其他主动肌，因为一旦这些肌肉介入，它们就会产生高强度的阻力性负荷。

对于过顶型运动员和从事需要重复做过顶动作的工作的患者来说，图5.23所示的训练应当从肩胛骨平面上中立位做到肩胛骨平面90度外展位。这些基于外旋的运动都能通过增加节律性稳定、干扰（图5.24）或额外的振荡（图5.25和图5.26）而进阶。这种干扰和额外的振荡极大地增加了收缩的肌纤维数量与激活的肌肉数量，从而提高了局部肌肉耐力，并给正在进行肩关节康复训练的患者增加了难度。

为了模拟网球和排球发球这类体育活动和日常行为中固有的投掷及过顶动作模式，患者需要进阶到在肩胛骨平面上外展90度的功能性姿势。要做到这种进阶姿势需要承受肩袖和肩胛骨初始进阶运动的强

度，这些内容在前文已有阐述。基于肌肉杠杆臂的变化和随后90/90姿势下的功能性变化，巴西特和同事（Basset et al., 1994）展示了在这个功能位中训练肌肉的重要性。对抗理疗球的节律性稳定训练（比如在上肢近端和远端施加干扰）（图5.27）是在理疗师指导下进行的早期外展训练的一个示例。

基于一些重要的原因，在患者早期康复阶段，这个训练和其他小角度外展训练的最佳姿势是肩胛骨平面姿势，肩关节需要外展90度的训练同样如此。在这个姿势下肱骨

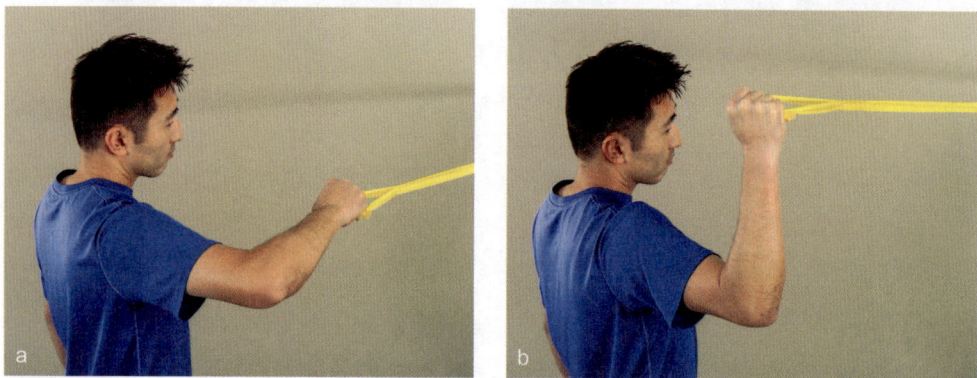

图5.23 在肩胛骨平面上外展90度的外旋弹力带抗阻训练：a. 开始姿势；b. 结束姿势

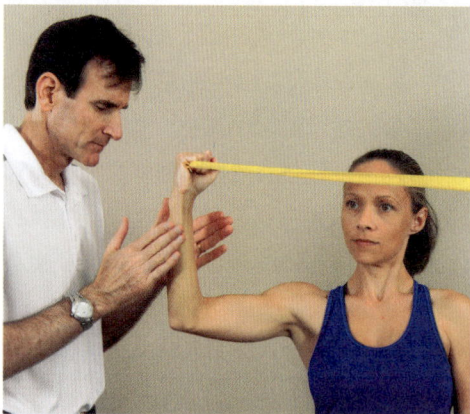

图5.24 存在干扰时在肩胛骨平面上外展90度的外旋弹力带抗阻训练

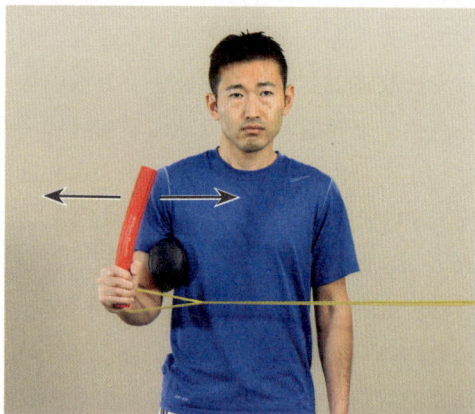

图5.25 外旋振荡训练

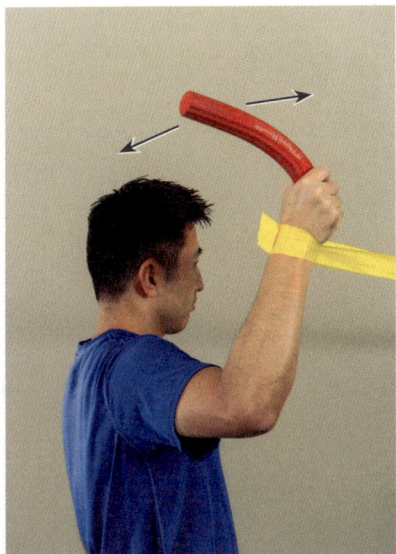

图5.26　自由振荡训练

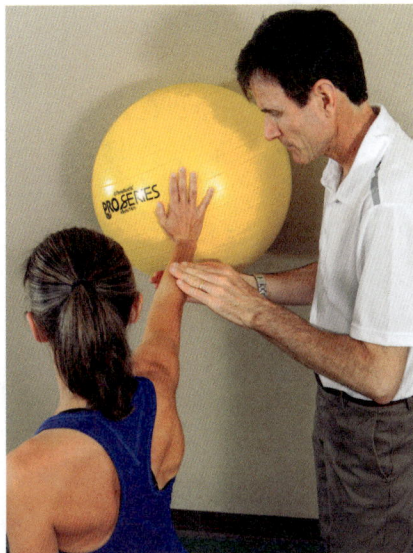

图5.27　肩胛骨平面90度外展位球在墙上的节律性稳定训练

头和关节盂的贴合性最好。此外基于数据的研究发现，在盂肱关节处于身体冠状面前方29.3度时，肩袖可以最好地维持肩胛骨的稳定性，这使得肩胛骨平面姿势成为康复训练的最佳姿势（Happee et al., 1995）。

卡斯特兰等人（Castelein et al., 2016）最近提出的另一个高级肩胛运动增加了一根弹力带，其准备姿势为手臂位于身体两侧，肘部屈曲，如图5.28a所示。患者轻拉弹力带来给外旋动作施加一个轻微的阻力，借此激活肩袖后群肌肉和肩胛骨周围肌群。然后患者同时抬升两侧肩部，以维持弹力带上的外旋阻力。图5.28b展示的是肩关节在肩胛骨平面被抬升至90度。卡斯特兰等人（Castelein et al., 2016）声称在这个训练中中斜方肌和下斜方肌的EMG等级很高，这使得这个训练成了一项将肩胛骨周围肌群的激活与肩关节功能性外展结合

起来的很好的训练。

威尔克等人（Wilk et al., 2002）推出了另一个为肩袖和肩胛骨周围肌群设计的运动，并且已经将它融入了投掷者十项训练（附录A）中。专家建议在进行低阻力、高重复性运动时要结合本部分提出的基本原理以及赖诺尔德等人（Reinold et al., 2004）提出的一些重要概念。

有助于90/90姿势训练的工具包括抗阻装置（抗阻训练系统）（图5.29）。其便于患者在肩胛骨平面90度外展姿势和90度外旋姿势下进行外旋离心抗阻训练，这模拟了网球发球（Elliott et al., 1986）和棒球投掷（Fleisig et al., 1995）中的功能性姿势。

外旋疲劳性抗阻训练的重要性在于对整个上肢动力链正确的生物力学功能有一定的影响。济和同事（Tsai et al., 2003）展示了在肩关节外展早中期时肩胛骨位置显著

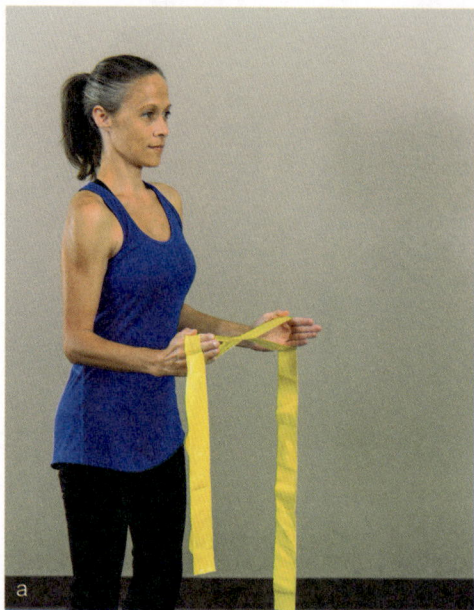

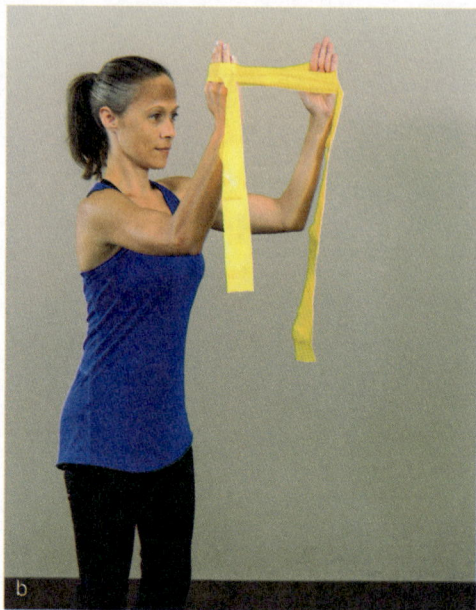

图5.28 弹力带外旋提升训练：a. 开始姿势；b. 结束姿势

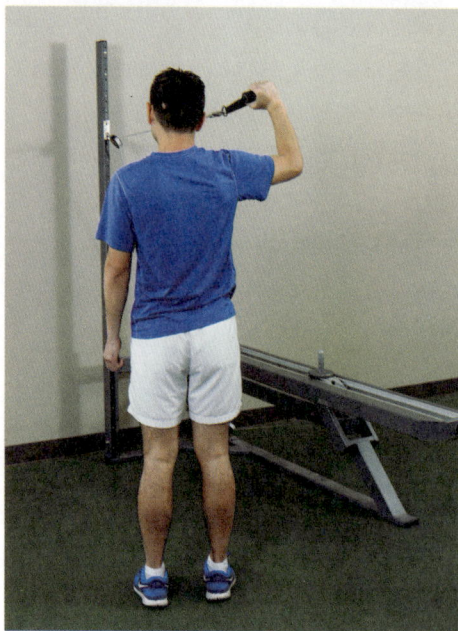

图5.29 使用抗阻装置的在肩胛骨平面上外展90度的外旋离心抗阻训练

的变化，更确切地说，这个变化是盂肱关节外旋肌疲劳后，肩胛骨后倾角度和肩胛骨外旋角度减小导致的。在类似的研究中，伊博和同事（Ebaugh et al., 2006）利用外旋疲劳的方法让后肩袖肌疲劳。后肩袖肌疲劳后，研究发现，在后续的肩外展中出现了后倾角度变小的现象，这意味着后肩袖肌疲劳造成了肩胛骨代偿动作和异常的运动模式。对具有肩部功能障碍的患者来说，在他们进行基于外旋的训练时，这些研究能提供一个有客观证据支持的基本指导原理。

高阶投掷者十项训练

过顶投掷型运动员通常具有独一无二的肌肉骨骼结构。过顶投掷型运动员的动作幅度极大，导致肩关节复合体不稳定，因此运动员不得不极度依赖肩关节的动态稳定系统来避免在高水平运动中发生损伤。这个独特的运动群体的肩关节病变情况与常人不同，因此对医生来说治疗这类患者是一项挑战。为了让运动员尽快回到比赛中，较为激烈的用于恢复肌肉平衡、肌耐力和动态稳定性的训练是必需的。高阶投掷者十项训练给投掷型运动员提供了一个全面的康复标准。通过在投掷型运动中综合使用高强度动态稳定性训练、神经肌肉控制训练、肩袖激活和协调训练等手段，运动员以一种渐进式的独特方式完成从康复到回归赛场的过渡。

高阶投掷者十项训练（附录 B）以一种独特的方式组合了动态稳定性、联合激活作用、高强度神经肌肉控制、肌耐力、肩袖激活、正确姿势、核心肌群肌耐力和力量以及协调性，无缝衔接间歇回归投掷型项目中的训练，并让运动员准备好返回体育比赛中。该训练中的运动需要在双侧同时进行，以利用神经生理溢流的优势，解决运动员在训练中的整体性问题，减少对参与运动员肢体和上身的神经性干扰。在双侧进行高强度的 PNF 训练，可加强上身和上肢的动态稳定性以及腰椎骨盆复合体和下肢的稳定性。在投掷型运动员中很容易出现肩部外旋肌、肩胛骨后缩肌、前伸肌和内收肌的肌无力症状，因此投掷型运动员常需要重点训练这些肌肉。

另外，在进行高阶投掷者十项训练时，应使用瑞士球进一步训练运动员在不稳定平面上的姿势稳定性。运动员在进行每一项训练的重复练习时，在瑞士球上都要保持最佳坐姿，即坐骨结节在瑞士球上，双脚与肩同宽，同时激活腹横肌。要高效利用此训练中的运动，重要的是恰到好处的姿势及位置，尤其是肩胛骨的位置。运动员需要重点关注的是能维持后倾、外旋以及后缩的肩胛骨位置。通常情况下，在进行训练前，教练会提示运动员保持此姿势，直到运动员自己能在所有运动中保持此姿势为止。徒手抗阻训练也可被加入坐姿瑞士球运动中，以加强肌肉兴奋度、联合收缩和动态稳定性，提升肌耐力以及延缓肩袖肌群疲劳。

其余的高阶训练

当患者能承受负荷为 2 ～ 3 磅的等张训练以及能使用中等程度的弹性阻力进行无痛旋转训练时，就可以从改良版的基本姿势开始做等速训练了。这个姿势要求盂肱关节在外展 30 度的同时屈曲 30 度，并且使用相对于水平面倾斜 30 度的测量仪器（图 5.30）（Davies, 1992; Ellenbecker et al., 2000）。患者能完全维持这个姿势，并且这个姿势可以让患者顺利地从次最大强度抗阻训练向最大强度抗阻训练进阶。对于非运动型患者来说，这种进阶在训练角速度为 120 ～ 210 度/秒时进行，而运动型患者在康复后期训练的角速度为 210 ～ 360 度/秒。应使用等速测力计来量化肌肉力量水平，更为关键的是量化内、外旋肌之间的肌肉平衡度（Davies, 1992; Ellenbecker et al., 2000）。对于许多患者来说，使同侧肢体内、外旋力量达到平衡是首要目标。许多针对过顶型

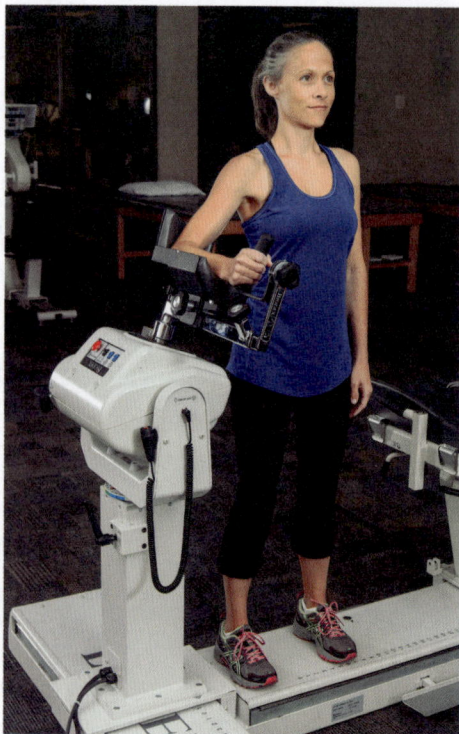

图5.30 改良版内、外旋等速训练的基本姿势

运动员的描述性研究声称他们单侧的内旋力量会增加15% ~ 30%（Ellenbecker et al., 2000; Ellenbecker et al., 1999; Ellenbecker et al., 2003; Wilk et al., 1993），而要想达到这个水平，需要更长的康复时间。

在等速训练中用到了外旋-内旋优先模式。以内、外旋运动为重点的做法基于昆西和同事（Quincy et al., 2000）的等速训练研究，他们表示持续6周的内、外旋训练不仅可以明显增加内、外旋力量，还可以提高肩关节屈曲-外展和外展-内收的力量。同样持续6周的屈曲-外展和外展-内收模式的训练只能增强训练方向的肌肉力量。这种训练效果的溢出性使得临床医生采取的等速训练更有效率。

由外旋-内旋的比值确定的肌肉平衡可以为医生提供客观的信息，以确定前后动态稳定系统之间的力量平衡是否合适。健康肩部的外旋-内旋的比值为66%（Davies, 1992; Ellenbecker et al., 2000; Ivey et al., 1985）。对康复过程中增强外旋肌（后肩袖）的力量以解决肩关节前方不稳的问题的重视催生了"后优势肩"的概念：后优势肩的单侧力量比值大于66%（Ellenbecker et al., 2000）。谨慎使用测力计监测肌肉力量能够使临床医生及时发现并集中解决肌肉平衡方面存在的问题。拜勒姆和同事（Byrum et al., 2010）计算了专业棒球运动员的外旋-内旋的比值后发现，外旋力量相对下降的运动员出现需要手术治疗的肩关节损伤的概率增大。这个发现给用HHD和等速试验密切监测运动员的这一比值从而确定运动员是否为重回赛场做好准备，以及在康复和预防性评估中测量肩袖的动态稳定性提供了依据。

在肩袖康复末期，正在努力回归到过顶型运动和训练中的运动员已经做好了进入更高一级的等速训练的准备，这类训练是在肩胛骨平面外展90度的特定功能性旋转训练（图5.31）。多项研究表明，在持续进行6周的盂肱关节90度外展位下的等速训练后，运动员的肩袖力量和进行过顶动作的能力有所增强（Moncrief et al., 2002; Mont et al., 1994）。

两项高阶弹力带抗阻运动会在康复后期得到应用，尤其会应用到过顶型运动员和过顶型工作者的训练中，包括双侧外旋静态保持训练和多方向同时施加弹性阻

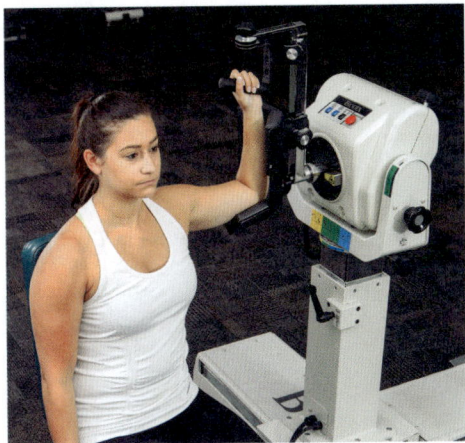

图 5.31　在肩胛骨平面上外展 90 度的特定功能性旋转训练

力的外旋训练。这两项运动需要在肩关节外旋的姿势下进行，并且伴随肩胛骨后缩（图 5.32 和图 5.33）。这两项运动都使用了肩胛骨平面上外展 90 度时施加弹性阻力的姿势，以增加后肩袖和肩胛肌肉的肌肉活性。威尔克等人（Wilk et al., 2011b）在高阶投掷者十项训练中普及了这个需要持续收缩的运动，即一侧肢体在保持肩关节在肩胛骨平面 90 度外展和 90 度外旋、肘关节 90 度屈曲的姿势下等长收缩，另一侧肢体保持传统的外旋姿势。一侧肢体重复运动

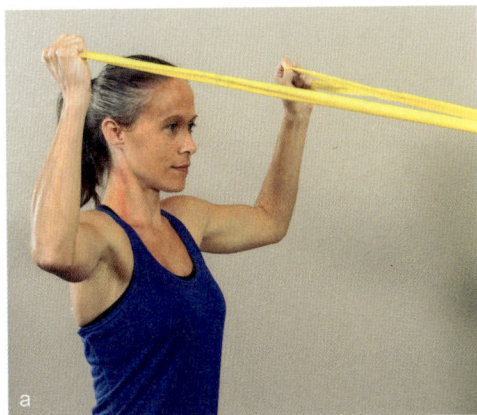

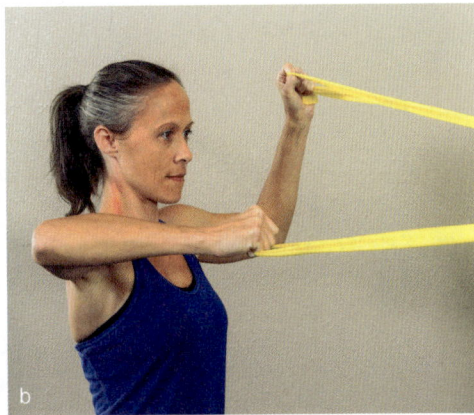

图 5.32　双侧外旋静态保持训练：a. 开始姿势；b. 单侧外旋，另一侧保持不动

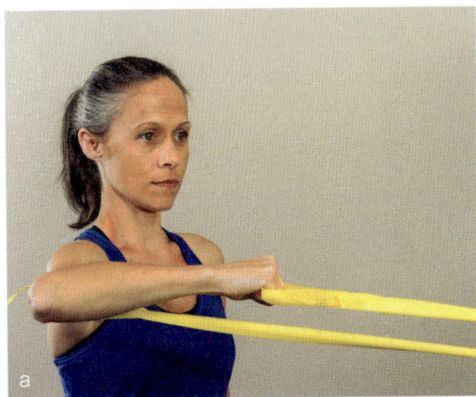

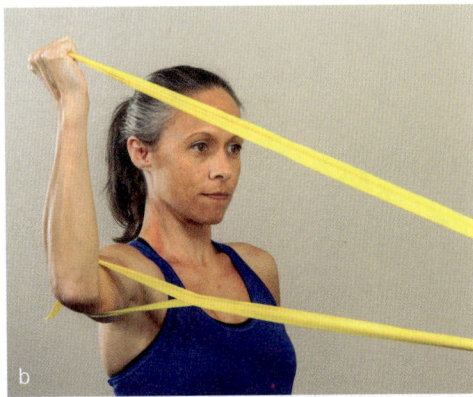

图 5.33　伴随肩胛骨后缩的多方向同时施加弹性阻力的外旋训练：a. 开始姿势；b. 结束姿势

多次（通常10～15次）后，换另一侧肢体进行重复性运动。这个运动以双侧肢体的交替外旋训练结束，进一步强化患者的肌肉结构。

对于多方向运动，运动员将弹力带的一端置于上臂的远端，即肘关节往上一点的位置，然后绕一个圈；弹力带的另一端握在手里，以抵抗肩胛骨平面90度外展位的外旋阻力（图5.33a）。弹力带近端部分会提供一个持续的肩胛骨后缩抵抗力，以在外旋时增加肩胛骨肌肉的活性。医生建议运动员要以每组15～20次的形式重复进行多组此项运动。它也可用于康复的结尾阶段，还可用于过顶型运动员的防护性运动。

另外，超等长训练在康复进阶的这一阶段开始使用。多项研究表明，上肢的功能会随着超等长训练的增加而改善（Rathburn et al., 1970; Schulte-Edelmann et al., 2005; Vossen et al., 2000）。这个功能性训练的过程以肌肉被离心性预牵拉开始，之后是肌肉爆发性的离心收缩，其与许多体育运动中的肌肉收缩模式很相似，因此超等长训练成为帮助运动员间歇回归运动的一种很好的训练模式。图5.34和图5.35展示了两种用于提高后肩袖力量的侧卧超等长外旋训练。

卡特和相关人员（Carter et al., 2007）研究了为期8周的上肢超等长训练和盂肱

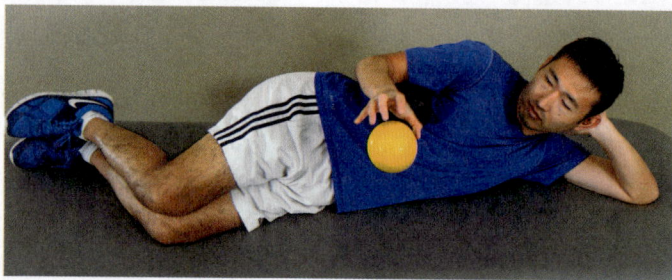

图5.34 侧卧超等长外旋扔球训练

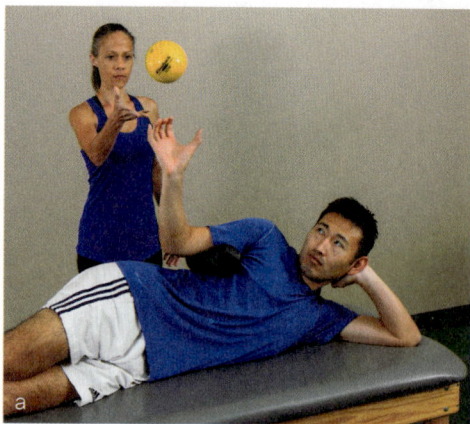

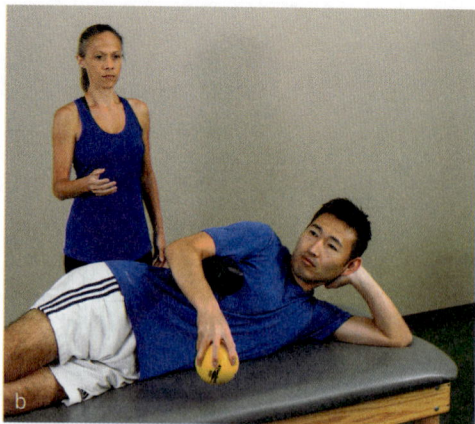

图5.35 侧卧超等长外旋抓球训练：a. 伙伴投掷球；b. 抓取球并减速

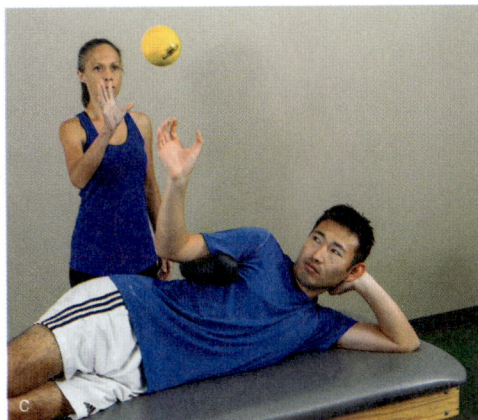

图5.35（续） 侧卧超等长外旋抓球训练：c. 向心将球扔给伙伴

关节外展90度弹力带抗阻训练的作用。他们发现，大学生棒球投手的离心外旋力量、向心内旋力量以及投掷速度都有一定程度的提高，这表明超等长训练和盂肱关节外展90度弹力带抗阻训练对过顶型运动员有着积极的影响。图5.36和图5.37展

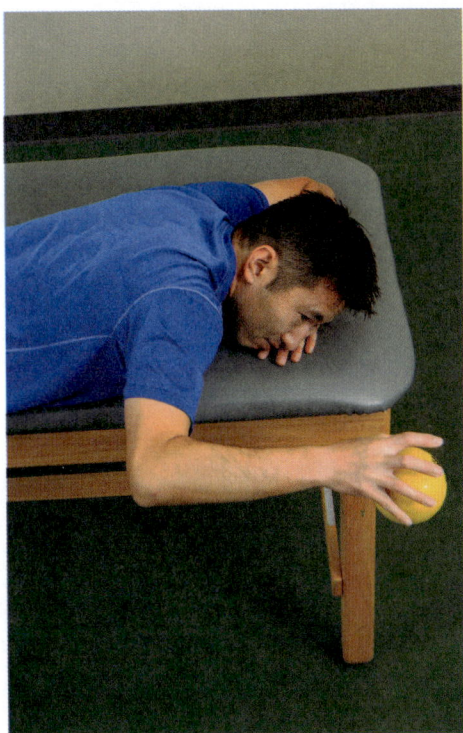

图5.36 俯卧90/90超等长扔球训练

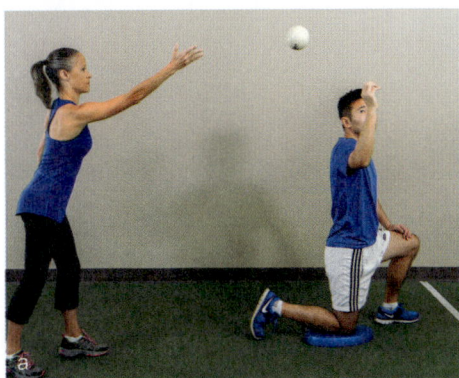

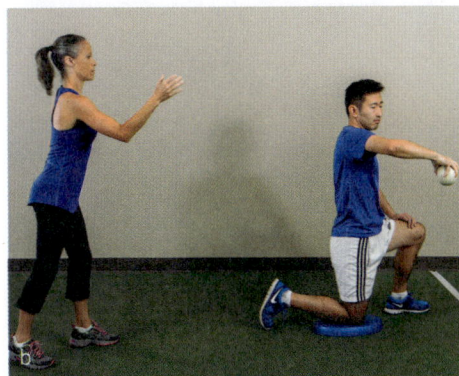

图5.37 跪姿90/90超等长反向抓球训练：a. 伙伴投掷球；b. 抓取球并减速

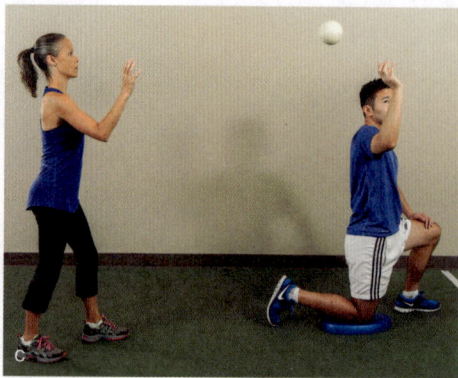

图5.37（续） 跪姿90/90超等长反向抓球训练：c.向心将球扔给伙伴

示了两种建议过顶型运动员练习的超等长训练。埃伦贝克和同事（Ellenbecker et al.,

2015a）研究了这些训练，并且在这些训练中观测到了高水平的下斜方肌的EMG活性（118%～131%MVIC）和冈下肌的EMG活性（85%～103%MVIC）。

结论

ROM、肩胛骨稳定性及肩袖肌群的训练这三方面构成了完整的肩关节康复过程。

通过提供基于肩部病理学的针对肩部损伤患者的高水平干预的原理和描述，本章详述的训练和技术应当能为康复人员提供专业的指导。

第6章

第章

手术修复和康复计划

第5章所描述的康复过程可用于指导临床医生对肩袖部分撕裂或完全撕裂的患者进行康复治疗。本章则涉及肩袖修复和盂唇修复的内容。

肩袖修复

保守治疗失败、晚上休息时疼痛感强烈、日常生活与娱乐受到严重干扰以及肩关节功能障碍等因素，都会促使患者决定用手术来解决肩袖撕裂问题（Ellen-becker, 2004）。然而，有报道称肩袖完全撕裂的保守康复治疗获得了成功，这从康复角度上看是很有意义的。库恩和同事（Kuhn et al., 2013）研究了452位肩袖完全撕裂的患者，发现他们在6～12周的非手术性康复期间，肩关节功能显著增强，且其中少于25%的患者选择手术治疗肩袖完全撕裂。70%的撕裂仅仅发生在冈上肌，而冈上肌和冈下肌

同时撕裂的概率为21%（在本次研究的对象中，91%的人有冈上肌或冈下肌撕裂）。跟踪观察患者2年后，库恩和同事（Kuhn et al., 2013）发现，75%的患者进行非手术性治疗后都恢复得不错。

在另一项研究中，库科宁和同事（Kukkonen et al., 2014）研究了3个治疗小组，所研究的患者都是55岁及以上的非开放性肩袖断裂患者。这3个治疗小组使用的治疗方法分别是非手术理疗、肩峰下解压与非手术理疗结合，以及肩袖修复手术后肩峰下解压与非手术理疗结合。跟踪观察研究对象1年后，研究人员发现，3组患者的关节镜评估分数没有明显的区别。因此，研究表明非手术理疗在肩袖撕裂治疗中十分重要。但是一些患者的情况复杂，仍需要手术治疗。本章大部分内容聚焦于肩袖撕裂康复这个概念。

手术治疗

肩袖完全撕裂的手术治疗基于以下几个原则：撕裂模式识别、牢固固定及足印区的恢复。识别正确的撕裂模式很重要。许多修复手术失败的原因是未正确识别撕裂模式而尝试非解剖性的修复，这会导致组织张力增加，解剖结构的恢复效果也很差（Burkhart et al., 2001）。

完全撕裂模式可大致分为两种类型：新月形和U形（有多个变种）。新月形撕裂与大结节的距离通常并不远，因此通常的做法是直接将肌腱修复回大结节上。最大限度的这种撕裂通常发生在肌腱纵轴的横向，必须对其进行清创以保证高质量的组织修复。这种情况下，两边的关节表面会形成粘连，这些粘连需要被移除，以保证关节松动完整进行和减少修复时产生的张力（Burkhart et al., 2001）。

最大限度的U形撕裂通常发生在肌腱纵向。中间位置撕裂不代表分离，而代表着肌肉收缩时会出现L形或T形撕裂。松解肩峰下和关节间的粘连使肌腱的两叶移动，有助于更好地识别撕裂模式。撕裂的纵向部分可以通过边缘融合的方法修复，横向部分（现在被称为新月形撕裂）可以被修复至骨骼。撕裂处纵向双侧闭合的边缘融合可以减少撕裂内侧缘的张力，这样内侧缘的张力就在修复的承受范围内（Burkhart et al., 2001）。

大部分研究的主题都聚焦于肌腱缝合的方式（Burkhart, 2000; Fealy et al., 2002）。缝合方式可以分为小面积、大面积或二者结合（经莫森-艾伦改良）等类型。尽管

现在的一些文章对每种缝合类型都表示支持，但是需要关注的是缝合线打结的安全性（在结受到外力时，肌腱与骨骼间的环的安全性和结的安全性）以及每个缝合处需要承载多少压力。固定位置的选择标准为让肩袖与骨连接的地方处于合适位置。选择的位置还应具备合适的固定装置拔出强度。缝合锚应以45度角放置，以抵抗拔出的力。对于单排修复，缝合锚应距离关节边缘4～5毫米。最近，专家建议使用双排缝合桥修复技术，以优化缝合位置、缝合处的承压力及固定位置。修复排由内侧缝合锚和外侧骨隧道或内侧和外侧缝合锚组成（Fealy et al., 2002）。临床报告显示这些技术的效果良好。双排缝合桥（也称穿骨道）修复技术能最大限度地覆盖肩袖足印区。大多数修复需要复制附着区的宽度而不是大小。通过扩大接触面及使其更加符合生理结构，双排缝合桥修复技术在理论上有能力增加恢复潜力和修复结构的极限抗拉强度（Park et al., 2007）。冈上肌足印区可被定义为冈上肌附着在大结节上的区域，其前后距离为12毫米，内外距离为24毫米（Mochizuki et al., 2009）。

术后康复计划

前文已经阐述了关节镜下肩袖修复的几个重要概念，它们对术后康复有重要影响。图6.1展示了中等尺寸撕裂的关节镜下肩袖修复术的术后康复计划。早期康复聚焦于活动度的恢复，以在保护手术修复组织的同时防止关节囊粘连。一些术后康复计划要求在康复的前6周限制关节活动的范围。

通用指南

- ROM和抗阻训练的进阶要取决于患者的承受力。
- 患者在肩部疼痛或有不明疼痛点时不能进行进阶抗阻训练。
- 如有需要，患者可使用支具，以支持日常活动，夜晚也可使用。在可承受的范围内，患者不应使用支具。
- 手术后患者可进行家庭运动，包括腹部按摩、来回跑和握力运动。
- 进阶到主动ROM内的抗重力运动的时间和支具的使用时间，要根据肩袖撕裂的程度、组织质量和固定情况来预测。

术后1 ~ 2周

1. 前4 ~ 6周，在患者可承受范围内的早期PROM训练。

   a. 屈曲。

   b. 在肩胛骨平面和冠状面外展。

   c. 伴随45 ~ 90度外展的内旋-外旋。

2. 进行次最大强度等长内旋-外旋、屈曲-伸展和外展训练。

3. 进行盂肱关节和肩胛胸壁关节松动，肘部、前臂和手腕被动牵拉。

4. 进行侧卧位肩胛骨前伸-后缩抗阻训练，激活前锯肌和下斜方肌活动并延长其活动时间。

5. 家庭运动指导。

   a. 使用T形棒、滑轮和仰卧姿势对侧臂辅助的PROM和AAROM家庭运动指导，应在患者可承受的范围内进行。

   b. 负重（闭链）情况下的球上、工作台上或桌子上科德曼运动指导。

   c. 维持抓握力量的运动指导。

术后3周

1. 从前几周开始就持续进行患者可承受范围内的肩关节ROM训练和等长力量训练，并使患者向AAROM训练进阶。

2. 使用上身测力计（如有）。

3. 开始主动的肩胛骨强化运动并持续进行侧卧位徒手肩胛骨稳定运动。

   a. 肩胛骨后缩。

   b. 肩胛骨下降并后缩。

4. 在只有盂肱关节支撑的情况下开始恢复全部上肢力量的抗阻训练。

   a. 肱二头肌弯举。

   b. 肱三头肌弯举。

   c. 腕部弯举——屈曲、伸展、尺偏和桡偏。

5. 使用仰卧平衡点姿势（肩关节屈曲90 ~ 100度）进行次最大节律性肩胛骨稳定训练，以激

图6.1 关节镜下肩袖修复术后康复计划

活肩关节的动态稳定。

术后5 ~ 6周

1. 早期等张抗阻训练聚焦于下列动作。

   a. 侧卧外旋。

   b. 俯卧伸展。

   c. 俯卧水平外展（限制至45度）。

   d. 仰卧内旋。

   e. 屈曲至90度。

注意：建议开始时不使用外部阻力（只利用手臂自重）进行低阻力、高重复次数（比如重复30次）的训练。

2. 进阶到所有运动平面的完全PROM和AROM训练，包括从术后初期的90度外展位内、外旋训练进阶到内收中立位内、外旋训练。

3. 进行外旋振荡训练（将毛巾卷置于腋窝和振荡设备下的抗阻外旋训练）。

4. 进行运用重力或弹力带阻力实现等张收缩的强化肩袖肌群和肩胛骨周围肌肉的家庭运动项目。

术后8周

1. 开始闭链台阶训练和四点着地节律性稳定训练。

2. 启动使用小型运动球的上肢超等长胸前传球训练、功能性两手旋转击落地球训练或高尔夫球挥杆模拟训练，逐渐进阶至使用可承受范围内的轻质药球。

术后10周

1. 启动改良中立姿势下的内、外旋次最大强度等速训练。

   以下为进阶至等速训练的标准。

   a. 患者的内、外旋活动范围比等速训练时用到的范围要大。

   b. 对于使用2 ~ 3磅的负荷或中等阻力的手术带或弹力带提供阻力的等张训练，患者可以无痛完成。

2. 回归到过顶型工作或体育活动中的患者可进阶至90度外展旋转训练。

   a. 俯卧外旋。

   b. 在肩胛骨平面上90度外展的站立位内旋-外旋。

   c. 自由状态（外旋振荡）。

术后12周（3个月）

1. 进阶至最大内、外旋等速训练和在改良30/30/30姿势下进行的评估力量的等速试验。记录AROM、PROM并管理肩关节评估表。

图6.1（续） 关节镜下肩袖修复术后康复计划

2. 如果符合以下标准，则开始间歇回归运动。

　　　　　a. 内、外旋力量至少达到健侧肢体的85%。

　　　　　b. 外旋－内旋比值为60%或更高。

　　　　　c. 活动范围内无痛。

　　　　　d. 临床检查期间撞击征阴性、无不稳定标志。

术后16周（4个月）

　　　　1. 再次进行等速评估，记录AROM、PROM及肩关节评估结果。

　　　　2. 进阶训练需持续至上肢完全恢复体育活动（如投掷、网球发球）能力。

　　　　3. 准备从正式的物理治疗转向家庭运动。

图6.1（续） PROM＝被动活动度；AROM＝主动活动度；AAROM＝辅助主动活动度
关节镜下肩袖修复术后康复计划

　　多个已发表的基础科学研究成果为肩关节ROM和允许关节偏移及关节囊延长的动作的安全应用提供了依据，同时说明修复好的肌腱中产生了稳定的保护性张力。畠山等人（Hatakeyama et al., 2001）在尸体样本中修复了"1厘米×2厘米"的冈上肌撕裂，并且研究了肩关节在冠状面、肩胛骨平面、矢状面上外展30度时，盂肱关节的旋转活动度对冈上肌张力的影响。结果表明，和旋转中立位产生的张力相比，30度和60度外旋时冈上肌及肌腱中的张力实际上是减少的；相反，30度和60度内旋时，冈上肌及肌腱中的张力增加。这项研究能够让患者知道自己是否能进行以外旋为主的早期PROM训练。另外，大部分患者由于术后不能移动，所以需要保持内旋的姿势。尽管畠山等人（Hatakeyama et al., 2001）发现内旋会导致张力增加，患者仍需要让肩关节保持内旋姿势。畠山等人（Hatakeyama et al., 2001）的与临床相关的另一项研究，是比较盂肱关节旋转时已修复冈上肌肌腱在冠状面、肩胛骨平面和矢状面上的固有张力负荷的差距。盂肱关节内、外旋时，和冠状面与肩胛骨平面上的负荷相比，已修复冈上肌肌腱在矢状面上的负荷明显更高。因此，基于这项重要的基础科学研究，在用肩胛骨平面姿势来减轻已修复肌腱张力时，应将早期PROM训练与盂肱关节的内、外旋结合起来（图6.2）（Hatakeyama et al., 2001）。

　　另一项基础科学研究给早期术后康复中ROM的应用提供了指导。村木等人（Muraki et al., 2006）研究了被动活动对尸体样本中冈上肌肌腱张力负荷的影响，这和之前畠山等人（Hatakeyama et al., 2001）开展的一项研究类似。他们发现在肩关节外展60度的交叉臂内收动作中，不管是冈上肌还是冈下肌肌腱，张力都未明显增加；然而，与中立位和休息位相比，外展30度和60度的内旋确实导致了冈下肌肌腱下部张力的增加。这项研究给医生在术后选择安全的活动度训练提供了额外的指导。它还显示了了解肌腱断裂的部位和程度的重要性，

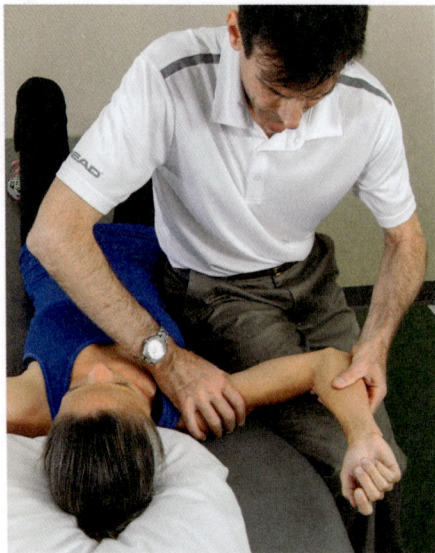

图6.2 肩袖修复术后在肩胛骨平面上外展90度的外旋

因为在术后康复中外旋训练开始得过早会使后肩袖肌群修复的位置（包括冈下肌和小圆肌）承受的张力负荷增加。

村木等人（Muraki et al., 2007）的研究探讨了关节松动术对术后修复的肩袖（冈上肌）肌腱的影响。他们的研究表明，与肩关节外展0度相比，肩关节外展30度时进行的关节松动术在已修复的肌腱中产生的张力负荷更小。因此，不应在肩关节外展0度时使用关节松动术，而应在肩关节处于肩胛骨平面上时使用，这样才能在肩袖修复术后减少肌腱压力，并在康复计划中安全地使用关节松动术（Hatakeyama et al., 2001; Muraki et al., 2007）。

目前关于肩袖修复术后康复讨论得最广泛的概念之一是肩袖修复术后早期PROM恢复的概念。2009年的研究发现，还没有足够的研究结果或基于实际情况的结论能够提供与肩袖修复术后应制动还是进行早期PROM活动相关的建议（Arndt et al., 2012）。

现在已经发表了4组随机对照试验的结果，比较了肩袖修复术后早期PROM活动与悬吊制动之间的差别（Cuff et al., 2012; Keener et al., 2014; Kim et al., 2012; Lee et al., 2012）。荟萃分析确定了来自这4个对照试验的对临床应用有益的重要发现（Riboh et al., 2014）。一些专家支持在关节镜下肩袖修复术后应用早期PROM活动的方法，他们将该术后常见的并发症（术后僵硬）作为应用的主要依据（Brislin et al., 2007; Namdari et al., 2010）；另一些专家则反对，理由是应用早期PROM活动后手术部位再次出现撕裂的概率较高（Galatz et al., 2004; Tashjian et al., 2010）。荟萃分析结果（Riboh et al., 2014）表明，和悬吊制动相比，早期PROM活动会在术后的3、6、12个月内持续增加肩部屈曲活动度。进行了早期PROM活动的人群的外旋活动度也会增加；然而，这种增加只在术后3个月后才会比较明显。在跟踪观察研究对象至少1年后，专家发现早期PROM活动不会导致肩袖再次撕裂的概率增加。这项研究是把大面积肩袖撕裂情况排除在外的。随着未来手术修复和康复方法的不断改进，持续的研究和调查会帮助医生确定进行固定和康复的最佳时期。

肩袖修复术后康复过程中的一个关键因素是从PROM活动进阶至AAROM和AROM活动。在普遍应用的康复活动中，对于肌肉激活程度的分级，专家有不同的看法。这些分级在相关的文献中有记载。麦卡恩和同事（McCann et al., 1993）的研究对在仰卧位运动和坐位滑轮辅助外展运动中冈上肌的活性等级做了详细的阐述。麦卡恩和同事（McCann et al., 1993）研究的结果是，尽管在这两项运动中冈上肌的活性等级都较低，但是在坐位滑轮辅助外展运动中冈上肌的活性与仰卧运动相比更为显著。

另外，埃尔斯沃思和相关人员（Ellsworth et al., 2006）已经量化了科德曼钟摆运动的肌肉活性等级。他们的研究表明，此项运动中肩袖肌群的肌肉活性等级最低。然而我们不能认为这项运动是被动进行的，因为肌肉实际上已经被激活了，尤其是在有肩关节病变的患者中。另外，许多物理治疗师不推荐在进行钟摆运动时手中负重，因为可能会出现无效代偿运动。埃尔斯沃思及其同事（Ellsworth et al., 2006）发现，不论手上有无负重，肩袖肌群活性在钟摆运动中都没有变化。无负重钟摆运动在增加肌肉活性这点上和有负重钟摆运动的效果是一样的。因此，对于在术后早期阶段只能进行被动活动的患者来说，使用钟摆运动仍可能存在一些问题。

这些研究给早期使用AAROM活动提供了客观性的指导，以使这些活动可以被安全地用在肩袖修复术后的早期康复中。肩袖修复术后前2～4周的康复通常涉及PROM活动，同时还涉及多个肩袖最小限度的AROM和AAROM活动，比如主动辅助屈曲、过顶滑轮训练及摇臂训练。另外，在仰卧平衡点姿势（肩关节屈曲90度）下，患者会根据医生的提示从肩关节屈曲90度开始进行主动的范围较小的屈伸运动（图6.3）以激活肩袖和肩胛骨肌群。这些训练都需要通过徒

手抗阻技术进行，这种技术强调的是医生的手直接接触患者肩胛骨，建议与早期的肩胛骨稳定训练同时进行，从而在尽量避免用力的情况下恢复和增加肩袖、斜方肌、菱形肌和前锯肌的活性。基布勒和同事（Kibler et al., 2008）已经通过研究量化了低强度闭链训练（如摇板重量转移）的EMG水平，并且强调了在应用低强度闭链训练时肩胛骨肌肉和肩袖活性保持在低水平（10%）。

患者可在术后大概6周后进阶至肩袖和肩胛骨抗阻训练，这时理论上早期手术修复的组织已经愈合了。不同的患者在开始抗阻训练的时间上存在明显的差异（Timmerman et al., 1994），这是受多种因素影响的。这些因素包括但不限于撕裂的程度、撕裂类型、组织质量、手术的进程和患者的健康状况及年龄。

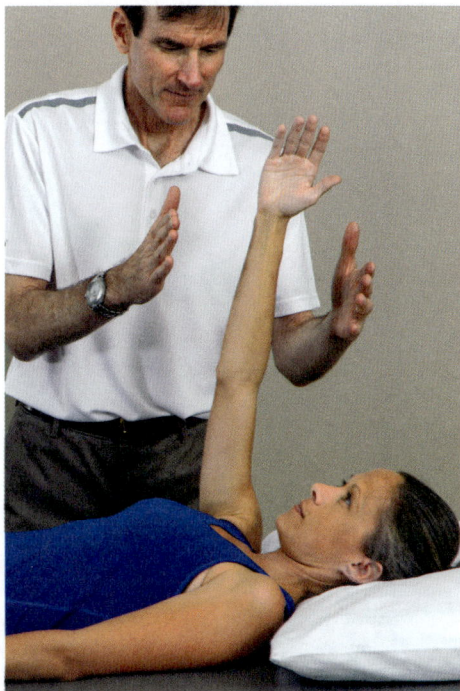

图6.3 仰卧平衡点姿势（肩关节屈曲90度）

在这个康复的关键阶段，应用抗阻训练前，医生必须要根据已发表的文献确定肩袖和肩胛骨稳定系统的肌肉活性等级，还要确定患者是不是能承受抗阻训练。这些研究（第5章）给确定最佳运动模式提供了基本原则，可以帮助患者达到想要的肩袖和肩胛骨稳定系统的肌肉活性等级。出于安全和保护已修复组织的考虑，同时还为了增强局部肌肉耐力，建议进行低阻力的重复性运动。许多研究建议进行多组重复性运动，每组15～20次，以提高肩袖和肩胛骨稳定肌群的力量（Malliou et al., 2004; Wang et al., 1999）。使用短杠杆臂、保持盂肱关节屈曲少于90度且在与冠状面垂直的平面上运动的运动模式，理论上可以降低训练时产生的压力负荷，减少肩胛骨的负重。另外，专家建议早期聚焦于肩袖和肩胛骨稳定系统的训练，而不强调大的主要的动力性肌肉

（如三角肌、胸肌和上斜方肌）的训练，以减少关节损伤和不恰当的关节代偿，另外还可尝试通过训练来优化内、外旋肌肌力的平衡（Lee et al., 2002; Malliou et al., 2004）。上肢抗阻训练器械用于在康复的这一阶段辅助肩关节屈曲，以防止或减少肩胛骨的代偿运动（图6.4）。

本书详细描述了一种具体试验，即空罐试验（第3章）。尽管EMG研究显示空罐试验期间冈上肌肌肉活性较高（Malanga et al., 1996; Thigpen et al., 2006），但是屈曲和内旋动作的结合在实际的临床应用中已经出现了令人失望的结果，并且还会导致代偿和错误发力方式的出现（Thigpen et al., 2006）。在利用动作分析比较空罐和满罐试验（肩胛骨平面上内旋和屈曲）时发现，肩胛骨内旋和前倾的角度会增加。以肩胛骨内旋和前倾为特征的运动模式理论上会减

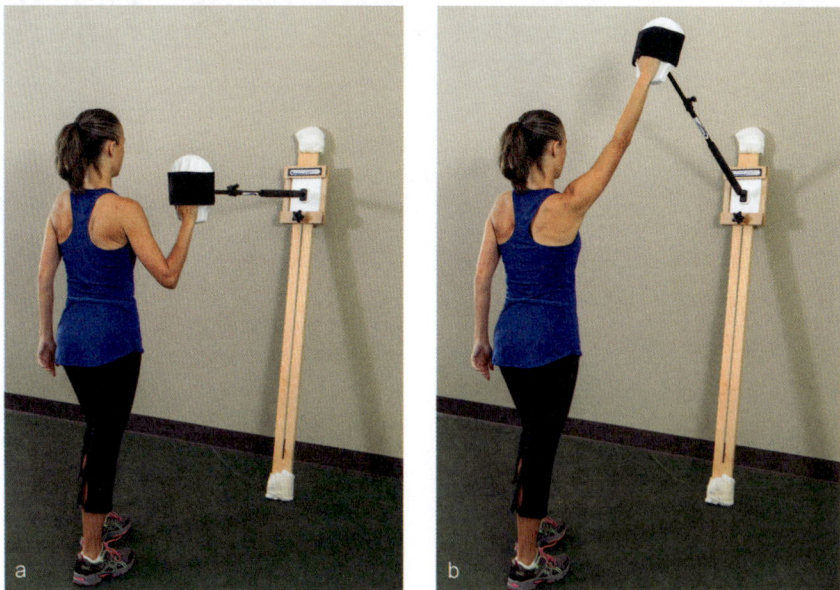

图6.4 上肢抗阻训练器械用于辅助肩袖修复术后肩关节的屈曲：a. 开始姿势；b. 结束姿势

少肩峰下空间，这会影响患者使用重复性运动模式的能力，而在进行肩关节康复时，需要通过重复性运动来增强力量（Thigpen et al., 2006）。

用于加强肩胛骨稳定性的训练重点关注下斜方肌和前锯肌。多纳泰利等人（Donatelli, et al., 2003）及基布勒等人（Kibler et al., 2008）对能够更大程度地激活肩胛骨稳定肌群的上肢动作模式做了一个总结。从早期徒手抗阻的训练模式进阶至弹力带和轻哑铃抗阻的训练模式是肩袖修复术后康复计划的重要组成部分。王和同事（Wang et al., 1999）的研究表明6周的弹力带抗阻训练后，患者的肌肉力量明显增加，肩肱节律也明显改善。使用强调肩胛骨前伸和肱骨外旋的训练模式有利于在肩关节康复中增强肩胛骨的稳定性并促进肌肉平衡。后期的肩袖修复术后康复与本书前几章阐述的内容相似，图6.1展示了这部分详细的内容。

在患者进行微创和全关节镜下肩袖修复术后对其进行短期跟踪观察，结果显示患者的主动和被动活动度几乎完全恢复，只是与健侧肢体相比较，患侧肢体的肌肉力量有些缺陷，其表现为内、外旋时的力量减少10% ~ 30%（Ellenbecker et al., 2006）。目前已有研究表明，微创和全关节镜下肩袖修复术后，尽管在康复中已对肩袖后群（外旋肌）进行了强化，但是这些结构仍出现了较高程度的力量缺失。

盂唇修复

上盂唇这种有着复杂损伤特性的部位的修复对临床治疗来说是一项挑战。要想让其恢复正常的功能，需要完整和恰当的诊断和手术，以及良好的术后康复。新关节镜技术的出现帮助医生清楚地了解正常的盂唇解剖结构、盂唇异常及涉及这个结构的病变机制。另外，这些技术也极大地增强了医生通过手术解决盂唇病变的能力。安德鲁斯和同事（Andrews et al., 1985）起初基于对一些投掷型运动员的研究阐述了上盂唇撕裂的相关内容。后来，斯奈德和同事（Snyder et al., 1995）引入了术语SLAP损伤，意思是自前向后的上盂唇损伤。他们基于出现的损伤类型，最先将这种损伤分成了4类，还强调了这种损伤可能会导致肱二头肌长头肌腱的断裂（Snyder et al., 1990）。后续又有研究者进行了另一种分类：增加了具体的2级类型，进一步阐述了原先的4类损伤（Gartsman et al., 2000; Maffet et al., 1995; Morgan et al., 1998）。基于盂唇病变不同类型之间的细微差别，医生或专家需要寻找一个合适的治疗方案以解决出现的具体问题。

目前清楚的是可以用关节镜下清创或修复的方式治疗系统性上盂唇损伤，这取决于损伤的具体类型（Field et al., 1993; Pagnani et al., 1995a, 1995b; Reinold et al., 2002; Snyder et al., 1997; Williams et al., 1994）。为了保证治疗成功，患者必须要按照医生制定的术后康复项目来进行康复训练，而术后康复项目的设计必须以对上盂唇损伤情况的精确诊断为依据。

非手术康复

当给SLAP损伤患者设计非手术康复计划时，一定要考虑SLAP损伤的类型、损伤的大小以及伴随发生的其他损伤。对出现了盂唇撕脱的SLAP损伤（如Ⅱ型、Ⅳ型和Ⅵ到Ⅹ型），通常情况下如果不进行手术治疗是不可能自己痊愈的。Ⅰ型和Ⅲ型SLAP损伤可以通过非手术方式成功地愈合。但是像肩袖部分撕裂或磨损及肱二头肌长头肌腱撕脱这类伴随发生的损伤会使康复治疗变得复杂。

康复计划需要包含减少炎症和疼痛感、恢复正常的活动度（尤其是内旋）和重建正常的关节囊灵活性这三个目标。另外，在改善肩胛骨位置和肌肉力量的同时，要恢复外旋-内旋比值，这个过程包括强化下斜方肌、中斜方肌和菱形肌。而恢复正常的肩胛骨姿势和位置，是康复计划的必要组成部分。一旦实现了上述目标，患者就可以逐渐回归到体育活动中。

爱德华兹和同事（Eduards et al., 2010）对39名患者进行了研究，来观察非手术康复的成功概率，他们在对患者进行了为期3年的跟踪观察后发现，51%的患者出现了治疗失败的情况，需要手术治疗SLAP损伤。剩下的非手术治疗成功的患者中，只有66%的过顶型运动员可以重新回到过顶型运动中。这项研究表明，对于上盂唇损伤患者来说，非手术治疗有一定的效果，但是要想成功回归过顶型活动，如果没有经过手术治疗，则不太可能实现。医生需要进一步的关于非手术治疗SLAP损伤的研究，以更好地了解非手术治疗在患者的恢复中可以扮演什么样的角色，并确定哪些患者需要这种类型的治疗。

手术治疗

非手术治疗SLAP损伤可能会失败，尤其是Ⅱ型和伴有盂唇不稳及潜在肩关节不稳的Ⅳ型SLAP损伤。因此，对于伴随其他待处理病变的SLAP损伤，医生经常使用手术干预。运动员如果已经进行了保守治疗，可参考下面阐述的治疗原则。

许多临床经验表明Ⅰ型SLAP损伤可能和年龄因素导致的上盂唇磨损有关，不一定需要特殊治疗。过顶型运动员可能会由于内旋撞击而出现后上盂唇磨损的情况（Walch et al., 1992）。目前已有研究表明，对于盂唇磨损，仅凭清创，不能有效且长远地缓解症状（Altchek et al., 1992; Davies et al., 2004）。然而，如果症状加重或需手术干预，Ⅰ型SLAP损伤通常会被清创以使盂唇边缘稳定。

Ⅲ型SLAP损伤同样需要清创以恢复盂唇边缘的稳定性，就像膝盖半月板撕裂一样。然而有一个例外是包含比福德复合体的Ⅲ型SLAP损伤，其治疗方法和Ⅱ型SLAP损伤一样（Snyder et al., 1990）。

对不稳定的Ⅱ型和Ⅳ型SLAP损伤清创（无修复）后，结果不是很理想，因此这些损伤需要进行修复，以恢复正常的生理结构（Altchek et al., 1992; Davies et al., 2004）。在存在Ⅱ型SLAP损伤的情况下，上盂唇需要被再次连接到盂肱关节和稳定的肱二头肌肌腱上。通常用缝合锚修复Ⅱ型SLAP损伤（图6.5）。Ⅳ型SLAP损伤的治疗通常要根据撕裂的肱二头肌肌腱的面积来确定。当撕裂的肱二头肌肌腱少于整个肌腱面积的30%时，需要割除撕裂的组织，然后重新将肌腱与上盂唇连接。如果肱二头肌肌腱撕裂的面积较大，通常要对肱二头肌肌腱进行双侧修复，并将其与上盂唇重新连接。然而，如果肱二头肌肌腱撕裂面积大到可以实质性地改变肱二头肌的起点，进行肱二头肌肌腱固定术（肱二头肌长头肌腱远端重新连接至肩胛骨盂上结节处）会比直接修复更有用。除了SLAP损伤的治疗，在进行手术的时候还要单独评估和治疗相关的肩袖损伤和盂肱关节不稳定。

手术修复SLAP的目标是通过强有力的修复使患者尽快恢复肩部功能并且回归到全部活动或体育竞技中。使用关节镜下手术技术，利用4.5毫米动力刨刀去除所有纤维粘连，使上盂唇沿着整个分离区域移

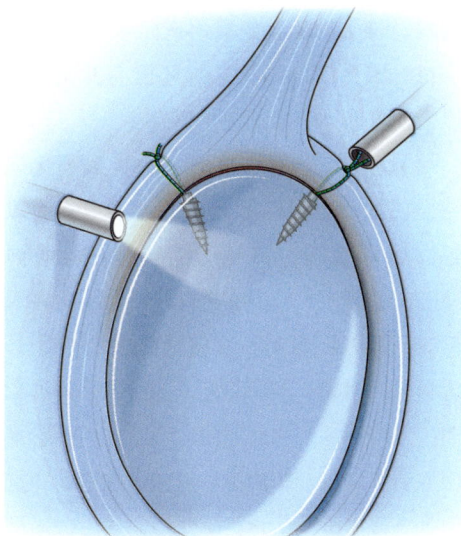

图6.5　使用缝合锚来修复 II 型SLAP损伤

动。这个区域通常情况下从盂肱关节大约11点的方向延伸至1点的方向（右肩）。骨骼的连接区域会磨损出流血床促进愈合。盂唇表面修复同样也会通过轻微的磨损来刺激愈合反应。两个缝合锚一般而言足以保护肱二头肌肌腱和上盂唇。一些外科医生更偏向于使用可吸收的缝合锚，在缝合的孔眼处使用的是由两股不可吸收的材料编织成的活结。医生根据出现的SLAP损伤大小来判断使用的锚的数量。每个缝合锚都在肱二头肌和正常的盂唇附着区域取得折中，通常为11点半和12点半方向。缝合锚一般位于关节软骨和皮质骨的连接处。医生通过拉扯缝合处来试验锚固定的地方是否安全。如果缝合锚处于正确的位置，那么每个缝合处的末端会穿过盂唇。如有需要，外科医生可能会选择在肱二头肌和盂唇连接处的附近缝上一些肱二头肌肌腱，以保护肱二头肌肌腱，另外还使用关节镜下打结技术。通常情况下，锚的位置和结的位置是从后到前的。

不稳定的 II 型和 IV 型SLAP损伤的手术修复结果良好，患者的满意度达80%以上（Pagnani et al., 1995a, 1995b; Stetson et al., 2002）。赖诺尔德和同事（Reinold et al., 2003）声称，87%的运动员进行了加热关节囊缝合术并对SLAP损伤进行了清创，84%的运动员同时进行了SLAP损伤修复，他们在重返赛场时，使用改良版肩关节运动评估表进行评估的结果为良好或优秀。

术后康复计划

在手术治疗上盂唇后，因为经常会有盂肱关节不稳定的情况出现，所以医生根据损伤的严重程度、SLAP损伤的类型、具体要进行哪种手术（清创还是修复）及其他的伴随手术来确定具体的康复计划。整体上来说，在康复过程中，首先要强调的是恢复和加强盂肱关节的动态稳定性，同时要保证正在愈合的组织不能承受太大的压力。

在患者实施康复计划之前，医生必须要进行全面的主观评估及临床检查来确定准确的治疗机制和患者盂唇损伤的性质。对于压力性伤害（如手完成伸展时摔倒）导致SLAP损伤的患者来说，应尽量避免负重运动，从而减少对上盂唇的压迫力和剪切力。有撕裂损伤的患者，要避免负荷过大的抗阻训练或过度的肱二头肌离心收缩。另外，有剥离损伤的患者（如过顶型运动员）应该在SLAP损伤愈合的时候避免过度的肩部外旋。因此，当医生为每个患者确定合适的康复计划时，受伤机制是一个重要的独立评估因素。

尽管SLAP损伤的具体康复效果未被记录，但是接下来的部分在临床经验和对盂唇力学和SLAP损伤病理学的科学研究的基础上概述了一些指导原则（Burkhart et al., 1998; Nam et al., 2003; Powell et al., 2004; Reinold et al., 2003; Rodosky et al., 1994; Shepard et al., 2004; Vangsness et al., 1994; Wilk et al., 2001b）。

I 型和 III 型 SLAP 损伤清创后的康复

针对 I 型和 III 型 SLAP 损伤，正常情况下会进行简单的关节镜下磨损盂唇清创手术，而不是解剖结构修复。图6.6列出了进行这个治疗后的康复计划。这个计划从某种程度上来说在恢复正常功能和运动方面会比较激进，因为这个计划是在假定肱二头肌和盂唇的缝合锚稳定且完整的情况下制订的。

可根据伴随发生的损伤的程度来判断术后康复时期伤口愈合的速度。比如，如果存在明显的肩袖磨损（部分层断裂），并且已经通过关节镜下清创术解决了，康复计划必须要进行合适的调整。通常情况下，术后3～4天使用支具会比较舒服。术后立即进行由治疗师指导动作和辅助的AAROM和PROM训练，患者能在术后10～14天完全恢复PROM。患者进行屈曲ROM活动是为了增加肌肉的承受力。通常在术后4～5天，患者开始进行肩胛骨平面上外展45度的内、外旋训练，然后再进阶至90度外展训练。因为解剖结构修复还没有开始，所以活动度的训练会比较早进行。

术后前7天所有平面上的等长强化训练会以次最大强度和无痛的方式进行，以延缓肌肉萎缩。针对肩部和肩胛骨肌肉（肱二头肌除外）低强度的等长训练会在术后第8天前后启动。这包括弹力带内、外旋、侧卧外旋、俯卧划船、俯卧水平外展和俯卧外旋训练。主动屈曲运动［如肩胛骨平面屈曲（满罐）和侧举］也包含在里面。抗阻训练以0.45千克的负荷开始，然后每周增

阶段 I：动作阶段（第1 ~ 10天）

目标

- 重建无痛ROM。
- 防止肌肉萎缩。
- 降低疼痛和炎症发生的风险。

运动模式

- 钟摆运动。
- PROM-AAROM 绳和滑轮。
  - 屈曲–伸展。
  - 外展–内收。
  - 外旋–内旋（于0度外展开始，后进阶至45度外展，最后90度外展）。

- 自我牵拉（关节囊牵拉）。

运动

- 等长训练。

注意: 术后5 ~ 7天不要进行肱二头肌等长训练。

- 稍后阶段（通常术后7 ~ 10天）可开始0度外展外旋–内旋训练。

降低疼痛和炎症发生风险

- 冰敷。
- 非甾体抗炎药。
- 物理治疗。

阶段 II：中间阶段（第2 ~ 3周）

目标

- 重新获得和提高肌肉力量。
- 使关节动力学恢复正常。
- 提高肩关节复合体的神经肌肉控制能力。

阶段 II 关键进阶

- 全PROM。
- 最小疼痛和张力。
- 内旋、外旋和屈曲的MMT良好。

第2周

运动

- 使用哑铃的等张训练。
  - 肩部肌肉。
  - 肩锁关节。
  - 0度外展弹力带内、外旋训练。
  - 侧卧外旋。
  - 俯卧划船外旋。
- 本体感神经肌肉促进动态稳定徒手抗阻。

- 使肩关节复合体的关节动力学恢复正常。
  - 关节灵活性。
  - 持续性肩部拉伸（90度外展时外旋–内旋）。
- 神经肌肉控制训练。
- 本体感觉训练。
- 躯体核心训练。
- 上肢耐力训练。

降低疼痛和炎症发生风险

如果需要，持续使用冰敷。

第3周

运动

- 投掷者十项训练。

- 强调肩袖和肩胛骨强化。
- 动态稳定运动。

图6.6 I型和III型SLAP损伤的关节镜下清创术后康复计划

阶段 III ： 动态加强阶段－高级强化阶段（第4～6周）

目标

- 提升力量、爆发力及耐力。
- 提高神经肌肉控制能力。
- 让运动员准备好开始投掷。

进入阶段 III 的标准

- 无痛的全 AROM 和 PROM。
- 无疼痛或张力。
- 患侧达到健侧肢体力量的70%。

运动

- 投掷者十项训练。
- 哑铃强化训练（冈上肌、三角肌）。

- 从90/90姿势开始弹力带外旋－内旋训练（慢－快节奏）。
- 肩锁肌肉训练。
- 肱二头肌弹力带训练。
- 超等长训练（双手运动，再进阶至单手运动）。
- 诊断模式（PNF）。
- 等速强化训练。
- 肌耐力训练：神经肌肉控制训练。
- 本体感觉训练。

阶段IV ： 回归运动阶段（第7周或更久）

目标

循序渐进地增加活动，以让患者准备好进行全部功能性运动。

进阶至阶段 IV 的标准

- 全PROM。
- 无疼痛或张力。
- 外旋－内旋肌肉平衡和双侧比较的等速试验。
- 无痛临床检查。

运动

- 间歇回归运动项目（如投掷、网球）。
- 阶段 III 的所有训练（同一天进行投掷和训练，另一天进行下肢和ROM训练）。
- 进阶至间隔项目。

后续

- 等速试验。
- 临床检查。

图6.6（续） I型和III型SLAP损伤的关节镜下清创术后康复计划

加0.45千克的负荷。低强度肱二头肌抗阻训练通常在术后两周进行，同时避免刺激到手术清创的部位。另外，一定要特别注意早期过度的肘部屈曲和前臂旋后运动，尤其是离心运动。

做完手术后，随着强化项目的进阶，康复干预的重点要放在保持肌肉平衡和提升肩部动态稳定性上。这是通过多样性的徒手抗阻和末端范围节律性稳定训练进行的，同时需要进行的还有等张训练和核心稳定性训练。这些训练的主要目标是重新获得对运动时肱骨头的控制，尤其是在盂唇损伤是由盂肱关节过度松弛导致的情况下。

术后4～6周，患者就可以有控制地进行力量训练了。患者只能在正确的技术指导下进行这种训练，比如在坐姿划船和卧推期间要避免肩关节过度伸展，减少肩关节张力。快速伸缩复合训练在术后4～5周开始，以增强上肢承受外力和产生力的能力。最先进行的是双手快速伸缩复合训练，比如胸前传球、侧掷和过顶投掷，然后在7～10天后逐渐进阶至单手训练，比如棒球投掷。运动员被允许在术后7～10周逐渐回到特定的体育活动中，通常情况下应用的是间歇回归运动项目。运动员中能回归到过顶型运动的比例通常取决于伴随发生的损伤程度，比如，进行了肩袖清创且肩袖穿透程度为20%～30%的患者通常会遵循相关指南开始间歇回归运动项目，而情况更为严重的运动员应延迟开始间歇回归运动项目，至少要在术后4个月后才能开始。间歇回归运动项目的目标是保证运动员可以逐渐增加恢复中的组织所承受的负荷（Reinold et al., 2002）。开始间歇回归运动项目的时间通常是不同的，需要根据每年的时间、患者的目标和赛季来决定。在这之后患者能否尽快回到高水平的体育活动中，取决于患者在进行高需求的运动时维持盂肱关节动态稳定性的能力，因此最重要的是要有合适且足够的康复时间。

开始间歇回归运动项目的标准包括疼痛感要最小、关节活动范围要全、力量要足以及拥有良好的肩关节动态稳定性和之前提到的适当的康复进阶（Pagnani et al., 1995a, 1995b）。为了确定患者是否有足够的力量，可以进行等速试验，其标准是外旋峰值力矩－体重比值要达到18%～23%，外旋-内旋比值要达到66%～76%，外旋-外展比值要在速度为180度/秒时达到67%～75%（Reinold et al., 2004; Wilk et al., 1997, 2001b, 2004）。

II型SLAP损伤修复后的康复

过顶型运动通常会导致II型SLAP损伤，伴随肱二头肌肌腱从关节盂撕脱。剥离损伤同样也会频繁地出现。早期康复的关键在于要控制好施加在已修复的盂唇上的力和负荷。要制订一个合适的康复计划，重要的是确定损伤的程度，并清楚它准确的位置以及缝合锚的数量。比如三锚修复的康复速度比单锚修复的慢一些，这要根据损伤的情况和涉及的组织来判断。有时术后康复会被延迟，以让撕裂面积更大的肩袖充分愈合。相比于I型SLAP损伤，II型SLAP损伤需要将肱二头肌肌腱缝合回去。II型SLAP损伤的关节镜下修复术后康复计划如图6.7所示。

术后的前4周，患者按照医生的嘱咐在睡眠时固定肩关节，白天使用支具保护正在愈合的组织结构免受过度运动的威胁。术后前4周，在可承受范围内以低于90度屈曲的姿势逐渐增加运动范围，以避免盂唇修复处有张力（Wilk et al., 1997）。术后前2周，以肩胛骨平面外旋10～15度和内旋45度的姿势被动地进行外旋活动度训练。在使用翻转技术进行早期的外旋活动度训练时应谨慎，以减少盂唇压力。术后第4周，内、外旋活动度训练可进阶至肩部90度外展训练。外旋角度可逐渐增加，以在术后第8周前完全恢复运动范围（90度外展时外旋90～100度），到术后第12周的时候就可进阶至投掷动作（外旋115～120度）训练。进行关节活动度恢复时遇到的困难会相对较少。

术后立即开始等长训练。开始时以外旋-内旋和屈曲-伸展节律性稳定运动为主。这些节律性稳定运动理论上可以促进肩关节的动态稳定性恢复和肌肉的协同收缩（Wilk et al., 1993; Wilk et al., 2001a, 2001b,

阶段Ⅰ：术后即刻阶段，"保护动作"（第1天至第6周）

目标
- 保护解剖结构修复。
- 防止制动产生不好的影响。

- 提升动态稳定性。
- 减少疼痛和炎症。

第0～2周

- 使用支具4周。
- 4周内在睡眠时需要保持肩关节固定。
- 肘-手PROM。
- 手部抓握训练。
- 温和、被动地进行肩部AAROM训练。
  - 屈曲至60度（第2周：屈曲至75度）。
  - 肩胛骨平面屈曲至60度。

- 手臂在肩胛骨平面外旋～内旋。
  - 外旋至10～15度。
  - 内旋至45度。

注意：不要主动外旋、伸展或外展。

- 肩部肌肉次最大强度等长训练。
- 不要单独进行肱二头肌收缩训练。
- 冷冻疗法等之前提到的物理治疗方法。

第3～4周

- 第4周后暂停使用支具。
- 在肩关节固定的情况下睡眠，一直到第4周。
- 继续进行温和的ROM（PROM和 AAROM）训练。
  - 屈曲至90度。
  - 外展至75～85度。
  - 在肩胛骨平面外旋至25～30度。
  - 在肩胛骨平面外旋至55～60度。

注意：进阶速度要基于对患者的评估。

- 不要主动外旋、屈曲或伸展。
- 开始节律性稳定运动。
- 开始本体感觉训练。
- 0度外展的外旋～内旋。
- 持续等长训练。
- 持续冷冻疗法。

第5～6周

- 逐渐增加运动范围。
  - 屈曲至145度。
  - 45度外展下的外旋：45～50度。
  - 45度外展下的内旋：55～60度。
- 可开始伸展运动。
- 可开始90度外展下的低强度ROM训练。

- 继续弹力带内、外旋运动（手臂在身体两侧）。
- 本体感神经肌肉促进徒手抗阻。
- 开始主动肩部外展（没有阻力）。
- 开始满罐训练（手臂重量）。
- 开始俯卧划船、俯卧水平外展。
- 不要进行肱二头肌强化。

图6.7 Ⅱ型SLAP损伤的关节镜下修复术后康复计划

阶段 II：中间阶段，中强度保护阶段（第7 ~ 12周）

目标
- 逐渐恢复全活动度。

- 保护手术修复处的完整性。
- 恢复肌肉力量和平衡。

第7 ~ 9周

逐渐增加运动范围。
- 屈曲至180度。
- 90度外展下的外旋：90 ~ 95度。
- 90度外展下的内旋：70 ~ 75度。

- 继续等张训练。
- 继续PNF训练。
- 开始投掷者十项训练。
- 可开始肱二头肌参与下的AROM训练。

第10 ~ 12周

- 可开始稍有强度的强化训练。
- 外旋活动度训练进阶至投掷者动作训练。
90度外展下的外旋：投掷者外旋110 ~ 115度。

- 等张强化训练。
- 继续所有牵拉训练。

注意: ROM训练进阶到可以满足功能性的需求（比如：过顶型运动需求）。
- 继续所有强化训练。

阶段 III：最小保护阶段（第13 ~ 20周）

目标
- 建立并保持全PROM和AROM。
- 提高肌肉力量、爆发力和耐力。
- 逐渐开始功能性活动。

进入阶段III的标准
- 无痛的全AROM。
- 较好的稳定性。
- 肌肉强度。
- 无疼痛或张力。

第13 ~ 15周

- 继续所有牵拉训练（关节囊牵拉）。
- 维持投掷者动作训练（尤其是外旋）。
- 可开始肱二头肌抗阻训练和前臂旋后训练。
- 继续强化训练。

- 投掷者十项训练或基础性训练。
- 本体感神经肌肉促进徒手抗阻。
- 肌肉耐力训练。
- 开始轻度超等长训练。
- 在有限制的情况下进行体育活动（低强度游泳，半程高尔夫球挥杆）。

第16 ~ 20周

- 继续已经列出的所有训练。
- 开始间歇回归运动项目（投掷等）。

注意: 间歇回归运动项目见第8章。

图6.7（续） II型SLAP损伤的关节镜下修复术后康复计划

阶段Ⅳ：高级强化阶段（第21～26周）

目标

- 强化肌肉力量、爆发力和耐力。
- 进阶至功能性活动。
- 保持肩关节灵活性。

进入阶段Ⅳ的标准

- 无痛的全AROM。
- 较好的静态稳定性。
- 达到同侧肌肉力量的75%～80%。
- 无疼痛或张力。

第20～26周

- 继续柔韧性训练。
- 继续等张强化训练。
- 本体感神经肌肉促进徒手抗阻。

- 超等长强化训练。
- 进阶间歇回归运动项目。

阶段Ⅴ：回归运动阶段（第6～9个月）

目标

- 逐渐回归体育活动。
- 保持力量、灵活性和稳定性。

进入阶段Ⅴ的标准

- 全功能性ROM。
- 肌肉能进行等速运动（达到标准）。

- 较好的肩关节稳定性。
- 无疼痛或张力。

运动

- 逐渐从能参与体育活动到无限制参与。
- 强化训练和牵拉。

图6.7（续）　Ⅱ型SLAP损伤的关节镜下修复术后康复计划

2002, 2004）。当患者被确诊存在潜在的盂肱关节不稳时，通常这个患者身上是能观察到SLAP损伤存在的，这个概念十分重要。通过把交替性等长收缩与外旋训练整合到一起，节律性稳定运动可以与徒手抗阻的外旋运动相结合（图6.8）。其他为提升本体感觉、动态稳定性及神经肌肉控制设计的训练包括关节归位训练和PNF训练。

弹力带内、外旋运动在术后第3～第4周时启动，第6周的时候会进阶至侧举、满罐、俯卧划船及俯卧水平外展运动。随着患者慢慢恢复，如附录B的高阶投掷者十项训练（Wilk et al., 1993; Wilk et al., 2001a,

2001b, 2002）会在术后第7～8周时启动。外旋肌和肩胛骨稳定性强化训练（如侧卧外旋、俯卧划船和俯卧水平外展等）都得到了广泛的关注（Reinold et al., 2004）。为了保护肱二头肌肌腱，使其快速愈合，术后前8周不宜进行肱二头肌抗阻训练（肘部屈曲训练或前臂旋后训练都不行）。患者需要使用神经肌肉训练以加强肩关节的动态稳定性。这些训练包括节律性稳定和扰动运动，这些训练都需要与徒手抗阻训练和弹力带训练结合应用（图6.9）。

术后12周要避免强度较大的肱二头肌强化训练。另外，术后至少8周内不要进行

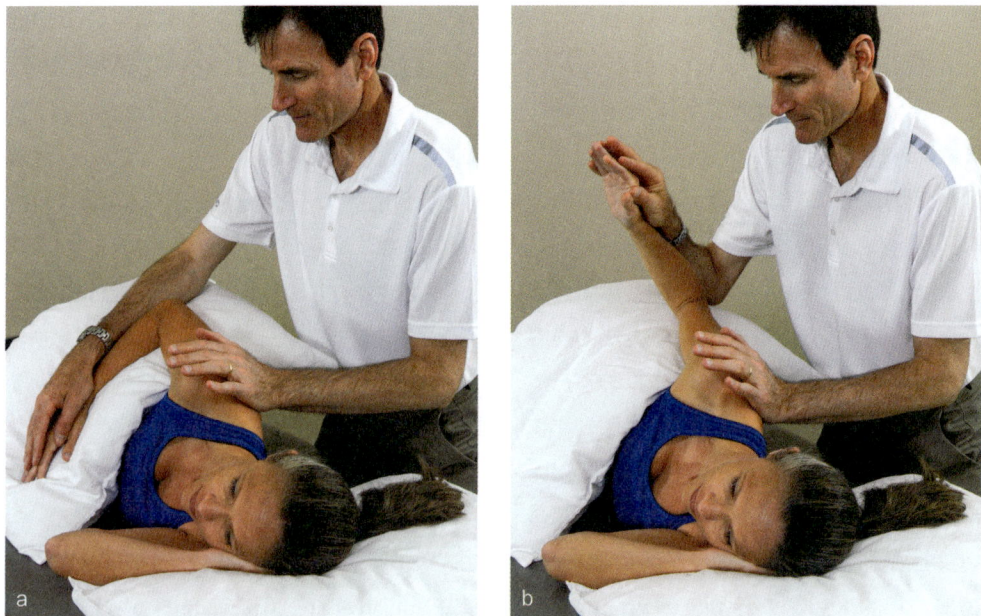

图6.8 徒手抗阻外旋和末端范围节律性稳定运动：a. 医生用近端手抵抗患者肩关节外旋和肩胛骨后缩；b. 将末端范围节律性稳定和扰动运动结合在一起，以加强神经肌肉控制能力

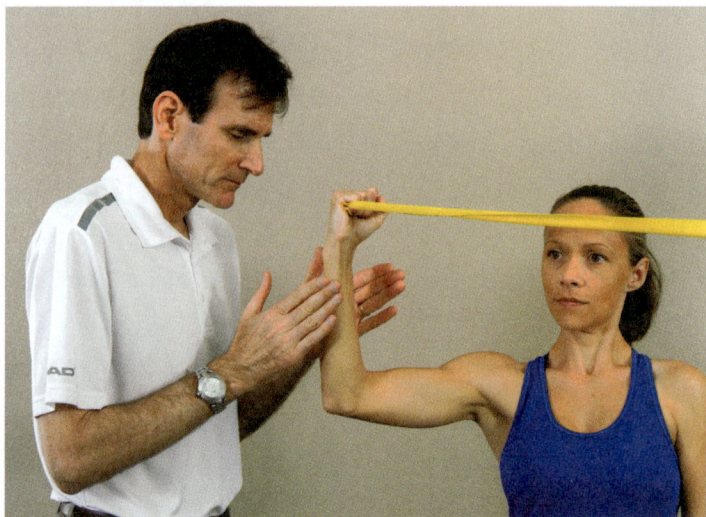

图6.9 将扰动和节律性稳定运动与90度外展下的弹力带外旋运动结合在一起

负重运动，避免正在愈合的盂唇受到压迫力和剪切力。术后10～12周便可以进行双手超等长训练及更高阶的强化训练，术后16周可开始间歇回归运动项目。用于确定患者是否可以开始进行间歇回归运动项目的标准与Ⅰ型和Ⅲ型SLAP损伤的相同。

Ⅱ型SLAP损伤的患者在手术修复后9～12个月便可回归运动。

通常情况下，修复Ⅱ型SLAP损伤时，可以同时进行盂肱关节稳定性修复，如关节囊热挛缩、关节镜下折叠术或班卡特修复术。在这些例子中，康复计划是必需的，这考虑到了治疗所导致的愈合限制。读者可阅读更多的文章了解更多关于这些方法的内容（Wilk, 1999; Wilk et al., 2001b, 2002, 2004）。

Ⅳ型SLAP损伤修复后的康复

对Ⅳ型SLAP损伤进行手术修复，无论涉及肱二头肌修复、肱二头肌磨损区域切除还是肌腱固定，都需要和Ⅱ型SLAP损伤一样的术后康复计划，因为二者活动度训练的进阶类似。然而，由于肱二头肌的撕裂程度不同，肱二头肌的主动运动和抗阻训练存在着巨大的差异。当肱二头肌肌腱被切除时，术后6～8周肱二头肌就可以进行收缩。相反地，进行了肱二头肌撕裂修复或肱二头肌肌腱固定后，患者在术后3周软组织最有可能愈合的时候才能开始主动运动或抗阻训练，术后12～16周可以开始肘部屈曲等低强度的等张强化训练并且在身体所能承受的范围内不断进阶。肱二头肌完全抗阻训练要到术后16～20周才开始进行。进阶至具体的体育活动，比如超等长训练和间歇回归运动项目，需要遵循之前列出的Ⅱ型SLAP损伤修复的康复指导。

班卡特重建术后康复

85%的脱位伴随班卡特损伤，这是一种发生在右肩2～6点方向、左肩6～10点方向的盂唇撕脱损伤。这种前下盂唇的撕脱通过破坏盂唇的连续性和使盂唇韧带功能丧失的方式降低盂肱关节的稳定性（Speer et al., 1994）。前下盂唇撕脱导致了肱骨头前下方向的移位增加，这是一种常见于盂肱关节不稳定的患者的模式（Speer et al., 1994）。

医生通过一个开放的开口进行初始班卡特重建。这是一种很稳定的修复技术，且失败（重新错位）率低于微创关节镜技术（Lenters et al., 2007; Ozturk et al., 2013）。然而，在系统性回顾中，我们发现关节镜下班卡特重建可以通过较少的手术侵入点显露，使患者在术后获得更高水平的功能（Friedman et al., 2014; Lenters et al., 2007）。开放型班卡特重建将肩胛下肌和前关节囊移开，以方便进入前下盂唇，将撕脱的盂唇重新连接到关节盂上。已修复的前关节囊和肩胛下肌上出现了较大的手术结痂，证明这项技术可以使修复处愈合得更快，因此常被推荐给运动员及劳动者。但是最近有报道称结痂会阻碍外旋活动度恢复以及限制过顶型运动员（尤其是投掷型运动员）的身体功能（Ozturk et al., 2013）。关节镜下和开放型班卡特重建的重新错位或失败发生的概率为0～60%（Friedman et al., 2014）。在用缝合锚进行盂唇固定的技术被引入后，随着关节镜技术的发展，手术效果有所改善，最近报道称相关手术失败率仅为4%～21%。

常和班卡特损伤修复手术一起进行的是解决前关节囊松弛和冗长问题的手术，比如关节囊折叠术。对专业人士来说，重要的是了解手术的程序和前关节囊缩短和改变的程度，以更好地了解术后活动范围的限制和可能的恢复速度。医生需要对关节囊松弛度、附属和生理盂肱关节灵活性和潜在灵活性等进行一个全面且详细的术后初始评估（如贝顿过度运动指数），以制定出合适的治疗方案并确定康复计划（图6.10）推进的速度。有研究称，年轻（小于25岁）的运动员患者在关节镜下班卡特重建术后回归体育运动的概率是87%（Ozturk et al., 2013）。在关节镜下稳定性修复手术后，仍有出现重新错位（手术失败）的极大风险的患者，通常是患有韧带松弛、盂肱关节前部骨缺损、希尔-萨克斯损伤和多种（大于5种）不稳定疾病的患者。

图6.10列出了关节镜下班卡特重建后康复计划。患者在关节镜下班卡特重建术后康复期仍需要注意多个重要的影响因素。很多外科医生要求患者在术后4～6周内一定要使用支具。许多治疗中心建议患者在使用支具制动后的10～14天进行物理治疗。为了保护对前关节囊和前下盂唇的修复，通常在进行早期的活动度训练时，外旋活动度是有所限制的（Ellenbecker et al., 1999; Ellenbecker et al., 2011）。早期的外旋活动度训练需要在肩胛骨平面屈曲30～45度的姿势下进行，且只能外旋30～45度（Ellenbecker et al., 2011）。

基础科学研究可用于指导班卡特重建术后患者的活动度训练。布莱克和相关人员（Black et al., 1997）在尸体样本中发现，肩关节内收0～46度时，未受损的前关节囊中会出现低张力区域。这种46度范围内的运动只会导致前关节囊和关节囊唇

的压力稍微增加，这使得早期康复阶段的30～45度外旋活动度训练是比较安全的。佩纳和相关人员（Penna et al., 2008）在一个类似的尸体样本试验中，研究了在前屈、外展、内收外旋和外展外旋时班卡特重建术后患者承受的压力。结果显示压力远小于先前的预期，这意味着早期康复阶段的安全活动度训练不会给班卡特重建的伤口处带来过多的压力。有一个例外：在盂肱关节外旋和外展中，重建的前盂唇上的压力明显增加（Penna et al., 2008）。因此，基于此次研究和之前的建议（Ellenbecker et al., 2011），班卡特重建术后前6周的活动度训练不应该包含结合了外展的外旋动作。患者在早期可安全地进行角度大至45度的外旋，而不会在康复过程中阻碍盂唇的愈合；这种外旋不能在肩关节外展时进行，但是可以在肩关节内收时进行。外旋需要在肩胛骨平面进行，以在应用外旋活动度训练时进一步限制前关节囊压力（Saha, 1983）。

专家建议早点开始肩袖和肩胛骨周围肌群的强化运动。与肩袖修复术后所需的保护性强化运动相比，患者在班卡特重建术后可以早点开始次最大强度肩袖和肩胛骨运动。康复专家需要考虑的另一个重点是在早期康复中需要使用能减少前关节囊和盂唇结构的压力的动作和姿势。注意：不要使用冠状面，其产生的前关节囊张力比肩胛骨平面的要大很多；90度以下的屈曲动作会减少肩峰下接触（Flatow et al., 1994）。第5章详细介绍了这些肩袖和肩胛骨运动进阶。

术后6周，患者可在所有平面进阶至最

阶段 I：制动（第 1 ~ 2 周）

- 不要进行盂肱关节活动度训练。

- 如有需要，患者可使用支具。

- 强调肘部、前臂和腕部的活动度训练。

- 肘部伸展－屈曲、前臂旋前－旋后和腕部伸展－屈曲强化训练。强化抓握力量的家庭运动指导。

注意：SLAP 损伤修复术后的 6 ~ 8 周禁止进行肘部屈曲抗阻训练。

- 肩胛骨稳定及主动抬高和后缩训练。在保护盂肱关节的前提下，进行强调肩胛骨前伸和后缩运动模式的肩胛骨徒手抗阻训练。

- 通过物理治疗控制肩关节疼痛。

阶段 II：运动开始（第 3 ~ 4 周）

- 继续遵照训练指导。

- 开始盂肱关节承受范围内的 PROM 训练，包括肩胛骨平面屈曲 30 ~ 45 度的外旋。外旋运动范围限制在 30 ~ 45 度，以保护前关节囊。不要牵拉，只进行 PROM 训练。在承受范围内开始主动抗重力运动。主动活动范围要在患者的承受范围内，除非有特殊情况。

- 要限制施加在前关节囊上的压力。不要进行向前的附属运动。如果在临床检查中发现了明显的活动度受限问题，需要在康复中加入向后的滑动来缓解后关节囊的紧张，并加入末端滑动以辅助屈曲的进行。

- 开链条件下进行的节律性稳定技术。

- 在已有的活动度范围内以次最大强度开始肩部内、外旋徒手抗阻训练。医生根据患者对徒手抗阻训练的承受力判断其是否能进阶至低负荷的肩袖次最大强度等张训练。

- 开始用上身测力计测量上肢耐力极限。

阶段 III（第 5 ~ 8 周）

- 持续进行 AROM-PROM 至末端范围。要想解决后关节囊和后肌肉－肌腱的紧张，应使用向后滑动和交叉臂内收牵拉和松动。

- 以低负荷抗阻等张训练的形式使肩袖和肩胛骨抗阻训练进阶。

- 需要强调的运动模式。
  - 外展或屈曲下的外旋。
  - 俯卧水平外展。
  - 俯卧伸展。
  - 内旋。

图 6.10 关节镜下班卡特重建术后康复计划

- 以低阻力、高重复次数的形式持续进行肩胛骨和远端上肢强化训练。
- 需要强调的肩胛骨运动模式。
  - 前伸－后缩。
  - 下降。
- 在承受范围内开始上肢超等长训练，并从使用瑞士球进阶至使用药球。胸前传球是早期的训练，术后8~10周可进阶至投掷动作。术后8~10周要重点进行后肩袖肌群的减速型超等长训练。

阶段IV（第9 ~ 12周）

- 以中等和较快的收缩速度在改良中立位开始等速训练。
- 进阶至等速训练的标准。
  - 可完成阻力最小为2.5磅的抗阻等张训练或中弹力带抗阻训练。
  - 在等速训练动作模式中全活动度内无痛。
- 在成功进行2 ~ 3组等速训练后进行等速试验；使用改良中立（30/30/30）试验姿势。
- 患者根据承受情况进阶至90度外展等速和等张肩袖功能性强化训练（肩部内、外旋）。
- 继续进行肩胛骨抗阻和活动度训练。

阶段 V：完全回归运动

患者要根据医生的评估、等速测力计的测量结果、功能性活动范围和承受间歇回归运动项目的程度来判断是否可以完全回归运动。

图6.10（续） 关节镜下班卡特重建术后康复计划

大的活动范围，包括外旋角度逐渐增加，其中实际外旋活动度和外旋时的外展量也会增加。最开始，肩胛骨平面外展30 ~ 45度时开始外旋，然后在术后6 ~ 12周的时候进阶至肩胛骨平面外展90度，最终外展至冠状面。姿势的每一次进阶都会导致前关节囊和唇修复处压力增加，使患者逐渐回归过顶型运动，并最终回归投掷型运动。随着活动度的增加，抗阻训练的负荷和姿势的难度也需要增加，这模拟了体育项目的实际需求并可为患者最终回归全部运动做好准备。

结论

由于肩袖和盂唇损伤的机制有很多种，程度也不一样，因此临床检查有一定难度。极其重要的是正确辨别损伤的机制和损伤的具体程度，这样才能准确诊断和治疗。手术治疗SLAP损伤的方法包括简单的清创手术到大范围的盂唇修复手术。医生需要根据具体的损伤情况和手术情况，以及与肩袖、盂唇损伤和组织愈合相关的基础科学来制定术后的康复计划。康复过程中最重要的是在控制力的同时逐渐恢复活动范围、力量和盂肱关节的动态稳定性。患者的目标是尽快且安全地回归体育活动。

第四部分

回归运动

运动员肩部受伤后最后也是最重要的康复部分是回归运动阶段。人们经常忽视这部分内容，并认为能在没有指导的情况下恢复他们原有的运动水平。第四部分提供了关于患者能回归功能性活动的重要标志的详细信息，同时也提供了关于具体的体育项目的详细信息，患者可以从这些信息中得到一些肩部损伤康复关键时期的指导。本书阐述的间歇回归运动项目将指导运动员逐步稳定地恢复，让运动员能完全回归到体育活动中。医生会应用特定的运动紧张性刺激使患者适应一些常见体育活动中特有的运动模式和负荷刺激，这些体育活动通常是患者在肩部受伤后康复阶段需要做的。

第 **7** 章

回归运动临床决策

我何时能再次做投掷动作（或发球、挥拍、高尔夫球挥杆、游泳动作）？几乎每个医生、运动防护师、物理治疗师都会从肩部损伤患者口中听到这个问题。这个问题也是患者在术后常问的问题。但是要回答这个问题并不是那么简单，要想给这样一个复杂的、受多因素影响的，尤其是术后事件，设定一个时间框架看起来是相当困难的。本章阐述了一系列经过临床证明的标准，可用于有效地决定何时可以开始间歇回归运动项目（在第8章进行阐述）以及如何正确地执行和进阶这个项目来保证患者在肩关节损伤后或术后顺利回归到运动中。

回归运动评估的重要标准

过顶投掷和发球都要求在极高速度下做技巧性很高的动作，要求动作实施者具备

一定的灵活性、肌肉力量、协调性、同步性和神经肌肉控制能力（Wilk et al., 2002）。过顶投掷和发球动作对肩关节有极高的要求（第2章）。正是因为要经常重复使用肩关节，肩关节成为专业棒球运动员最容易损伤的关节（Conte et al., 2009）。由于这些复杂的因素，过顶型运动员成功地回归比赛是一个困难的过程，其需要熟练掌握的方法、娴熟的技术来开始和推进这个过程。

本章讨论了针对过顶投掷型运动员的临床决策过程。类似的步骤与决策也适用于网球、高尔夫球、游泳及其他以手臂为主的运动项目的运动员。然而，列出各项运动详细的相关信息超出了本书的范围。本书之前的部分（第2章和第3章）展示了大量的关于生物力学和临床评估的信息，这能帮助医生将本章讨论的模式和信息应用到其他过顶型和以使用手臂为主的运动员中。

运动员都希望尽快恢复高水平运动技能并回到不受限制的体育活动中。极其重要的是建立一套客观的测量标准，使运动员能通过合理的康复训练逐渐恢复运动功能并最终回到体育活动中。临床医生的一个重要责任在于尽其所能地确定什么时候能让运动员安全地从一个阶段进阶到下一个阶段。尤其当临床医生在治疗复杂的身体区域（如肩关节）并且患者要回归的项目是像投掷这样要求较高的运动时。患者成功通过康复计划每个阶段的能力对于确定患者何时可以开始高水平训练和回归到体育活动中来说是一个重要的因素。在标准的四阶段康复计划中，为提高和进阶制定的特定标准是该计划能为投掷型运动员提供有效康复手段的重要因素。图7.1展示了过顶型运动员标准康复计划，包含每个阶段的时间、目标和进阶标准的详细信息。只有当患者符合所有标准时，才能从一个阶段进阶至下一个阶段；因此，每个患者的恢复时间都有所不同，但他们恢复的时间都是受到客观控制的——取决于他们是否满足这些进阶标准。随着患者进阶至康复计划的最后一个阶段，医生必须确定他们什么时候可以开始投掷动作和不受限制的运动。

医生需要建立一系列试验标准，从而为运动员安全而快速地重回赛场铺设一条循序渐进而有目的性的道路。术后短时间内无法确定患者何时可以开始投掷运动，更不要说开始那些不受限制的运动了。另外，还没有哪个方法能够确定运动员是否做好重回赛场的准备。运动功能不是一个活动或元素，它无法决定患者在肩关节手术后是否能够回归运动。进行投掷运动的患者回归不受限制的运动的过程涉及对运动表现来说十分重要的功能性因素的恢复情况，这些因素都会基于一定的顺序和标准被试验和进阶。

评估和试验的标准常用于确定患者何时可以安全进行间歇回归投掷项目，这些标准在图7.2有列出。标准被分为4类：愈合时间、临床检验、等速试验和功能性试验。这一系列试验已经被证明是一组成功的评估要素，可以帮助医生确定运动员是否准备好回归到投掷运动中，以达到减少运动员受伤风险，增强投掷型运动员信心的目的。

愈合时间

必须被重视的首要准则是让受伤组织、修复组织和重建结构在需要的最短时间内康复。在进行了正式康复治疗的情况下，内撞击综合征和肩关节前方不稳的非手术愈合时间是8～12周。关节镜下解压和滑囊侧肩袖部分撕裂清创手术后，通常情况下回归到投掷运动的准备训练在术后的12～16周开始。间歇回归投掷项目可以考虑在Ⅰ型和Ⅲ型SLAP损伤修复8周后进行，但要在Ⅱ型SLAP损伤修复后的16～20周才能进行。可在术后的16～18周看患者是否能做投掷动作来判断关节镜下关节囊和盂唇修复术后的恢复程度。囊唇修复或前囊转移手术后的间歇回归投掷项目最早可在术后14周进行。

阶段 I：急性阶段

目标

- 减少疼痛和炎症。
- 运动正常化。
- 延缓肌肉萎缩。
- 重新建立动态稳定性（肌肉平衡）。
- 控制功能性压力和张力。

运动和物理治疗

- 冷冻疗法、离子电渗疗法、超声波疗法、电刺激。
- 肩关节后群肌肉柔韧性和牵拉训练，以提高肩部内旋和水平外展活动度。
- 肩袖强化训练（尤其是外旋肌）。
- 肩胛骨肌肉强化训练（尤其是控制肩胛骨后缩和下降的肌群）。
- 动态稳定性训练（节奏稳定）。
- 负重训练。
- 本体感觉训练。
- 禁止投掷训练。

阶段 II：中间阶段

目标

- 进阶强化训练。
- 恢复肌肉平衡。
- 加强动态稳定性。
- 控制柔韧性和牵拉。

运动和物理治疗

- 持续牵拉和柔韧性训练（尤其肩部内旋和水平内收）。
- 进阶等张训练。
  - 完整肩关节训练。
  - 投掷者十项训练。
- 节律性稳定训练。
- 核心腰椎骨盆区域强化训练。
- 下肢力量训练。

图7.1　过顶型运动员标准康复计划

阶段III：高级强化阶段

目标

- 强度较大的抗阻训练。
- 更高水平的神经肌肉控制。
- 提升力量、爆发力和耐力。

运动和物理治疗

- 柔韧性和牵拉训练。
- 节律性稳定训练。
- 高阶投掷者十项训练。
- 超等长训练项目。
- 耐力训练。
- 短距离投掷训练。

阶段IV：回归活动阶段

目标

- 进阶至投掷训练。
- 回归竞技性投掷运动。
- 持续强化和柔韧性训练。

运动

- 牵拉和柔韧性训练。
- 高阶投掷者十项训练。
- 超等长训练。
- 从间歇回归投掷项目进阶至竞技性投掷运动。

图7.1（续） 过顶型运动员标准康复计划

临床检验

　　运动员必须要展现出足够的活动度，特别是投掷型运动员，并且必须完整且无痛地做出动作。大多数投手在肩关节外展90度的姿势下进行测量时，相比于非优势肩，优势肩会展现出外旋过度和内旋受限的问题（Bigliani et al., 1997; Brown et al., 1988; Burkhart et al., 2003; Johnson, 1996; Wilk et al., 1992）。优势肩内旋缺失被称为GIRD（第3章和第5章），并且已被证明是投掷运动对肱骨头产生压力导致其后倾角增加的一种骨质上的适应（Chant et al., 2007; Crockett et al., 2002; Paine, 1994; Pieper, 1998）。相较于位置球员，投手优势肩的外旋活动度通常大得多（Bigliani et al., 1997; Brown et al., 1988; Johnson, 1996; Wilk et al., 1993）。布朗和同事（Brown et al., 1988）称，在90

1. 留出合适的愈合时间，让手术伤口尽快恢复。

2. 令人满意的临床检验结果。
   - 无痛的全 ROM（合适且必要的 ROM）。
   - 可接受的肌肉力量（尤其是肩袖、肩胛骨和核心肌肉）。
   - 特定试验（半脱位 - 复位试验、SLAP 试验）的结果令人满意。
   - 医生同意开始投掷项目。

3. 令人满意的等速试验（如果合适地进行）结果。
   - 外旋和内旋 PT/BW。
     180 度/秒速度下外旋 PT/BW：18% ～ 23%。
     180 度/秒速度下内旋 PT/BW：26% ～ 32%。
   - 外旋 - 内旋比值：180 度/秒速度下 68% ～ 72%。
   - 双侧比较。
     外旋比较：95% 或更大。
     内旋比较：110% ～ 115% 或更大。
   - 耐力比值：
     从前 3 次重复到后 3 次重复，内旋 - 外旋比值有 10% ～ 15% 的 PT 减少。

4. 令人满意的功能性试验结果。
   - 单腿蹲，保持平衡重复 10 次（下蹲 45 ～ 50 度）。
   - 俯卧球滚动 30 秒（令人满意的时长且无疼痛感）。
   - 将 1 磅超等长训练球掷 20 英尺远，棒球运动员可重复投掷 15 次且无疼痛感。
   - 将 2 磅超等长训练球投掷到墙上（重复 10 次），再用节律性稳定运动的方式重复 5~10 次（以棒球式投掷动作站立）。

   （PT/BW：峰值力矩与体重的比值。）

图7.2　开始间歇回归投掷项目的条件

度外展姿势下测量的投手的优势肩外旋角度为 141 度 ±15 度，这比其非优势肩外旋要大 9 度，比位置球员的优势肩外旋也大 9 度。里根和相关人员（Reagan et al., 2002）让专业棒球投手在外展 90 度姿势下进行关节活动度被动测量，发现其外旋活动度平均为 136.9 度 ±14.7 度，内旋为 40.1 度 ±9.6 度。投手中，优势肩被动外旋比非优势肩大了约 9 度，至于被动内旋，非优势肩比优势肩大了约 8.5 度。

最重要的是威尔克和同事（Wilk et al., 2002）提出的肩部全旋活动度概念（第 3 章和第 5 章）。肩部 90 度外展时外旋和内旋结合测量会产生一个总的活动范围（全旋活动度）。两侧肩这个角度差异小于 7 度，优势肩和非优势肩的全旋活动度为 176.3 度 ±16 度（Wilk et al., 2002）。因此，双肩的全旋活动度角度的差异在开始投掷训练之前必须减小到可接受的程度（±7 度）。

在开始间歇回归投掷项目之前，肩袖、

肩胛骨和核心肌肉的力量必须要在一个可接受的范围内。MMT方法在健康运动人群中的作用有效，因此医生建议使用HHD来评估肩袖和肩胛骨周围肌群的力量（图7.3）。

肩部试验最少也要在外展、内收（肩胛骨平面）、单侧内、外旋和90度外展姿势下及肩胛骨运动的所有4个平面中进行。这些试验应该进行双侧对比和单侧的相反方向活动度比值的评估（外旋-内旋比值，外展-内收比值）。尽管目前还没有大的数据样本可供过顶型运动员评估使用，但是类似于上述以等速试验形式测得的比值可以为临床评估提供合适的指导。另外，为了评估核心控制力量，前平板支撑和单侧平板支撑每回合要持续60秒，并且不能在交替的情况下评估支撑和控制的能力。在这一系列需要长时间保持姿势的核心挑战中，专家建议要仔细监控参与的那一侧的肩胛骨控制，以确定肩胛骨在这些训练中

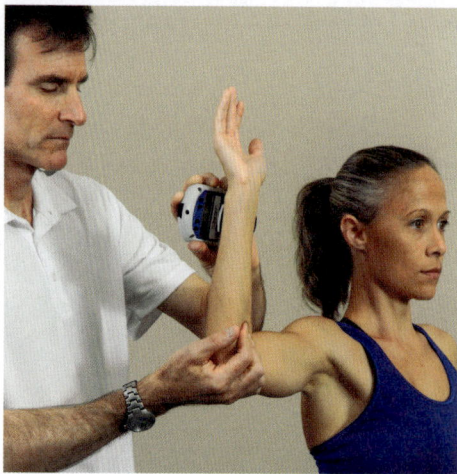

图7.3 使用手持式测力计测量90度外展姿势下的外旋力量

起到的重要作用。这可以让运动员了解自己稳定肩胛骨的能力和运用这种稳定肩胛骨的肌肉力量在负重训练中控制好肩胛骨的能力。特殊试验结果应为阴性且不应该引起患者的疼痛。通常来说，试验是为了清除所有的肩峰下撞击、SLAP激发、前方不稳和内旋撞击（第3章详细讲述了所有的试验）的标志。霍金斯试验是用于评估肩峰下撞击的。进行肱二头肌负重试验、俯身肱二头肌负重试验和仰卧抗阻外旋试验的目的是试验盂唇关节的完整性，因为过顶型运动员具有SLAP损伤高发性（Myers et al., 2005）。最后，半脱位-复位试验用于试验是否发生内撞击以及评估关节稳定性。

临床检验的最后一项内容是医生明确表示患者可以做投掷运动。患者在开始投掷运动之前要获得护理自己的医生的批准。

等速试验

如果可以，要进行肩关节等速试验，因为这是一个有效的可协助医生确定患者是否已经准备好进行投掷运动的工具。威尔克和同事（Wilk et al., 1995, 2009）报告了优势肩标准等速试验的有效性，结果显示投手优势肩的外旋力量明显比非优势肩弱6%，内旋力量比优势肩强3%，这是多关节等速测力计测得的结果。另外，他们还表示，优势肩的内收力量明显比非优势肩强9% ~ 10%（Wilk et al., 2009）。

对于对投掷型运动员进行的使用多关节等速测力计的等速试验，第161页的图7.2展示了可用于解释试验结果的关键参数，包括内、外旋与体重比值，外旋－内旋比值，内、外旋的双侧对比和内、外旋耐力比值。

功能性试验

当受伤的投手要回到功能性运动中时，必须要在开始任何间歇回归投掷项目之前完成4个功能性试验。这些试验可以帮助医生确定患者的整体性平衡、核心和下肢的力量以及肩关节复合体是否已经准备好进行高要求的投掷运动。

- 单腿下蹲45～50度，重复10次，评估平衡力、躯干控制力及下肢力量。每一次下蹲中，患者都需要保持良好的协调性、平衡性及双侧控制。

- 优势侧进行90/90超等长掷球运动，每次持续30秒（图5.26）。30秒内进行25次无痛且无代偿的投掷。

- 用1磅的超等长训练球在距离超等长反弹网20英尺远的地方进行棒球投掷（图7.4）。运动员要能在优势肩无痛的情况下投掷15次。

- 将2磅的球以棒球投掷的方式投掷到墙上，重复10次，在试验中还要进行5～10次的节律性稳定运动（图7.5）。这评估了在投掷中使用外旋力量时，运动员对肩关节复合体、手臂、躯干的控制。运动员需要在试验期间无痛且不失去身体控制的前提下完成投掷动作。

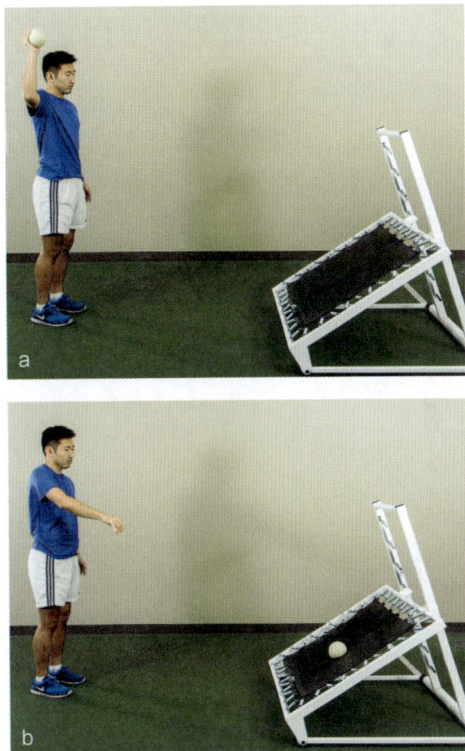

图7.4　将棒球投掷进一个超等长反弹网中：a. 以90/90姿势开始；b. 球从反弹网弹回前，保持随球姿势

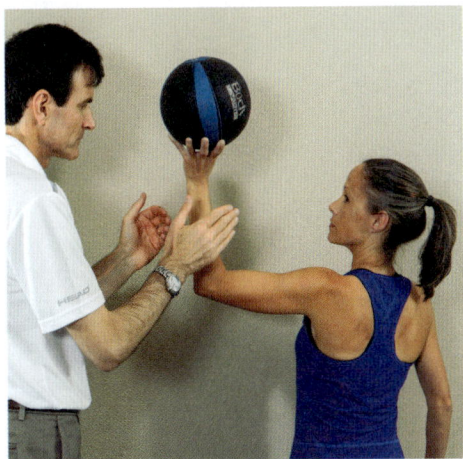

图7.5　用节律性稳定运动的方式内旋药球靠墙投掷

间歇回归投掷项目

一旦运动员取得了良好的康复进展，并能够达到图7.2列出的所有标准，那么就可以重返运动场了。为了逐渐增加投掷的次数、距离、强度和投掷类型，医生要设计一个间歇回归投掷项目，以确保患者能逐渐恢复正常的手臂力量和投掷能力。下一章详细讨论了间歇回归投掷项目的内容。

结论

投掷型运动员展现出了独特的肌肉骨骼变化，包括活动范围、姿势和力量的变化，这些都是人体为了更好地适应投掷运动做出的调整。这种独特的表现方式会导致独特的病变，这也对康复计划和回归投掷运动提出了独特要求。医生要使用一套确定好的标准来确定患者何时可以开始投掷运动，还要设计一个有计划性的回归投掷项目，才能使运动员能顺利地在肩关节手术后回归无限制且无症状的投掷运动。

第 **8** 章

间歇回归运动项目

肩关节损伤康复过程中最容易被忽视及不被重视的阶段是回归运动或间歇回归运动阶段。如果医生没有在运动员术后将间歇回归运动项目整合到运动员康复过程中，就会导致运动员再次受伤并且还会延迟其回到运动中的时间。

客观标准

开始间歇回归运动项目的客观条件和标准如下。

- 在做之前提到过的肩胛骨、肩袖和远端上肢肌肉运动时，运动员没有感觉到疼痛。
- 撞击和不稳定激发等试验结果为阴性（例如，半脱位-复位试验等撞击和不稳定试验结果为阴性）。
- 在最小负荷下对双侧肩袖进行徒手评估、HHD评估和等速试验。

- 无痛情况下，与对侧肢体相比，测力计测出来的抓握力量相同或更大。
- 肩关节恢复正常功能性活动范围，尤其是合适的全旋活动度和交叉臂内收活动度。

网球项目

间歇回归运动项目的特征包括隔日运动及逐渐增加运动强度和次数。比如，间歇回归网球项目中，开始时使用泡沫球，然后再进阶至使用一系列的低压网球（这两种球均用于教授儿童打网球）。在间歇回归网球项目的早期阶段，专家建议使用这些球，这些球被认为可以减少冲击产生的压力和提高运动员对早期网球专项训练的耐受力。另外，运动员进行间歇回归运动项目必须要在一定的监督下进行，这种监督可以来自物理治疗师或具备丰富的专业知识的网球专业教学人员、教练。这种监督能很好地为运动员提供生物力学评估和保护，以防止出现过度运动的情况。而目的明确、康复意愿强烈的运动员，特别是年轻的运动员，常常忽视这种监督的重要性。隔天进行回归运动项目，并且在每个系列之间设置休息时间，有助于伤病的恢复和减少再次受伤的风险。

图8.1展示的是改良版间歇回归网球项目。它包括了如何使用不同的网球康复计划的新信息，医生可以在这些信息的指导下让运动员逐渐从击落地球到截击球，最后到发球和过顶发球。专家建议，运动员的网球拍、拍线的类型和张力要经过专业网球教练评估，因为要根据运动员损伤的康复水平来确定适合的网球拍和拍线的类型。

一些类似于上述间歇回归网球项目内容的概念也包含在本章提及的间歇回归投掷项目中。对于间歇回归网球项目来说，康复过程中回归运动阶段最重要的部分是通过视频或让有专业资格的教练评估运动员的投掷动作。专家建议将该项目和物理治疗整合在一起，或者让运动员在具备丰富专业知识的教练的监督下执行该项目。

棒球和垒球项目

间歇回归棒球和垒球（投掷）项目的设计初衷是，在术后通过逐渐增加投掷的距离恢复运动员优势臂的活动度和力量（及自信）。经过医生的确认，运动员才能开始进行间歇回归投掷项目，并且要在康复团队（医生、物理治疗师及运动防护员）的监督下进行。设置这个项目的目的是减少受伤的概率以及强调投掷前进行的热身和拉伸运动。在间歇回归投掷项目（ITP）的进阶过程中，必须要考虑下列重要因素。

- 投掷棒球的动作涉及了能量从脚转移至大腿、骨盆、躯干及从肘部和手转移至肩外的过程。因此，在受伤后的任何间歇回归投掷项目中，必须要注意整个身体的状态。
- 循序渐进的间歇回归投掷项目有助于减少再次受伤的概率。
- 恰当的热身是必要的。
- 大多数损伤是疲劳引起的。
- 正确的投掷技巧能减少再次受伤的概率。
- 投掷的基本要求如下。
  - 无痛ROM。
  - 足够的肌肉力量。
  - 足够的肌肉抗疲劳能力。

由于投掷型运动员的个体差异性，回归运动项目的完成没有固定的时间节点。大多数运动员都是极富竞争意识的，并且都希望在受伤后尽快回到赛场上。尽管这是所有运动员都需具备的特性，但是运动员一定要在投掷项目中严格控制自己运动的强度，以减少在康复期间再次受伤的风险。运动员倾向于增加投掷训练的强度，但是这会增大再次受伤的风险且会极大地阻碍康复的进程。专家建议运动员严格遵守项目的进程，因为这是重归赛场最安全的途径。

指南

- 从物理治疗师和医生指定的阶段开始。
- 如果仍感觉到关节疼痛，就不要继续运动。
- 在间歇回归运动项目之前和之后都要牵拉肩部、肘部和手腕，在进行间歇回归网球项目之前要进行全身动态热身运动。
- 隔天运动，给身体恢复时间。
- 不要使用墙板训练，这会导致连续击球时肌肉过度收缩，得不到充分休息。建议使用喂球机训练。
- 完成间歇回归网球项目的每次训练后，冰敷受伤上肢。
- 专家强烈推荐让USPTA的网球专业教学人员评估击球力学机制。
- 在此项目早期阶段，可使用泡沫球或低压网球。专家建议运动员在击打真的网球之前使用这类球，以减少关节负荷和撞击力。
- 不要尝试上旋和下旋击球，得等到项目后期才行。
- 如果有任何关于项目的疑问，请联系物理治疗师或医生。
- 如果有局部关节疼痛，马上停止运动。

项目

根据患者的伤病史和与能否进入下一阶段有关的指标，确定每个阶段具体要进行多少次训练。如果在前一个阶段感觉到疼痛或过度疲劳，那就不要进入下一个阶段的训练，直到进行本阶段训练时感觉不到疼痛或疲劳。

阶段1

a. 让伙伴用泡沫球喂20个正手球（喂球伙伴必须以缓慢的速度循环喂球，让训练者接到腰部高度的反弹球）。

b. 让伙伴用泡沫球喂20次反手球。

c. 休息5分钟。

d. 重复20次正手和反手喂球。

阶段2

用低压球（橙色球）重复阶段1。

阶段3

用低压球（绿色球）重复阶段1。

阶段4

用常规球重复阶段1。

图8.1 改良版间歇回归网球项目

阶段5

a. 从早期阶段开始,让伙伴从球网处喂10个正手球和10个反手球作为热身运动。热身可用橙色球和绿色球,前几次训练继续用绿色球,以减少球的撞击力,直到通过这个阶段。

b. 在底线与伙伴连续对打,直到击打50 ~ 60次(正手和反手交替进行,2~3轮对打后休息20~30秒)。

c. 休息5分钟。

d. 再次对打,击球50 ~ 60次。

阶段6

a. 底线击落地球(正手和反手)对打,持续15 ~ 20分钟。

b. 休息5分钟。

c. 正手击球10 ~ 15次,反手击球10 ~ 15次,需要着重强调的是击球点要在身体前方。

d. 再次在底线进行15 ~ 20分钟的击落地球对打。

e. 正手和反手各击球10 ~ 15次。

发球前间歇(在阶段7前进行)

注意: 这个过程要在场外进行,仅仅只是为了确定运动员是否准备好进入阶段7。

a. 牵拉后,手握球拍,重复10 ~ 15次发球动作,记住,不要用球,也不要和球接触。

b. 使用泡沫球进行10 ~ 15次发球,不要在乎结果(只关注击球方法、接触点及是否有症状出现)。

c. 如果在上述过程中没有感觉到疼痛,则可以进入阶段7。

阶段7

a. 持续击落地球20 ~ 30分钟,可结合截击球进行击落地球占80%和截击球占20%的练习。

b. 无球模拟5 ~ 10次发球。

c. 使用泡沫球或低压球(橙色球)进行5 ~ 10次发球。

d. 以75%的力度用标准网球进行10 ~ 15次发球。

注意: 在早期阶段应使用平击发球或侧旋发球,切记不要用侧上旋发球。

e. 以10 ~ 15分钟的击落地球完成此阶段。

阶段8

a. 击落地球30分钟,可结合截击球进行击落地球占80%和截击球占20%的练习。

b. 使用泡沫球或低压球(橙色球)发球5 ~ 10次。

c. 以75%的力度用标准网球发球10 ~ 15次。

d. 休息5分钟。

e. 以c中的方式额外发球10 ~ 15次。

f. 以15 ~ 20分钟的击落地球完成此阶段。

阶段9

a. 重复阶段8,从10 ~ 15次发球增加至20 ~ 25次。

b. 在发球阶段之间的休息之前,让伙伴喂一些简单的短程球,以尝试4 ~ 5次过顶击球。

图8.1(续) 改良版间歇回归网球项目

阶段10

在尝试进行比赛前，在上肢没有感到疼痛和过度疲劳的前提下，完成阶段1~阶段10。在这种情况下，可以继续增加击落地球和截击球的对打时间。另外每次运动前要增加发球的次数，直到能进行60~80次发球为止。完成了此项目的早期阶段便可开始上旋发球。记住，单打比赛中，发球次数平均为120次，因此在参加比赛前要在间歇项目中逐渐增加发球的次数。

图8.1（续） 改良版间歇回归网球项目

康复期间，运动员可能会感到肌肉和肌腱中有酸痛感和一种迟钝、弥漫性的疼痛感。如果运动员感到尖锐的疼痛，尤其是关节，那么必须暂停所有的投掷活动直到疼痛减轻为止。如果停止投掷活动后还感到疼痛，需马上联系医生。

重量训练

运动员应以高重复次数、低负重运动来完成间歇回归投掷项目。在强化训练过程中要保持前后肌肉间的良好平衡，这样肩部才不会受伤。还必须要特别注意肩袖后群的训练。重量训练不会加快投掷速度，但是会增加肌肉抗疲劳和抗损伤的能力。应在进行投掷训练的同一天进行重量训练，必须在投掷训练完成后方可进行；中间那一天要进行柔韧性训练和适当休息。在这里，重量训练模式应该被视为"维持项目"。这种模式能够让运动员在赛季中远离受伤风险。需要强调的是重量训练本身是无任何益处的，除非和柔韧性训练配合应用。

个体差异性

设计间歇回归投掷项目的目的是让运动员能够在进行每个阶段的运动时完全无痛。这说明在一个康复计划中，应当根据能否实现当前目标来决定是否进阶，而不是按照具体的时间来进阶。正因为这种设计，间歇回归投掷项目能用于拥有不同水平的技术和能力的运动员身上。每个人的间歇回归投掷项目的进阶各不相同。举个例子，某些运动员希望隔两天进行有负重和无负重投掷，而另一些运动员则会因为关节疼痛或肿胀想隔3天或4天进行训练。运动员要根据自身身体情况来训练，因为疼痛会造成身体不适，从而导致训练效率低下。另外，因每个人完成间歇回归投掷项目的步骤不同，所以对于哪天完成项目没有固定的时间节点。

热身

在开始间歇回归投掷项目之前，专家建议运动员先进行一组重复10次的热身运动。慢跑也有助于热身。慢跑促进血液流动，增加了身体柔韧性，减少了再次受伤的风险。考虑到每个人的热身量不同，运动员应该慢跑至身体轻微出汗，然后再进行牵拉。

牵拉

因为投掷运动涉及身体所有肌肉，因此在投掷前，要牵拉身体的所有肌肉。这应该系统性地进行，从大腿开始，再到躯干、后背、颈部和手臂。然后继续进行关节囊牵拉和L形棒活动度训练。

投掷方法

间歇回归投掷项目的关键是在整个进阶过程中使用合适的投掷方法。使用鸦式跳投来模拟投掷动作，可以形成正确的身体运动机制。在间歇回归投掷项目期间，运动员应采用这种投掷方法。平足投掷会导致不正确的身体运动机制，会在优势臂上施加过多的压力，从而使手臂有再次受伤的风险。在康复过程中，投掷教练和运动生物力学家可以用他们丰富的投掷力学知识来为运动员提供强有力的帮助。

鸦式跳投第一步是单脚跳，然后是垫步跳，最后是投掷。投掷速度是由距离决定的，而球必须要有足够的动量才能覆盖每一个选定的距离。另外，必须要保持投掷动作的准确性，以减少再次受伤的风险。

投掷

使用鸦式跳投时，运动员要以一个舒适的距离进行热身运动（30～45英尺），然后再进阶至表8.1第一列展示的距离。投掷项目由投掷练习组成，在进阶至下一步之前，运动员应在无痛或者无损伤症状的情况下进行2～3次每一步的投掷练习。每个阶段的目标是运动员在无痛的前提下完成以下投掷距离：45英尺、60英尺、90英尺、120英尺、150英尺和180英尺。每个距离要进行75次投掷。运动员可以无痛地进行规定距离的投掷后，就准备好了在60英尺长、6英寸宽的平地上使用正常的投掷

方法进行投掷。如果运动员达到了这个水平，那么他的手臂力量就已经完全恢复了，并且自信也回来了。

值得强调的是，要在每个阶段正确使用鸦式跳投及合适的运动力学。正如运动员要循序渐进地恢复一样，要想进行无限制的投掷也要遵循此原则。投手伤病恢复后的投掷速度要保持为原先的50%，然后再进阶到75%，再到100%。此时，运动员可以掷出更高水平的球，如拐弯球等。位置球员应模拟比赛情境，从原先速度的50%开始，再进阶到75%，最后是100%。一旦运动员感到更加疼痛，尤其是关节处，应该立即停止投掷训练，并且要在康复团队的指导下重新进行康复进阶。

击球

基于运动员受伤的类型，其回归击球运动的时间要由医生来决定。击球动作施加在手臂上的压力和投掷动作施加在手臂上的压力是截然不同的。回归无限制击球动作所要遵循的进阶指南和回归投掷项目的进阶指南一样。以单纯的摆动开始，然后是击球，再次是软抛，最后是完整的投掷动作。

运动员完成表8.1列出的间歇回归投掷项目，并且可以无痛地完成指定距离的投掷后，他就准备好开始更加具有针对性的间歇回归投掷项目了，这包括从踏板上投掷和回到相应的位置（图8.2）。此时，运动员的手臂力量和自信心应该恢复了。

如果是捕手，那么间歇回归投掷项目应进阶至更具位置针对性。表8.2展示了捕

表8.1　间歇回归投掷项目

45英尺阶段	60英尺阶段	90英尺阶段	120英尺阶段
第1步： A）投掷热身 B）45英尺（25次投掷） C）休息3~5分钟 D）投掷热身 E）45英尺（25次投掷）	第3步： A）投掷热身 B）60英尺（25次投掷） C）休息3~5分钟 D）投掷热身 E）60英尺（25次投掷）	第5步： A）60英尺（10次投掷） B）90英尺（20次投掷） C）休息3~5分钟 D）60英尺（10次投掷） E）90英尺（20次投掷）	第7步： A）60英尺（5~7次投掷） B）90英尺（5~7次投掷） C）120英尺（15次投掷） D）休息3~5分钟 E）60英尺（5~7次投掷） F）90英尺（5~7次投掷） G）120英尺（15次投掷）
第2步： A）投掷热身 B）45英尺（25次投掷） C）休息3~5分钟 D）投掷热身 E）45英尺（25次投掷） F）休息3~5分钟 G）投掷热身 H）45英尺（25次投掷）	第4步： A）投掷热身 B）60英尺（25次投掷） C）休息3~5分钟 D）投掷热身 E）60英尺（25次投掷） F）休息3~5分钟 G）投掷热身 H）60英尺（25次投掷）	第6步： A）60英尺（7次投掷） B）90英尺（18次投掷） C）休息3~5分钟 D）60英尺（7次投掷） E）90英尺（18次投掷） F）休息3~5分钟 G）60英尺（7次投掷） H）90英尺（18次投掷）	第8步： A）60英尺（5~7次投掷） B）90英尺（5~7次投掷） C）120英尺（15次投掷） D）休息3~5分钟 E）60英尺（5~7次投掷） F）90英尺（5~7次投掷） G）120英尺（15次投掷） H）休息3~5分钟 I）60英尺（5次投掷） J）90英尺（10次投掷） K）120英尺（15次投掷）
平地投掷（只针对投手）			
A）投掷60英尺（10 ~ 15次投掷） B）投掷90英尺（10次投掷） C）投掷120英尺（10次投掷） D）使用投掷力学投掷60英尺（平地，20 ~ 30次投掷） E）休息3 ~ 5分钟 F）投掷60~90英尺（10 ~ 15次投掷） G）使用投掷力学投掷60英尺（平地，20 ~ 30次投掷）			

该投掷项目应隔天进行，即每步之间应有一天的休息时间，除非医生另有指导。在进阶到下一步之前，每一步应进行2~3次，对投手来说，成功完成这一阶段的训练后，才能进阶到图8.2所示的踏板上投掷练习。

[源自：Journal of Orthopaedic & Sports Physical Therapy®，from *Journal of Orthopaedic Sports Physical Therapy*，"Interval sport programs: Guidelines for baseball, tennis, and golf," Michael M. Reinold, Kevin E. Wilk, Jamie Reed, Ken Crenshaw, and James R. Andrews, 32(6): 293-298, 2002.]

阶段1：仅限快球

第1步

- 间歇性投掷（使用间歇120英尺投掷作为热身）。
- 以50%的强度进行15次踏板上投掷练习

（除了第12 ~ 14步）。

第2步

- 间歇性投掷。
- 以50%的强度进行30次踏板上投掷练习。

图8.2　间歇回归投掷项目——踏板上投掷

第3步

- 间歇性投掷。
- 以50%的强度进行45次踏板上投掷练习。

第4步

- 间歇性投掷。
- 以50%的强度进行60次踏板上投掷练习。

第5步

- 间歇性投掷（使用速度枪来协助控制力度）。
- 以50%的强度进行70次踏板上投掷练习。

第6步

- 以50%的强度进行45次踏板上投掷练习。
- 以75%的强度进行30次踏板上投掷练习。

第7步

- 以50%的强度进行30次踏板上投掷练习。
- 以75%的强度进行45次踏板上投掷练习。

第8步

- 以75%的强度进行65次踏板上投掷练习。
- 以50%的强度进行10次踏板上投掷练习。

阶段2：仅限快球

第9步

- 以75%的强度进行60次踏板上投掷练习。
- 在击球练习中进行15次投掷。

第10步

- 以75%的强度进行50~60次踏板上投掷练习。

- 在击球练习中进行30次投掷。

第11步

- 以75%的强度进行45 ~ 50次踏板上投掷练习。
- 在击球练习中进行45次投掷。

阶段3

第12步

- 以75%的强度进行30次踏板上投掷练习（热身）。
- 以50%的强度进行15次踏板上投掷练习（爆发球练习）。
- 在击球练习中进行45~60次投掷（仅限快球）。

第13步

- 以75%的强度进行30次踏板上投掷练习（热身）。
- 以75%的强度进行30次爆发球练习。

- 在击球练习中进行30次投掷。

第14步

- 以75%的强度进行30次踏板上投掷练习（热身）。
- 在击球练习中进行60~90次投掷（逐渐进阶至爆发球练习）。

第15步

- 模拟游戏：每次以15次投掷进行进阶（数投掷次数）。

对于投手来说，在开始图8.2展示的项目之前，必须要成功完成表8.1展示的间歇回归投掷项目的全部内容。

图8.2（续） 间歇回归投掷项目——踏板上投掷

手达到实际比赛需求的过程。

风车垒球投手在成功地完成早期间歇回归投掷项目后（表8.1），他们康复计划中的间歇回归投掷项目（图8.3）会更具针对性。重要的是让他们每隔一天就进行踏板上投掷练习，每周训练3天，并且要持续进行之前提到的抗阻训练、牵拉、击球练习及其他投掷练习。

表8.2 **捕手间歇回归投掷项目**

第1步	180英尺投掷热身阶段 从蹲位到投手位进行20次投掷 以50%的强度从蹲位开始在每一垒进行10次投掷
第2步	180英尺投掷热身阶段 从蹲位到投手位进行40次投掷 以50%的强度从蹲位开始在每一垒进行15次投掷
第3步	180英尺投掷热身阶段 从蹲位到投手位进行40次投掷 以75%的强度从蹲位开始在每一垒进行10次投掷
第4步	模拟游戏，包括场地短打球、本垒投掷和踏板投掷

（源自：Reinold et al. 2002.）

第1步

- 100英尺热身阶段。
- 以50%的强度进行20次风车投掷。

第2步

- 100英尺热身阶段。
- 以50%的强度进行30次风车投掷。

第3步

- 100英尺热身阶段。
- 以75%的强度进行15次风车投掷。
- 以50%的强度进行40次风车投掷。

第4步

- 100英尺热身阶段。
- 以75%的强度进行35次风车投掷。
- 以50%的强度进行20次风车投掷。

第5步

- 100英尺热身阶段。
- 以50%的强度进行15次风车投掷。
- 以75%的强度进行50次风车投掷。

第6步

- 100英尺热身阶段。
- 在击球练习中进行15次投掷。
- 以75%的强度进行60次风车投掷。

第7步

- 100英尺热身阶段。
- 以50%的强度进行20次爆发球练习。
- 以75%的强度进行40次风车投掷。
- 在击球练习中进行30次投掷。
- 以90%的强度进行10~15次风车投掷。

图8.3 风车垒球投手间歇回归投掷项目

第8步

- 100英尺热身阶段。
- 以75%的强度进行30次风车投掷。
- 以90%~100%的强度进行10~15次风车投掷。

- 以75%的强度进行30次爆发球练习。
- 在击球练习中进行30次投掷。

第9步

- 模拟游戏。
- 逐渐增加爆发性击球和投掷的次数。

第10步

- 比赛。
- 逐渐回归到比赛中。

- 必要的话对投掷的次数进行计数。

对于垒球投手来说，在开始图8.3展示的项目之前，必须要成功完成表8.1展示的间歇回归投掷项目的全部内容。

（源自：Reinold, Wilk, Reed, Crenshaw, and Andrews 2002.）

图8.3（续） 风车垒球投手间歇回归投掷项目

游泳项目

游泳者中常见过度使用手臂导致的肩关节损伤，在完整的康复计划中，最后一个重要考虑因素是间歇回归游泳项目。

间歇回归游泳项目的通用指南如下所示。

- 日常训练一旦开始，要在整个进阶的前50%～70%阶段利用好"简单日"（穿插在困难训练日中的轻量训练日）。

- 在所有的进阶中，如果游泳者出现疼痛或损伤症状，必须回到上一个已成功完成的阶段中。

- 根据所需频率（每周、每月）建立高原点，以保证游泳者能承受进阶的速度，而不会出现症状加重的情况。

- 由于游泳者的承受力不断增加，现有多种方法划分训练进阶。

  - 用可利用时间将目标分成几个部分，以达到逐步增加日常训练量的目的（如每天增加200码）。

  - 通过增加每周总的码数来增加训练量（例如，现在每周500码，下一阶段增加至每周1 000码）。

- 医生最好凭借经验来决定进阶建议；通常来说，不建议游泳者每周的进阶距离超过每周基本训练量的15%（如基本量是3 000码，每周增加量不能超过450码）。

- 游泳者应该在能够承受以热身强度（正常强度的50%）进行的距离为他们目标40%～60%的训练后，再考虑增加强度；如果训练目标是每天6 000码，游泳者在开始训练之前一定要保证能承受以热身强度进行的距离为3 000码或以上的训练。

- 要避免训练距离和强度的突然增加

（如在节假日的时候突然极大地增加训练强度，尤其对于受伤游泳者，更要密切监督）。

- 要避免任何新的或者任何可能给伤口带来额外压力的训练动作。一种常见的运动（"拉链运动"）要求将拇指固定在腋窝下进行训练，认为这种方法可以让肘部尽快恢复。事实上，这种运动在过顶型运动中有导致撞击综合征的迹象，在受伤的游泳者中也会产生可预见的损伤症状。
- 如果划水时无痛，可将重点移向使用较温和的划水方式进行"池中"交叉训练。
- 运动中应增加休息次数，以避免因疲劳而无法完成划水动作。
- 根据对游泳者出现划水失败的经历的观察或游泳者的反馈，一旦游泳者出现了疲劳导致不能划水的迹象，应马上叫停训练。
- 如果游泳者实现了基本的训练量，下一步的距离和速度要由教练决定。
- 将热身速度训练分成距离在承受范围内（如500码）的多组训练，开始增加组数，然后随着抗疲劳能力的发展增加距离。
- 在游泳导致的损伤中，柔韧性受限是罕见的主要问题，如果出现了，那么在运动过程中要常休息。
- 使用不同类型的脚蹼可以让游泳者减少与推进力相关的肩部压力，可以增加游泳者无痛过顶循环的次数。
- 为了适应间歇回归游泳进阶，游泳者要在日常训练中为一些额外的步骤做好准备。

图8.4展示了埃伦贝克和同事（Ellenbecker et al., 2006）改编的间歇回归游泳项目，包含了来自提姆·墨菲（Tim Murphy）和布赖恩·托温（Brian Tovin）这两位精通游泳者肩部损伤评估和治疗的专家的指导建议（Murphy, 1994; Tovin, 2006）。专家建议所有的医生在让游泳者回到水中继续游泳运动的过程中要遵循这些原则。

---

a. 可能会因为多个因素而不同

1. 出水时间：对于竞技游泳运动员来说，通常要用3倍于休息的时间来恢复到先前的水平。比如，如果运动员休息了一个月，那么他需要花费3个月来达到先前的游泳水平。这是在没有受伤的情况下。
2. 受伤程度：软组织愈合需要的时间不同，因此组织损伤的程度会影响恢复进程。
3. 游泳者水平：精英级游泳运动员恢复的时间比其他级别的要短。

图8.4　间歇回归游泳项目

b. 选择距离

1. 休息少于1个月：恢复到先前游泳距离的50% ~ 75%。

2. 休息1 ~ 3个月：恢复到先前游泳距离的25% ~ 50%。

3. 休息超过3个月：恢复到先前游泳距离的25%。

c. 频率

1. 休息超过1个月：每周不多于5次。

2. 休息1 ~ 3个月：每周5次；3天常规训练，每2天之间为恢复日（共2天）。

3. 休息超过3个月：每周3次（非连续天）。

d. 抗阻训练

1. 休息超过1个月：75%的强度，无手部动作的划水运动。

2. 休息1 ~ 3个月：50% ~ 75%的强度，无手部动作的划水运动，多种划水方式（除了蝶泳）。

3. 休息超过3个月：50%的强度或更低，无手部动作的划水运动，多种划水方式（除了蝶泳）。

e. 进阶

1. 在没有其他问题的前提下，每周进阶距离可为500 ~ 1 000码。

2. 当可以无痛游5 000码时便可以增加手部动作的划水运动。

3. 当可以无痛游5 000码时便可以增加蝶泳并且可以无障碍地完成完整的划水动作。

f. 如果出现疼痛

1. 在缩短距离之前，训练进行到25%时可使用脚蹼。如果疼痛持续，在整个训练50%的距离里使用脚蹼。如果还有疼痛，整体距离减少25%，直到可以无痛进行。

2. 不要进行蝶泳。

3. 无板击水训练。

4. 常用蛙泳。

g. 其他

1. 回归到稳定性训练：保护前关节囊。

2. 6周内可重新回到水中，但是参与运动的手臂必须要贴鳍。必须听从医生的指导。

3. 12 ~ 16周时可进行改良版自由泳。

4. 在水中的前6 ~ 8周内不要仰泳，一旦使用了仰泳姿势，必须要用脚蹼。

5. 回到水中后，至少3个月内不要进行仰泳。

图8.4（续） 间歇回归游泳项目

高尔夫球项目

运动员在术后可进行间歇回归高尔夫球项目，逐渐并成功地回到高尔夫球运动中。

间歇回归高尔夫球项目的通用指南如下所示。

- 一定要时刻强调正确的高尔夫球挥杆力学。
- 两次运动间要有一天休息时间。
- 在训练前，一定要让高尔夫球员进行足够全面的热身运动和主动牵拉。
- 球员必须按照列出的计划进行训

练，在没有损伤发生的情况下才能进入下一步。

- 一些较小的不适感会断断续续地出现，但需要注意的是，运动员要尽量避免在疼痛时挥动高尔夫球杆。
- 如果疼痛和肿胀持续，必须马上终止训练，等待专业医生检查。检查无大碍后，方可从中断的那一步进入到下一步。

表8.3展示的项目不仅要求对运动员肩关节和肩胛骨区域进行预先评估，还要求对整个动力链进行预先评估，以防止突发事件发生，尤其要注意核心训练和躯干旋转训练。要循序渐进地进行此项目，以逐渐增加肩部的负荷。运动员的力学机制必须由有资格的专业高尔夫球教练评估，以最小化损伤风险并提升运动表现。

结论

在进行了间歇回归运动训练和结构性康复训练的情况下，任何运动员都能在受伤风险最小的情况下顺利回归赛场。为了满足每个运动员独特的需求，需要改良康复计划和进阶时间。全面的康复计划应包括维持力量和柔韧性的项目、恰当的热身和放松步骤、恰当的力学机制。循序渐进的间歇回归运动项目能让运动员安全地回归到比赛中。

表8.3 间歇回归高尔夫球项目

	第一天	第二天	第三天
第一周	10次推球 10次劈擎杆 休息 15次劈擎杆	15次推球 15次劈擎杆 休息 25次劈擎杆	20次推球 20次劈擎杆 休息 20次推球 20次劈擎杆 休息 10次劈擎杆 10次短铁杆
第二周	20次劈擎杆 10次短铁杆 休息 10次短铁杆	20次劈擎杆 15次短铁杆 休息 10次短铁杆 15次劈擎杆	15次短铁杆 10次中铁杆 休息 20次短铁杆 15次劈擎杆
第三周	15次短铁杆 10次中铁杆 休息 5次长铁杆 15次短铁杆 休息 20次劈擎杆	15次短铁杆 10次中铁杆 10次长铁杆 休息 10次短铁杆 10次中铁杆 5次长铁杆 5次木杆	15次短铁杆 10次中铁杆 10次长铁杆 休息 10次短铁杆 10次中铁杆 10次长铁杆 10次木杆
第四周	15次短铁杆 10次中铁杆 10次长铁杆 10次1号木杆 休息 重复	打9洞	打9洞
第五周	打9洞	打9洞	打9洞

短铁杆=9、8号球杆，中铁杆=7、6、5号球杆，长铁杆=4、3、2号球杆，木杆=3、5号球杆。

投掷者十项训练的主要目的是锻炼进行投掷动作的主要肌群。其目标是创造一个有组织且高效的训练项目。所有的训练都是为了提高投掷者肩关节复合体肌肉组织的力量、爆发力和耐力设计的。

外展0度外旋 身体呈站立姿势，肘关节屈曲90度固定于体侧，前臂在身体前方。手紧握弹力带一端，弹力带另一端固定。手臂向外拉弹力带，肘关节保持在体侧。控制弹力带缓慢回到起始位置。每天进行____次，每次____组，每组重复____。

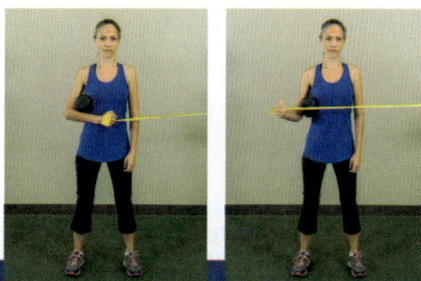

外展90度外旋 身体呈站立姿势，肩关节外展90度。手紧握弹力带的一端，弹力带另一端固定在比肩关节稍低的位置。保持肩关节外展，向后旋转肩部，保持肘关节屈曲90度。控制弹力带缓慢回到起始位置。

Ⅰ.慢速组（缓慢控制）：每天进行____次，每次____组，每组重复____。

Ⅱ.快速组：每天进行____次，每次____组，每组重复____。

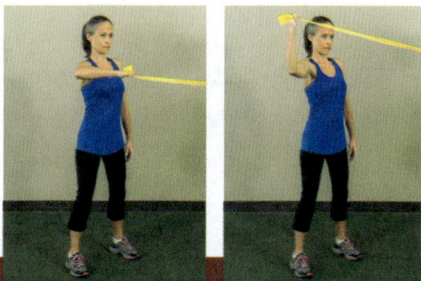

外展0度内旋 身体呈站立姿势，肘关节屈曲90度固定于体侧，肩关节外旋。手紧握弹力带的一端，弹力带另一端固定。肩关节内旋，肘关节保持在体侧。控制弹力带缓慢回到起始位置。每天进行____次，每次____组，每组重复____。

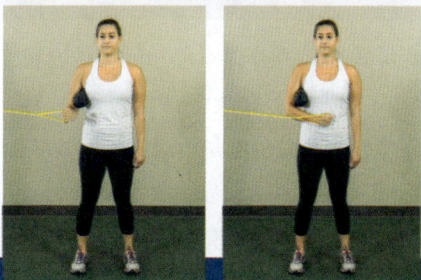

179

外展90度内旋　身体呈站立姿势，肩关节外展90度且外旋90度、肘关节屈曲90度。手紧握弹力带一端，弹力带另一端固定。保持肩关节外展，肩关节向前旋转，保持肘关节屈曲90度。控制弹力带回到起始位置。

Ⅰ.缓慢组（缓慢控制）：每天进行____次，每次____组，每组重复____。

Ⅱ.快速组：每天进行____次，每次____组，每组重复____。

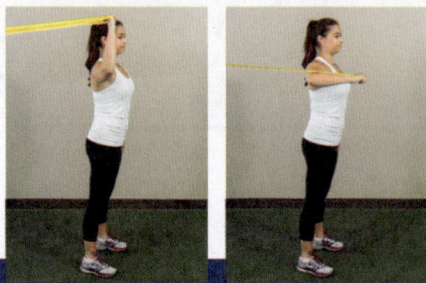

肩关节外展至90度　身体呈站立姿势，一只手握哑铃，双臂垂于体侧，掌心朝里。握哑铃侧手臂缓慢抬起，掌心向下，直到手臂与躯干呈90度（与肩部持平）。每天进行____次，每次____组，每组重复____。

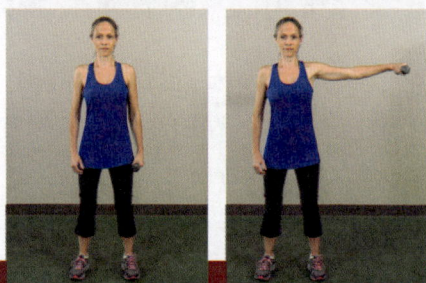

肩胛骨，外旋"满罐"　身体呈站立姿势，一只手握哑铃。握哑铃侧手臂向侧前方抬起，手臂伸直，拇指向上，不要超过肩部高度。持续2秒，然后缓慢放下。每天进行____次，每次____组，每组重复____。

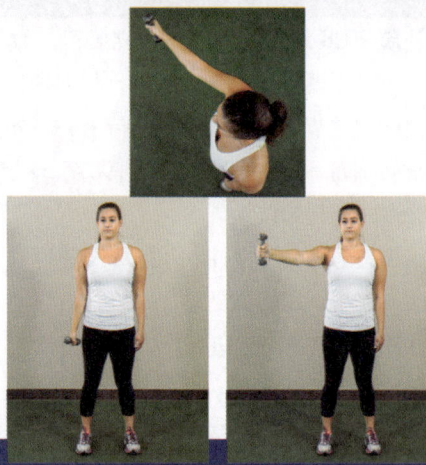

侧卧外旋　侧卧，不参与运动的身体一侧在下。参与运动侧手臂放于体侧且肘关节屈曲90度，手握哑铃。保持参与运动侧的肘关节固定，抬起前臂。坚持2秒，缓慢放下。每天进行____次，每次____组，每组重复____。

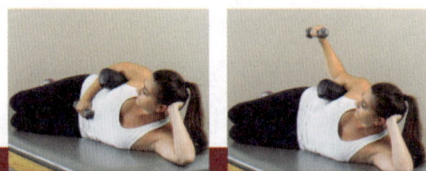

俯卧水平外展（中立位） 俯卧于治疗床上，参与运动侧手臂自然下垂，手握哑铃。将手臂抬至与地面平行。保持2秒，缓慢放下。每天进行____次，每次____组，每组重复____。

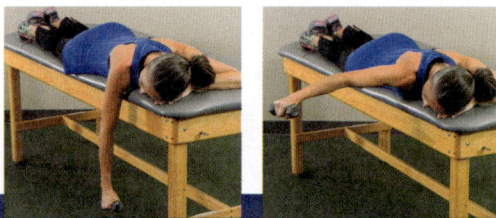

俯卧水平外展（最大限度外旋，外展100度） 俯卧于治疗床上，参与运动侧手臂自然下垂，拇指向上旋转，手握哑铃。手臂抬至平行于地面。保持2秒，缓慢放下。每天进行____次，每次____组，每组重复____。

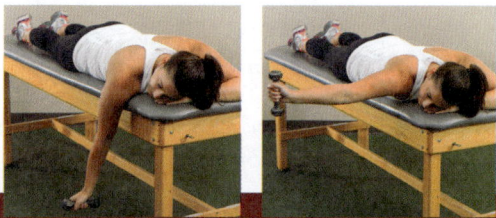

俯卧划船 俯卧于治疗床上，参与运动侧手臂自然下垂，手握哑铃。缓慢抬起上臂，屈曲肘关节，将哑铃抬至最高。保持2秒，缓慢放下。每天进行____次，每次____组，每组重复____。

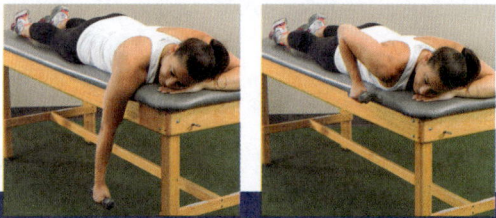

俯卧划船至外旋 俯卧于治疗床上，参与运动侧手臂自然下垂，手握哑铃。缓慢抬起上臂，屈曲肘关节，上臂抬至与治疗床平行。保持1秒，向上旋转前臂直到哑铃与治疗床同高，保持肘关节屈曲90度。保持2秒，花2到3秒缓慢放下。每天进行____次，每次____组，每组重复____。

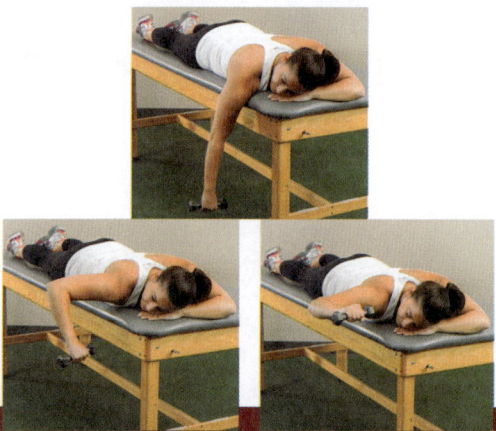

瑞士球上外展90度划船 坐于瑞士球上，双臂向前伸直，双手紧握弹力带。保持手臂与肩同高，屈曲肘关节，将弹力带往身体方向拉，直至上臂与肩部在一条直线上，此时双臂位于体侧（外展90度）。保持2秒，缓慢回到起始位置。每天进行＿＿次，每次＿＿组，每组重复＿＿。

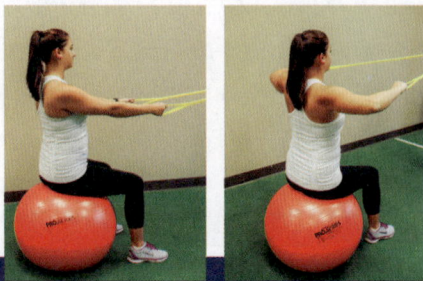

瑞士球上外展90度划船外旋 坐于瑞士球上，双臂向前伸直，双手紧握弹力带。保持手臂与肩同高，屈曲肘关节，将弹力带往身体方向拉，直至上臂与肩部在一条直线上，此时双臂位于体侧（外展90度）。保持1秒，向上旋转前臂直到肩关节90度外旋且外展。保持2秒，缓慢回到起始位置。每天进行＿＿次，每次＿＿组，每组重复＿＿。

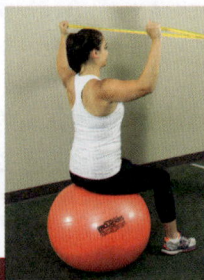

瑞士球上中立位外旋 坐于瑞士球上，双侧肘关节屈曲90度，拇指朝上。双手紧握弹力带，双侧肩关节外旋，直到拇指与地面平行。保持2秒，缓慢回到起始位置。每天进行＿＿次，每次＿＿组，每组重复＿＿。

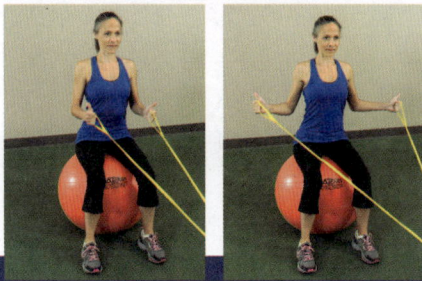

肘关节屈曲 身体呈站立姿势，双臂垂于体侧，双手各握一个哑铃，掌心朝里。一侧肘关节向上屈曲，随着动作进行，将掌心转至朝向上方，保持2秒。每天进行＿＿次，每次＿＿组，每组重复＿＿。

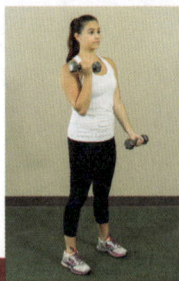

肘关节屈曲，肱三头肌下推　身体呈站立姿势，双臂垂于体侧，肘关节屈曲90度，面朝缆绳训练器，双手紧握短把手。双手向下推，直到肘关节伸直。保持2秒，缓慢回到起始位置。每天进行____次，每次____组，每组重复____。

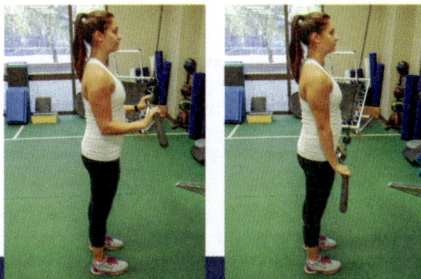

腕关节伸展　前臂撑于治疗床上，掌心朝下，最大限度地举起手中的哑铃。保持2秒，缓慢放下。每天进行____次，每次____组，每组重复____。

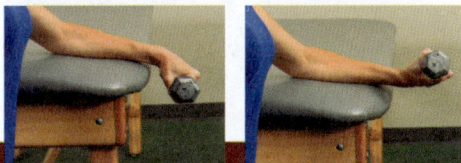

腕关节屈曲　前臂撑于治疗床上，掌心朝上，将手中哑铃下降至最低点后抬起至最高点。保持2秒，缓慢放下。
每天进行____次，每次____组，每组重复____。

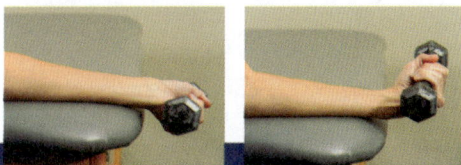

腕关节旋后　前臂撑于治疗床上，腕关节处于中立位。手握哑铃或锤子。旋转前臂和腕关节至掌心朝上。保持2秒，再回到起始位置。

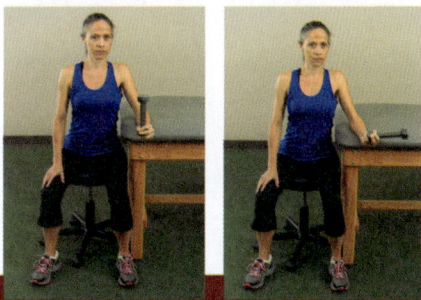

腕关节旋前　前臂撑于治疗床上，腕关节处于中立位。手握哑铃或锤子。旋转前臂和腕关节至掌心朝下。保持2秒，再回到起始位置。每天进行____次，每次____组，每组重复____。

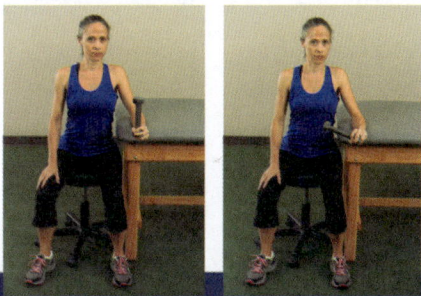

（源自：Thrower's Ten Program is copyright © 2004 by the Advanced Continuing Education Institute, LLC. All Rights Reserved. Photos © Human Kinetics.）

投掷型运动员通常会出现独特的肌肉骨骼结构。投掷型运动员的运动量极大，导致盂肱关节内部不稳定，需要极大地依靠动态稳定系统进行高强度、无症状的活动。治疗这种特殊的运动人群所具有的肩部损伤对于医生来说是一项巨大的挑战。强度较高的强化训练将着重恢复肌肉的平衡性和对称性，使投掷型运动员重返赛场。高阶投掷者十项训练给投掷型运动员提供了全面康复的标准。使用独特、循序渐进的方式及在特定投掷型运动中应用高水平动态稳定性训练、神经肌肉控制训练、肩袖强化和协调训练，促进运动员重返赛场。

高阶投掷者十项训练以一种特殊的方式结合了动态稳定性、共同激活、高水平神经肌肉控制、耐力、肩袖强化、正确姿势、核心肌群耐力和力量以及协调性，其目的是让运动员具备开始间歇回归投掷型项目的能力，使他们为重返赛场做好准备。所有练习均在双侧进行，以充分利用神经生理溢流，全面关注运动员，并且将参与运动的上肢的神经损伤风险降到最低。在双侧进行高强度的PNF练习，可以加强上肢和躯干、腰椎骨盆复合体和下肢的动态稳定性。肩关节外旋肌、肩胛下肌、冈上肌和冈下肌是经常被关注的部位，因为投掷型运动员的这些肌肉可能存在能力不足的问题。

高阶投掷者十项训练对肩部有一定的要求，强调通过上肢持续保持和交替运动，循序渐进地增强肌肉的稳定性和耐力。肌肉疲劳与神经肌肉控制能力减弱有关，高阶投掷者十项训练不仅注重加强肩关节和肩部周围肌群的稳定性，同时也关注在投掷运动期间维持躯干和下肢姿势的肌肉。训练的目标是挑战运动员肩部的耐力极限，以及逐渐提升肩部的本体感觉和神经肌肉控制能力。将交替运动模式整合到整个练习中，不仅强化了肩袖肌群，还提升了肩部和肩胛骨的神经肌肉控制能力。这是通过在训练中交替使用动态和持续保持练习来实现的。以这种方式完成训练，不仅可以加强力量、动态稳定性和本体感觉，还能提升运动员重返赛场和进行高要求、重复性运动（如投掷）必备的肌肉耐力。

通常情况下，在高阶投掷者十项训练中，运动员需要将每个练习（运动模式）重复10次，并且每个练习需进行2组。每组练习之间不要设置休息时间。进行训练时，3种训练模式被整合在一起且遵循渐进性原则。首先进行双侧等张收缩运动，接着进行对侧未运动手臂的单侧等张收缩运动，最后交替重复持续等长保持和主动等张收缩的模式。当一侧肢体使用哑铃或弹力带进行等张运动时，运动员要保持对侧手臂抬高的姿势。

在高阶投掷者十项训练中可以使用瑞士球，目的是进一步训练运动员在不稳定表面上的稳定能力。在重复进行每个练习时，运动员要在瑞士球上保持良好的坐姿，使两侧坐骨结节受力相同，双脚分开至与肩同宽，并且腹横肌要参与运动。正确的姿势和位置是让练习具有有效性的关键，尤其是肩胛骨的位置。要持续保持后倾、外旋和后缩肩胛骨的姿势。通常情况下，运动员要在所有训练中保持这个姿势。同时还可以利用徒手阻力，且这种阻力可被用于任一瑞士球上坐姿练习，以增强肌肉的兴奋性、协同收缩能力和动态稳定性，并提升肩袖肌群的耐力和抗疲劳能力。

外展0度外旋　坐于瑞士球上，参与运动侧肘关节屈曲90度于体侧，前臂位于身体前方。紧握弹力带的一端。肘关节保持在体侧，向外拉弹力带。控制弹力带缓慢回到起始位置。每天进行＿＿次，每次＿＿组，每组重复＿＿。

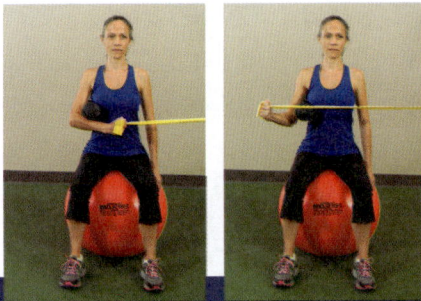

外展0度内旋　坐于瑞士球上，参与运动侧肘关节屈曲90度于体侧，肩部外旋。紧握弹力带的一端，在身体前方向对侧拉弹力带，肘关节保持在体侧。控制弹力带缓慢回到起始位置。每天进行＿＿次，每次＿＿组，每组重复＿＿。

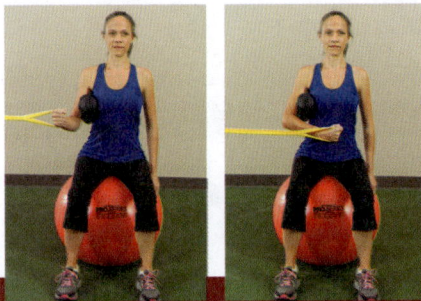

持续保持外展0度外旋　坐于瑞士球上，参与运动侧肘关节屈曲90度于体侧，前臂位于身体前方，未参与运动侧手臂侧平举，掌心朝前。保持未参与运动侧手臂的姿势，参与运动侧手紧握弹力带的一端将其向外拉，肘关节保持在体侧。控制弹力带缓慢回到起始位置。每天进行＿＿次，每次＿＿组，每组重复＿＿。

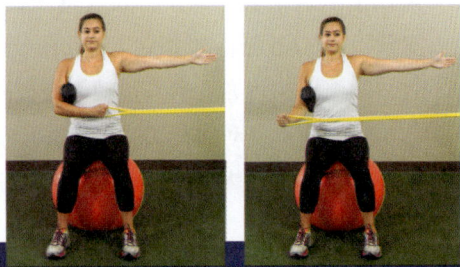

持续保持外展0度内旋　坐于瑞士球上，参与运动侧肘关节屈曲90度于体侧，肩部外旋，未参与运动侧手臂侧平举，掌心朝前。保持未参与运动侧手臂的姿势，参与运动侧手紧握弹力带的一端，在身体前方将其向对侧拉，肘关节保持在体侧。控制弹力带缓慢回到起始位置。每天进行＿＿次，每次＿＿组，每组重复＿＿。

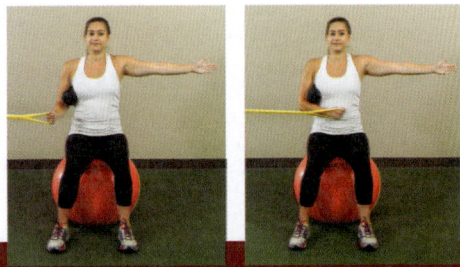

持续保持肩关节外展90度

第一组：坐于瑞士球上，双臂垂于体侧。掌心朝外，双臂抬至与肩同高，掌心朝前。

第二组：坐于瑞士球上，双臂垂于体侧。掌心朝外，双臂抬至与肩同高，掌心朝前。参与运动侧手臂回到起始位置后重复动作，同时未参与运动侧手臂保持姿势。然后换另一侧手臂，重复上述动作。

第三组：坐于瑞士球上，双臂垂于体侧。掌心朝外，双臂抬至与肩同高，掌心朝前。

交替使一侧手臂回到起始位置，对侧手臂保持与肩同高。

每天进行____次，每次____组，每组重复____。

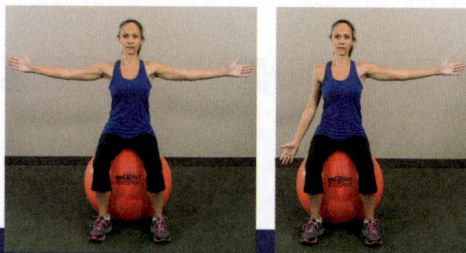

肩胛骨，外旋"满罐"

第一组：坐于瑞士球上，双臂垂于体侧。双臂抬至与肩同高，拇指朝上，且在身体前方与躯干呈30度角。手臂高度不要超过肩部。保持2秒，缓慢放下。

第二组：坐于瑞士球上，双臂垂于两侧。双臂抬至与肩同高，拇指朝上，且在身体前方与躯干呈30度角。参与运动侧手臂回到起始位置后重复动作，同时未参与运动侧手臂保持姿势。然后换另一侧手臂，重复上述动作。

第三组：坐于瑞士球上，双臂垂于体侧。双臂抬至与肩同高，拇指朝上，且在身体前方与躯干呈30度角。交替使一侧手臂回到起始位置，对侧手臂保持与肩同高。

每天进行____次，每次____组，每组重复____。

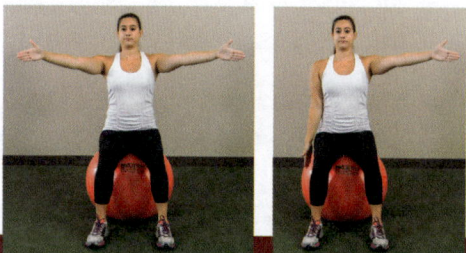

侧卧外旋　侧卧，不参与运动的一侧在下。参与运动侧手臂放于体侧且肘关节屈曲90度，手握哑铃。保持参与运动侧肘关节固定，抬起前臂。保持2秒，缓慢放下。

每天进行____次，每次____组，每组重复____。

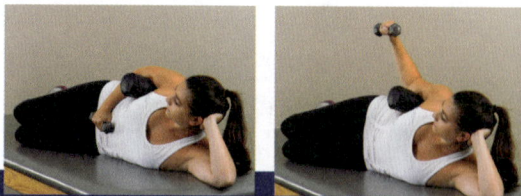

俯卧水平外展

第一组：俯卧于瑞士球上，双臂伸直且垂于两侧。双臂向两侧平举，掌心朝下，保续2秒，缓慢回到起始位置。

第二组：俯卧于瑞士球上，双臂伸直且垂于两侧。双臂向两侧平举，掌心朝下。参与运动侧手臂回到起始位置，未参与运动侧手臂保持平举的姿势。然后换另一侧手臂，重复上述动作。

第三组：俯卧于瑞士球上，双臂伸直且垂于两侧。双臂向两侧平举，掌心朝下。交替使一侧手臂回到起始位置，对侧手臂保持平举的姿势。

每天进行＿＿次，每次＿＿组，每组重复＿＿。

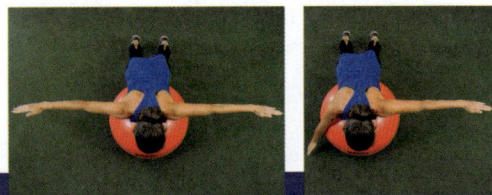

俯卧水平外展（最大限度外旋，外展100度）

第一组：俯卧于瑞士球上，双臂伸直且垂于两侧，拇指上旋（搭便车的手势）。双臂抬至平行于地面且在肩部稍前的位置。保持2秒，缓慢放下。

第二组：俯卧于瑞士球上，双臂伸直且垂于两侧，拇指上旋（搭便车的手势）。双臂抬至平行于地面且在肩部稍前的位置。参与运动侧手臂回到起始位置，未参与运动侧手臂保持姿势。然后换另一侧手臂，重复上述动作。

第三组：俯卧于瑞士球上，双臂伸直且垂于两侧，拇指上旋（搭便车的手势）。双臂抬至平行于地面且在肩部稍前的位置。交替使一侧手臂回到起始位置，对侧手臂保持姿势。

每天进行＿＿次，每次＿＿组，每组重复＿＿。

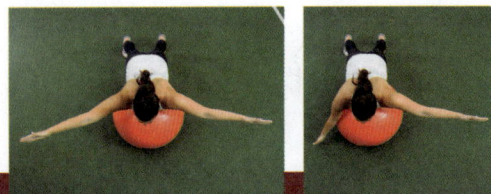

俯卧划船　俯卧于瑞士球上，双臂伸直垂于两侧，双手握哑铃。交替缓慢抬升一侧手臂，屈曲肘关节，尽可能将哑铃抬至最高点。每天进行＿＿次，每次＿＿组，每组重复＿＿。

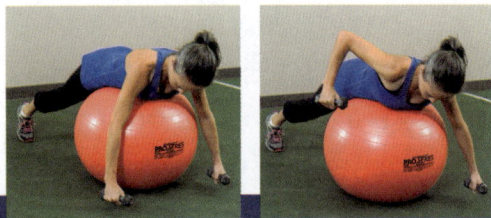

俯卧划船至外旋

第一组：俯卧于瑞士球上，双臂伸直垂于两侧，双手握哑铃。（背部用力）缓慢后拉肘关节至上臂与肩关节同高。保持1秒。保持上臂水平和肘关节屈曲90度，将肩关节外旋90度至前臂与地面水平，保持2秒。缓慢回到起始位置。

第二组：俯卧于瑞士球上，双臂伸直垂于两侧，双手握哑铃。（背部用力）缓慢后拉肘关节至上臂与肩关节同高，保持1秒。保持上臂水平和肘关节屈曲90度，将肩关节外旋90度至前臂与地面水平，保持2秒。保持未参与运动侧手臂姿势，参与运动侧手臂缓慢回到起始位置并重复训练。完成一组后换另一组训练。

第三组：俯卧于瑞士球上，双臂伸直垂于两侧，双手握哑铃，（背部用力）缓慢后拉肘关节至上臂与肩关节同高，保持1秒。保持上臂水平和肘关节屈曲90度，将肩关节外旋90度至前臂与地面水平，保持2秒。保持未参与运动侧手臂姿势，参与运动侧手臂缓慢回到起始位置。双侧交替训练。

每天进行＿＿＿次，每次＿＿＿组，每组重复＿＿＿。

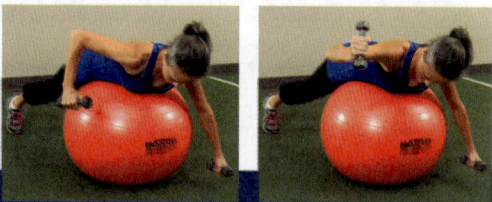

坐姿肩胛骨后缩至肩关节外旋

第一组：坐于瑞士球上，双臂向前伸直，双手分别紧握弹力带的一端。保持手臂与肩同高，屈曲肘关节，朝向身体拉动弹力带，直到上臂与肩关节在一条直线上，保持1秒。向上旋转前臂至肩关节处于90度外旋和外展姿势，在最高点保持2秒。缓慢回到起始位置。

第二组：坐在瑞士球上，双臂向前伸直，双手分别紧握弹力带的一端。保持手臂与肩同高，屈曲肘关节，朝向身体拉动弹力带，直到上臂与肩关节在一条直线上，保持1秒。向上旋转前臂至肩关节处于90度外旋和外展姿势，在最高点保持2秒。保持未参与运动侧手臂姿势，参与运动侧缓慢回到起始位置并重复动作。完成一组后换另一组训练。

第三组：坐于瑞士球上，双臂向前伸直，双手分别紧握弹力带的一端。保持手臂与肩同高，屈曲肘关节，朝向身体拉动弹力带，直到上臂与肩关节在一条直线上，保持1秒。向上旋转前臂至肩关节处于90度外旋和外展姿势，在最高点保持2秒。保持未参与运动侧手臂姿势，参与运动侧手臂缓慢回到起始位置。双侧交替训练。

每天进行＿＿＿次，每次＿＿＿组，每组重复＿＿＿。

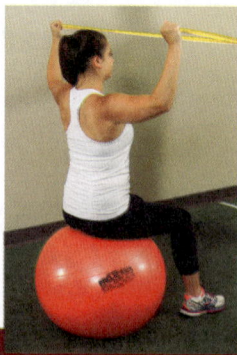

坐姿低位弹力带牵拉　坐于瑞士球上，双侧上臂固定于体侧且肘关节屈曲90度，拇指向上。双手紧握弹力带，双肩外旋，使拇指旋转至与地面平行。保持2秒，回到起始位置。每天进行____次，每次____组，每组重复____。

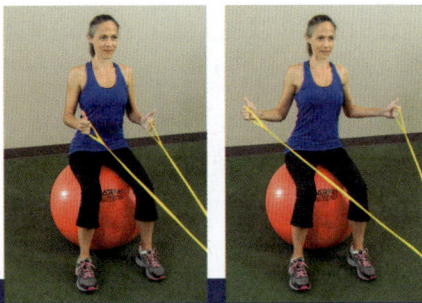

坐姿神经肌肉控制　坐于瑞士球上，双侧上臂固定在体侧且肘关节屈曲90度。如果愿意，练习时可以在手臂下夹一个毛巾卷（图片未显示）。在肩部上方施加阻力，使肩部向上抵抗阻力。随后在腋下施加阻力，使肩部向下抵抗阻力。最后在肩部后方施加阻力，使肩部向后抵抗阻力，同时肩胛骨后缩。每天进行____次，每次____组，每组重复____。

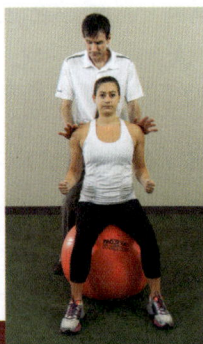

BOSU球上俯卧撑　俯撑于BOSU球上，身体下降、手臂保持在一个舒适的位置，双手撑在BOSU球两侧。保持身体呈一条直线，尽可能高地撑起身体，肘关节伸直，肩关节前屈。缓慢回到起始位置。每天进行____次，每次____组，每组重复____。

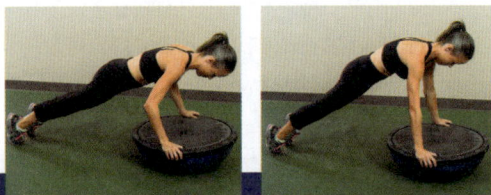

肘关节屈曲（肱二头肌收缩）　坐于瑞士球上，双手握哑铃，双臂朝前，参与运动侧向上屈曲肘关节，在动作进行时掌心朝上。保持2秒，缓慢放下。每天进行____次，每次____组，每组重复____。

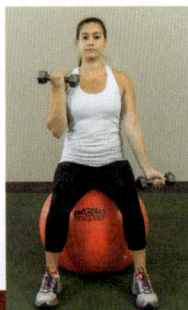

肘关节伸展（肱三头肌）　坐于瑞士球上，参与运动侧手握哑铃，手臂抬至超过头顶。未参与运动侧手臂可给参与运动侧手臂肘部提供支撑（图片未显示）。在头顶上方将手臂伸直。保持2秒，缓慢放下。换另一侧手臂，重复上述动作。每天进行____次，每次____组，每组重复____。

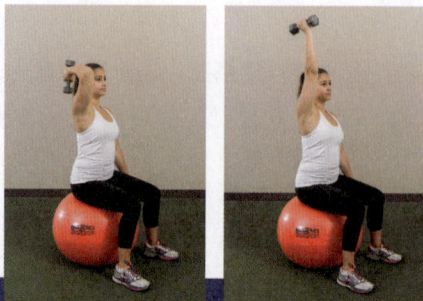

腕关节伸展　前臂撑于治疗床上，掌心朝下，握住哑铃抬至最大高度。保持2秒，缓慢放下。每天进行____次，每次____组，每组重复____。

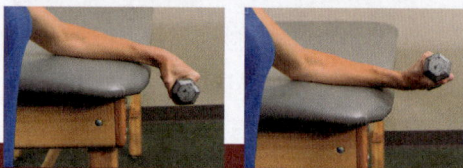

腕关节屈曲　前臂撑于治疗床上，掌心朝上，将手中哑铃下降至最低点后抬至最高点。保持2秒，缓慢放下。每天进行____次，每次____组，每组重复____。

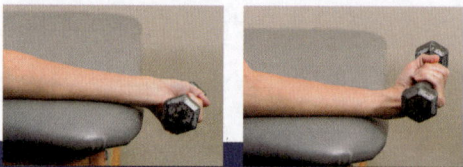

腕关节旋后　前臂撑于治疗床上，腕关节处于中立位。手握哑铃或锤子，旋转前臂和腕关节至掌心朝上的姿势。保持2秒，回到起始位置。每天进行____次，每次____组，每组重复____。

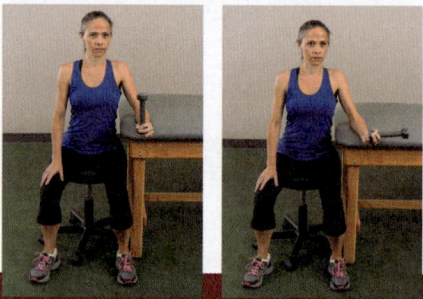

腕关节旋前　前臂撑于治疗床上，腕关节处于中立位。手握哑铃或锤子，旋转前臂和腕关节至掌心朝下。保持2秒，回到起始位置。每天进行____次，每次____组，每组重复____。

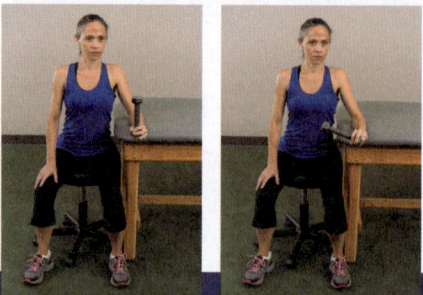

[经美国运动医学会（American Sports Medicine Institute）和冠军运动医学（Champion Sports Medicine）许可，源自：T.S. Ellenbecker and K.E. Wilk, 2017, *Sport therapy for the shoulder*: Evaluation, rehabilitation, and return to sport (Champaign, IL: Human Kinetics).]

参考文献

第1章

Abbott LC, Lucas DB. The function of the clavicle: its surgical significance. *Ann Surg*. 1954: 140: 583–597.

Basmajian JV, Bazant FJ. Factors preventing downward dislocation of the adducted shoulder joint. *J Bone Joint Surg Am*. 1959; 41–A: 1182–1186.

Bassett R, Browne A, Morrey BF, et al. Glenohumeral muscle force and moment mechanics in a position of shoulder instability. *J Biomech*. 1990; 23: 405–415.

Bateman JE. *The Shoulder and Neck*. Philadelphia: Saunders; 1971.

Bearn JG. Direct observations on the function of the capsule of the sternoclavicular joint in clavicular support. *J Anat*. 1967; 101: 159–170.

Bechtol CO. Biomechanics of the shoulder. *Clin Orthop*. 1980; 46: 37–41.

Bigliani LU, Morrison DS, April EW. The morphology of the acromion and its relationship to rotator cuff tears. *Orthop Trans*. 1986; 10: 228.

Boileau P, Baque F, Valerio L, et al. Isolated arthroscopic biceps tentomy or tendodesis improves symptoms in patients with massive irreparable rotator cuff tears. *J Bone Joint Surg Am*. 2007; 89: 747–757.

Bost FC, Inman VTG. The pathological changes in recurrent dislocations of the shoulder. *J Bone Joint Surg*. 1942; 24: 595–613.

Brewer BJ. Aging of the rotator cuff. *Am J Sports Med*. 1979; 7: 102–110.

Brown MK, Warren RF. Ligamentous control of shoulder stability based on selective cutting and static translation experiments. *Clin Sports Med*. 1991; 10: 4.

Clark JM, Harryman DT 2nd. Tendons, ligaments, and the capsule of the rotator cuff. *J Bone Joint Surg Am*. 1992; 74: 713–725.

Codman EA. The Shoulder. Boston: Thomas Todd; 1934. Comtet JJ, Herberg G, Naasan IA. Biomechanical basis of transfers for shoulder paralysis. *Hand Clin*. 1989; 5: 1–14.

Conte S, Requa RF, Garrick JG. Disability days in major league baseball. *Am J Sports Med*. 2001; 29(4): 431–436.

Cooper DE, Arnoczky SP, O'Brien SJ, Warren RF, DiCarlo E, Allen AA. Anatomy, histology, and vascularity of the glenoid labrum: An anatomical study. *J Bone Joint Surgery*. 1992; 74A: 46–52.

Crockett HC, Gross LB, Wilk KE, et al. Osseous adaptation and range of motion at the glenohumeral joint in professional baseball pitchers. *Am J Sports Med*. 2002; 30: 20–26.

Curtis AS, Burbank KM, Tierney JJ, et al. The insertional footprint of the rotator cuff: an anatomic study. *Arthroscopy*. 2006; 22: 609.

Cyprien JM, Vasey HM, Burdet A, et al. Humeral retrotorsion and glenohumeral relationship in the normal shoulder and in recurrent anterior dislocation (scapulometry). *Clin Orthop*. 1983; 175: 8–17.

DeLuca CJ, Forrest WJ. Force analysis of individual muscles acting simultaneously on the shoulder joint during isometric abduction. *J Biomech*. 1973; 6: 385–393.

Dempster WT. Mechanisms of shoulder movement. *Arch Phys Med Rehabil*. 1965; 46: 49–70.

DePalma AF. *Surgery of the Shoulder*. 2nd ed. Philadelphia: Lippincott; 1973.

DePalma A, Callery G, Bennet G. Variational anatomy and degenerative lesions of the shoulder joint. In: Blount W, Banks S. eds. *The A. A. O. S. Instructional Course Lectures*. Vol VI. Ann Arbor, MI: J W Edwards; 1949: 255.

Dugas JR, Campbell DA, Warren RF, et al. Anatomy and dimensions of rotator cuff insertions. *J Shoulder Elbow Surg*. 2002; 11: 498–503.

Dvir Z, Berme N. The shoulder complex in elevation of the arm: mechanism approach. *J Biomech*. 1978; 11: 219–225.

Fealy S, Dodeo SA, Dicarlo EF, O'Brien SJ. The developmental anatomy of the glenohumeral joint. *J Shoulder Elbow Surg*. 2000; 9: 217–222.

Ferrari DA. Capsular ligaments of the shoulder: anatomical and functional study of the anterior superior capsule. *Am J Sports Med*. 1990; 18: 20–24.

Fitzpatrick MJ, Powell SE, Tibone JE, Warren RF. The anatomy, pathology, and definitive treatment of rotator interval lesions: current concepts. *Arthroscopy*. 2003; 19: 70–79.

Flatow EL, Soslowsky LJ, Ticker JB, et al. Excursion of the rotator cuff under the acromion. Patterns of subacromial contact. *Am J Sports Med*. 1994; 22: 779–788.

Fleisig GS, Andrews JA, Dillman CJ, Escamilllia RF. Kinetics of baseball pitching with implications about injury. *Am J Sports Med*. 1995; 23(2): 234–239.

Frankel VH, Nordin M. *Basic Biomechanics of the Skeletal System*. Philadelphia: Lea & Febiger; 1980.

Gagey O, Bonfait H, Gillot C, et al. Anatomic basis of ligamentous control of elevation of the shoulder(reference position of the shoulder joint). *Surg Radiol Anat*. 1987; 9: 19–26.

Harryman DT, Sidles JA, Harris SL, Matsen FA. The role of the rotator interval capsule in passive motion and stability of the shoulder. *J Bone Joint Surg Am*. 1992; 74: 53–66.

Hovelius L, Olosson A, Sandstrom B, et al. Nonoperative treatment of primary anterior shoulder dislocation in patients forty years of age or younger. A prospective 25 year follow-up study. *J Bone Joint Surg Am*. 2008; 90(5): 945–952.

Howell SM, Imobersteg AM, Seger DH, Marone PJ. Clarification of the role of the supraspinatus muscle in shoulder function. *J Bone Joint Surg Am*. 1986; 68: 398–404.

Huber WP, Putz RV. Periarticular fiber system of the shoulder joint. *Arthroscopy*. 1997; 13: 680–691.

Hunt SA, Kwon YW, Zuckerman JD. The rotator interval: anatomy, pathology, and strategies for treatment. *J Am Acad Orthop Surg*. 2007; 15: 4: 218–227.

Hurchler C, Wulker N, Mendilia M. The effect of negative intraarticular pressure and rotator cuff force on glenohumeral translation during simulated active elevation. *Clin Biomech*. 2000; 15: 306–314.

Inman VT, Saunders JB, Abbott LC. Observations on the function of the shoulder joint. *J Bone Joint Surg Am*. 1944; 26(1): 1–30.

Johnston TB. The movements of the shoulder joint: a plea for the use of the "plane of the scapula" as the plane of reference for movements occurring at the humeroscapular joint. *Br J Surg*. 1937; 25: 252–160.

Jost B, Koch PP, Gerber C. Anatomy and functional aspects of the rotator interval. *J Shoulder Elbow Surg*. 2000; 9: 336–341.

Kaltsas DS. Comparative study of the properties of the shoulder joint capsule with those of other joint capsules. *Clin Orthop*. 1983; 173: 20–26.

Kazar B, Relouszky E. Prognosis of primary dislocation of the shoulder. *Acta Orthop Scand*. 1969; 40: 216–219.

Kelley DL. *Kinesiological Fundamentals of Motion Description*. Englewood Cliffs, NJ: Prentice Hall; 1971.

Kelly AM, Drakos MC, Fealy S, et al. Arthro-scopic release of the long head of the biceps tendon: functional outcome and clinical results. *Am J Sports Med*. 2005; 33: 208–213.

Kent BE. Functional anatomy of the shoulder complex. *Phys Ther*. 1971; 51: 947.

Kessler RM, Hertling D. *Management of Common Musculoskeletal Disorders: Physical Therapy Principles and Methods*. New York: Harper & Row; 1983.

Kovacs M, Ellenbecker TS, Kibler WB, Roetert EP, Lubbers P. Injury trends in American competitive junior tennis players. *Journal of Medicine and Science in Tennis*. 2014; 18(1).

Kumar VP, Satku K, Balasubramaniam P. The role of the long head of biceps brachii in the stabilization of the head of the humerus. *ClinOrthop*. 1989; 244: 172–175.

Lambert AE. A rare variation in the pectoralis minor muscle. *Anat Rec*. 1925; 31: 193.

Laumann U. Kinesiology of the shoulder joint. In: Kolbel R, ed. *Shoulder Replacement*. Berlin: Springer–Verlag; 1987.

Lieberson F. Os acromiale—a contested anomaly. *J Bone Joint Surg*. 1937; 19: 683–689.

Ljungren AE. Clavicular function. *Acta Orthop Scand*. 1979; 50: 261–268.

Lucas DB. Biomechanics of the shoulder joint. *Arch Surg*. 1973; 107: 425–432.

Matsen FA, Harryman DT, Didles JA. Me–chanics of glenohumeral instability. In: Hawkins RJ, ed. *Clinics in Sports Medicine: Basic Science and Clinical Application in the Athlete's Shoulder*. Philadelphia: Saunders; 1991.

Mazzocca AD, Brown FR, Carreira DS, et al. Arthroscopic shoulder stabilization in collision and contact athletes. *Am J Sports Med*. 2005; 33(1): 52–60.

Mileski RA, Snyder SJ. Superior labral lesions in the shoulder: patho–anatomy and surgical management. *J Am Acad Orthop Surg*. 1998; 6: 121–131.

Miller SL, Gladstone JN, Cleeman E, et al. Anatomy of the posterior rotator interval: impli-cations for cuff mobilization. *Clin Orthop Relat Res*. 2003; 408: 152–156.

Moore KL. *Clinically Oriented Anatomy*. Baltimore: Williams & Wilkins; 1980.

Morrey BF, An KN. Biomechanics of the shoulder. In: Rockwood CA, Matsen FA, eds. *The Shoulder*. Philadelphia: Saunders; 1990: 235.

Moseley HF. The clavicle: its anatomy and function. *Clin Orthop*. 1968; 58: 17–27.

Moseley HF, Overgaard B. The anterior capsular mechanism in recurrent anterior dislocation of the shoulder: morphological and clinical studies with special reference to the glenoid labrum and the gleno–humeral ligaments. *J Bone Joint Surg Br*. 1962; 44: 913–927.

Nicholson GP, Goodman DA, Flatow EL. The acromion: morphologic condition and age-related changes. A study of 420 scapulas. *J Shoulder Elbow Surg*. 1996; 5: 1–11.

Nobuhara K, Ikeda H. Rotator interval lesion. *Clin Orthop*. 1987; 223: 44–50.

Norkin C, Levangie P. *Joint Structure and Function: A Comprehensive Analysis*. Phila-delphia: Davis; 1983.

O'Brien SJ, Neeves MC, Arnoczky SN, et al. The anatomy and histology of the inferior glenohumeral ligament complex of the shoulder. *Am J Sports Med*. 1990; 18: 449–456.

O'Brien SJ, Pagnani MJ, Fealy S, McGlynn SR, Wilson JB. The active compression test: a new and effective test for diagnosing labral tears and acromioclavicular joint abnormality. *Am J Sports Med*. 1998; 26(5): 610–613.

Osbahr DC, Cannon DL, Speer KP. Retroversion of the humerus in the throwing shoulder of college baseball players. *Am J Sports Med*. 2002; 3: 347–353.

Ovesen J, Nielsen S. Anterior and posterior shoulder instability: a cadaver study. *Acta Orthop Scand*. 1986a; 57: 324–327.

Ovesen J, Nielsen S. Posterior instability of the shoulder: a cadaver study. *Acta Orthop Scand*. 1986b; 57: 436–439.

Perry J. Normal upper extremity kinesiology. *Phys Ther*. 1973; 58: 265.

Perry J. Anatomy and biomechanics of the shoulder in throwing, swimming, gymnastics, and tennis. *Clin Sports Med*. 1983; 2: 247–270.

Petersson CJ, Redlund–Johnell I. The subacromial space in normal shoulder radiographs. *Acta Orthop Scand*. 1984; 55: 57–58.

Pieper HG. Humeral torsion in the throwing arm of handball players. *Am J Sports Med*. 1998; 26: 247–253.

Poppen NK, Walker PS. Forces at the glenohumeral joint in abduction. *Clin Orthop*. 1978; 135: 165–170.

Posner M, Cameron KL, Wolf JM, et al. Epidemiology of major league baseball injuries. *Am J Sports Med*. 2011; 39(8): 1676–1680.

Randelli M, Gambrioli PL. Glenohumeral osteometry by computed tomography in normal and unstable shoulders. *Clin Orthop*. 1986; 208: 151–156.

Rathbun JB, Macnab I. The microvascular pattern of the rotator cuff. *J Bone Joint Surg Br*. 1970; 52: 540.

Reagan KM, Meister K, Horodyski MB, et al. Humeral retroversion and its relationship to glenohumeral rotation in the shoulder of college baseball players. *Am J Sports Med*. 2002; 30: 354360.

Reeves B. Experiments on the tensile strength of the anterior capsular structures of the shoulder in man. *J Bone Joint Surg Br*. 1968; 50: 858–865.

Resch H, Golser K, Thoeni H. Arthroscopic repair of superior glenoid labral detachment (the SLAP lesion). *J Shoulder Elbow*. 1993; 2: 147–155.

Rothman RH, Marvel JP, Heppenstall RB. Anatomic considerations in the glenohumeral joint. *Orthop Clin North Am*. 1975; 6: 341–352.

Rothman RH, Parke WW. The vascular anatomy of the rotator cuff. *Clin Orthop*. 1965; 41: 176–186.

Rowe CR, Zarins B. Recurrent transient subluxation of the shoulder. *J Bone Joint Surg*. 1981; 63A: 863–872.

Saha AK. Dynamic stability of the glenohumeral joint. *Acta Orthop Scand*. 1971; 42: 491.

Saha AK. Mechanics of elevation of glenohumeral joint: its application in rehabilitation of flail shoulder in upper brachial plexus injuries and poliomyelitis and in replacement of the upper humerus by prosthesis. *Acta Orthop Scand*. 1973; 44: 668–678.

Saha AK. Mechanism of shoulder movements and a plea for the recognition of "zero position" of the glenohumeral joint. *Clin Orthop*. 1983; 173: 3–10.

Sarrafian SK. Gross and functional anatomy of the shoulder. *Clin Orthop*. 1983; 173: 11–19.

Schwartz E, Warren RF, O'Brien SJ, et al. Posterior shoulder instability. *Orthop Clin North Am*. 1987; 18: 409–419.

Simonet WT, Cofield RH. Prognosis in anterior shoulder dislocation. *Am J Sports Med*. 1984; 12: 19–24.

Steindler A. *Kinesiology of Human Body Under Normal and Pathological Conditions*. Springfield, IL: Charles C Thomas; 1955.

Turkel SJ, Panio MW, Marshall JL, Girgis FG. Stabilizing mechanisms preventing anterior dislocation of the glenohumeral joint. *J Bone Joint Surg Am*. 1981; 63: 1208–1217.

Vare AM, Indurak GM. Some anomalous findings in the axillary muscles. *J Anat Soc India*. 1965; 14: 34.

Walch G, Edwards TB, Boulahia A, et al. Arthroscopic tentomy of the long head of the biceps in the treatment of rotator cuff tears: clinical and radiographic results of 307 cases. *J Shoulder Elbow Surg*. 2005; 14: 238–246.

Warwick R, Williams P, eds. *Gray's Anatomy*. 35th ed. London: Longman; 1973.

Weiner DS, Macnab I. Superior migration of thehumeral head: a radiological aid in the diagnosis of tears of the rotator cuff. *J Bone Joint Surg Br*. 1970; 52: 524–537.

Wilk KE, Arrigo C. Current concepts in the rehabilitation of the athletic shoulder. *J Orthop Sports Phys Ther*. 1993; 18: 365–78.

Wilk KE. Rehabilitation after shoulder stabilization surgery. In: Warren RF, Craig EV, Altchek DW, eds. *The Unstable Shoulder*. Philadelphia: Lippincott–Raven; 1999: 367–402.

Wulker N, Rossig S, Korell M, Thren K. Dynamic stability of the glenohumeral joint. A biomechanical study. *Sportverletz Sportschaden*. 1995; 9: 1–8.

第2章

Alyas F, Turner M, Connell D. MRI findings in the lumbar spines of asymptomatic adolescent elite tennis players. *Br J Sports Med*. 2007; 41: 836–841.

Atwater AE. Biomechanics of overarm throwing movements and of throwing injuries. *Exerc Sport Sci Rev*. 1979; 7: 43–85.

Bagg SD, Forrest WJ. A biomechanical analysis of scapular rotation during arm abduction in the scapular plane. *Am J Phys Med Rehabil*. 1988; 67(6): 238–245.

Bahamonde RE. Joint power production during flat and slice tennis serves. In: Wilkerson JD, Ludwig KM, Zimmerman WJ, eds. *Proceedings of the 15th International Sympo–sium on Biomechanics in Sports*. Denton, TX: Texas Woman's University; 1997: 489–494.

Bahamonde RE, Knudson D. Ground reaction forces of two types of stances and tennis serves. *Med Sci Sports Exerc*. 2001; 33: S102.

Bak K. Nontraumatic glenohumeral instability and coracoacromial impingement in swimmers. *Scand J Med Sci Sports*. 1996; 6(3): 132–144.

Barrentine S, Fleisig G, Whiteside J, Escamilla RF, Andrews JR. Biomechanics of windmill softball pitching with implications about injury mechanisms at the shoulder and elbow. *J Orthop Sports Phys Ther*. 1998a; 28: 405–415.

Barrentine SW, Matuso T, Escamillia RF, Fleisig GS, Andrews JR. Kinematic analysis of the wrist and forearm during baseball pitching. Journal of Applied Biomechanics 1998b; 14: 24–39.

Bigliani LU, Codd TP, Connor WP, et al. Shoulder motion and laxity in the professional baseball player. *Am J Sports Med*. 1997; 25: 609–613.

Blackburn TA. Shoulder injuries in baseball. In: Donatelli R, ed. *Physical Therapy of the Shoulder*. 2nd ed. New York: Churchill

Livingstone; 1991: 239–245.

Bradley JP. Electromyographic analysis of muscle action about the shoulder. *Clin Sports Med*. 1991; 10: 789–805.

Briner WW Jr, Kaemar I. Common volleyball injuries: mechanisms of injury, prevention and rehabilitation. *Sports Med*. 1997; 24(1): 65–71.

Brose DE, Hanson DL. Effects of overload training on velocity and accuracy of throwing. *Res Q*. 1967; 38: 528.

Brown LP, Niehues SL, Harrah A. Upper extremity range of motion and isokinetic strength of internal and external shoulder rotators in major league baseball players. *Am J Sports Med*. 1988; 16: 577–585.

Burkhart SS, Morgan CD, Kibler WB. The disabled throwing shoulder: spectrum of pathology Part I: pathoanatomy and biomechanics. *Arthroscopy*. 2003; 19(4): 404–420.

Cain PR. Anterior stability of the glenohumeral joint. *Am J Sports Med*. 1987; 15: 144–148.

Campbell KR, Hagood SS, Takagi Y, et al. Kinetic analysis of the elbow and shoulder in professional and little league pitchers. *Med Sci Sports Exerc*. 1994; 26: S175.

Chow JW, Carleton LG, Lim YT. Comparing the pre- and post-impact ball and racquet kinematics of elite tennis players' first and second serves: a preliminary study. *J Sports Sci*. 2003; 21(7): 529–537.

Chow JW, Park S, Tillman MD. Lower trunk kinematics and muscle activity during different types of tennis serves. *Sports Med Arthosc Rehabil Ther Technol*. 2009; 1(24): 1–24.

Cools AM, Witvrouw EE, Mahieu NN, et al. Isokinetic scapular muscle performance in overhead athletes with and without impingement symptoms. *J Athl Train* 2005; 40: 104–10.

Cordo PJ, Nasher LM. Properties of postural adjustments associated with rapid arm movements. *J Neurophysiol*. 1982; 47: 287–308.

Cosgarea AJ, Campbell KR, Hagood SS, et al. Comparative analysis of throwing kinematics from the little league to professional baseball pitchers. *Med Sci Sports Exerc*. 1993; 25: S131.

Costill DL, Maglischo EW, Richardson AB. *Swimming (Handbook of Sports Medicine and Science)*. Champaign IL: Human Kinetics; 1992.

Counsilman JE. *The New Science of Swimming*. 2nd ed. Englewood Cliffs, NJ: Prentice Hall; 1994.

Davies GJ. *A Compendium of Isokinetics in Clinical Usage*. La Crosse, WI: S & S Publishers; 1992.

Davies GJ, Matheson JW, Ellenbecker TS, Manske R. The shoulder in swimming. In: Wilk KE, Reinold MM, Andrews JR, eds. *The Athlete's Shoulder*. 2nd ed. Philadelphia: Churchill Livingstone Elsevier; 2009.

Davis JT, Limpivasti O, Fluhme D, et al. The effect of pitching biomechanics on the upper extremity in youth and adolescent baseball pitchers. *Am J Sports Med*. 2009; 37: 1484–1491.

DeRenne C, House T. *Power Baseball*. New York: West; 1993: 202.

DiGiovine NM. An electromyographic analysis of the upper extremity in pitching. *J Shoulder Elbow Surg*. 1992; 1: 15–25.

Dillman CJ. Proper mechanics of pitching. *Sports Med Update*. 1990; 5: 15–18.

Dillman CJ, Fleisig GS, Andrews JR. Biomechanics of pitching with emphasis upon shoulder kinematics. *J Orthop Sports Phys Ther*. 1993; 18: 402–408.

Douoguhi WA, Dolce DL, Lincoln AE. Early cocking phase mechanics and upper extremity surgery risk in starting professional baseball pitchers. *Orthop J Sports Med*. 2015; 3(4): 1–5.

Ellenbecker TS. A total arm strength isokinetic profile of highly skilled tennis players. *Isokinet Exerc Sci*. 1991; 1: 9–21.

Ellenbecker TS. Shoulder internal and external rotation strength and range of motion in highly skilled tennis players. *Isokinet Exerc Sci*. 1992; 2: 1–8.

Ellenbecker TS. Rehabilitation of shoulder and elbow injuries in tennis players. *Clin Sports Med*. 1995; 14(1): 87–110.

Ellenbecker TS. *Shoulder Rehabilitation: Non-Operative Treatment*. New York: Thieme; 2006.

Ellenbecker TS, Cools A. Rehabilitation of shoulder impingement syndrome and rotator cuff injuries: an evidenced based review. *Br J Sports Med*. 2010; 44: 319–327.

Ellenbecker TS, Ellenbecker GA, Roetert EP, Silva RT, Keuter G, Sperling F. Descriptive profile of hip rotation range of motion in elite tennis players and professional baseball pitchers. *Am J Sports Med*. 2007; 35(8): 1371–6.

Ellenbecker TS, Reinold MM, Nelson CO. Clinical concepts for treatment of the elbow in the adolescent overhead athlete. *Clin Sports Med*. 2010; 29(4): 705–724.

Ellenbecker TS, Roetert EP. Age specific isokinetic glenohumeral internal and external rotation strength in elite junior tennis players. *J Sci Med Sport*. 2003; 6(1): 63–70.

Ellenbecker TS, Roetert EP, Baillie DS, Davies GJ, Brown SW. Glenohumeral joint total rotation range of motion in elite tennis players and baseball pitchers. *Med Sci Sports Exerc*. 2002; 34(12): 2052–2056.

Ellenbecker TS, Roetert EP, Kibler WB, Kovacs MS. Applied biomechanics of tennis. In:

Magee DJ, Manske RC, Zachazewski JE, Quillen WS, *Athletic and Sport Issues in Musculoskeletal Rehabilitation*. St. Louis: Saunders; 2010.

Elliott BC. Biomechanics of tennis. In: Renstrom P, ed. *Tennis*. Oxford, UK: Blackwell; 2002: 1–28.

Elliott B, Fleisig GS, Nicholls R, Escamilla R. Technique effects on upper limb loading in the tennis serve. *J Sci Med Sport*. 2003; 6(1): 76–87.

Elliott BC, Marhs T, Blanksby B. A three-dimensional cinematographical analysis of the tennis serve. *Int J Sport Biomech*. 1986; 2: 260–270.

Elliott BC, Marshall RN, Noffal GJ. Contributions of upper limb segment rotations during the power serve in tennis. *J Appl Biomech*. 1995; 11: 433–442.

Elliott BC, Wood GA. The biomechanics of the foot-up and foot-back tennis service techniques. *Aust J Sports Sci*. 1983; 3: 3–6.

Escamilla R, Fleisig G, Barrentine S, Andrews J, Moorman C III. Kinematic and kinetic comparisons between American and Korean professional baseball pitchers. *Sports Biomech*. 2002; 1(2): 213–28.

Escamilla R. Electromyographic activity during upper extremity sports. In: Wilk KE, Reinold MM, Andrews JR, eds. *The Athlete's Shoulder*. 2nd ed. Philadelphia: Churchill Livingstone Elsevier; 2009.

Escamilla RF, Fleisig GS, Barrentine SW, et al. Kinematic comparisons of throwing different types of baseball pitches. *J Appl Biomech*. 1998; 14: 1–23.

Feltner ME, Dapena J. Three-dimensional interactions in a two-segment kinetic chain. Part I: General model. *Int J Sport Biomech*. 1989a; 5: 403–419.

Feltner ME, Dapena J. Three-dimensional

interactions in a two-segment kinetic chain. Part II: Application to throwing arm in baseball pitching. *Int J Sport Biomech*. 1989b; 5: 420-450.

Feltner, M. , & Dapena, J. Dynamics of the shoulder and elbow joints of the throwing arm during the baseball pitch. *Int J Sport Biomech*. 1986; 2: 235-259.

Flatow EL, Soslowsky LJ, Ticker JB, et al. Excursion of the rotator cuff under the acromion. Patterns of subacromial contact. *Am J Sports Med*. 1994; 22(6): 779-788.

Fleisig GS, Andrews JR, Cutter GR, et al. Risk of serious injury for young baseball pitchers: a 10 year prospective study. *Am J Sports Med*. 2011a; 39: 253-257.

Fleisig GS, Andrews JR, Dillman CJ, Escamilla RF. Kinetics of baseball pitching with implications about injury mechanisms. *Am J Sports Med*. 1995; 23: 233-239.

Fleisig GS, Barrentine SW, Zheng N, Escamilla RF, Andrews J. Kinematic and kinetic comparison of baseball pitching among various levels of development. *J Biomech*. 1999; 32: 1371-1375.

Fleisig GS, Dillman CJ, Andrews JR. Biomechanics of the shoulder during throwing. In: Andrews JR, Wilk KE, eds. *The Athlete's Shoulder*. New York: Churchill Livingstone; 1993: 355.

Fleisig GS, Escamilla RF, Andrews JR, et al. Kinematic and kinetic comparison between baseball pitching and football passing. *J Appl Biomech*. 1996; 12: 207-224.

Fleisig GS, Escamilla RF, Andrews JR. Applied biomechanics of baseball pitching. In: Magee DJ, Manske RC, Zachazewski JE, Qiullen WS, eds. *Athletic and Sport Issues in Musculoskeletal Rehabilitation*. St. Louis: Elsevier; 2011b.

Fleisig GS, Jameson EG, Dillman CJ, et al.

Biomechanics of overhead sports. In: Garrett WE, Kirkendall DT, eds. *Exercise and Sport Science*. Philadelphia: Lippincott Williams & Wilkins; 2000: 563-584.

Fleisig GS, Kingsley DS, Loftice JW, et al. Kinetic comparison among fastball, curveball, change-up, and slider in collegiate baseball pitchers. *Am J Sports Med*. 2006; 34: 423-430.

Fleisig G, Nicholls R, Elliott B, Escamilla R. Kinematics used by world class tennis players to produce high-velocity serves. *Sports Biomech*. 2003; 2(1): 51-71.

Fleisig GS, Weber A, Hassell N, Andrews JR. Prevention of elbow injuries in youth baseball pitchers. *Curr Sports Med Rep*. 2009; 8: 250-254.

Girard O, Micallef JP, Millet GP. Lower-limb activity during the power serve in tennis: effects of performance level. *Med Sci Sports Exerc*. 2005; 37(6): 1021-1029.

Gowan ID, Jobe FW, Tibone JE, Perry J, Moynes DR. A comparative electromyographic analysis of the shoulder during pitching. Professional versus amateur pitchers. *Am J Sports Med*. 1987; 15(6): 586-90.

Groppel JL. *Tennis for Advanced Players and Those Who Would Like to Be*. Champaign, IL: Human Kinetics; 1984.

Groppel JL. *High Tech Tennis*. 2nd ed. Champaign, IL: Human Kinetics; 1992.

Harryman DT, Sidles JA, Clark JM, Mcquade KJ, Gibb TD, Matsen FA. Translation of the humeral head on the glenoid with passive glenohumeral joint motion. *J Bone Joint Surg*. 1990; 72A(9): 1334-1343.

Inman VT, Saunders JB, Abbott LC. Observations on the function of the shoulder joint. *J Bone Joint Surg*. 1944; 26(1): 1-30.

Jacobs P. The overhand baseball pitch: a kinesiological analysis and related Strength conditioning programming. *Natl Cond Strength Assoc J*. 1987; 9: 5–13.

Jobe FW, Moynes DR, Anotonelli DJ. Rotator cuff function during a golf swing. *Am J Sports Med*. 1986; 14(5): 388–392.

Jobe FW, Moynes DR, Tibone JE, et al. An EMG analysis of the shoulder in pitching: a second report. *Am J Sports Med*. 1984; 12: 218–220.

Jobe FW, Tibone JE, Perry J, Moynes D. An EMG analysis of the shoulder in throwing and pitching: a preliminary report. *Am J Sports Med*. 1983; 11(1): 3–5.

Johnson JE, Sim FH, Scott SG. Musculoskeletal injuries in competitive swimmers. *Mayo Clin Proc*. 1987; 62(4): 289–304.

Kao JT, Pink M, Jobe FW. Electromyographic analysis of the scapular muscles during a golf swing. *Am J Sports Med*. 1995; 23(1): 19–23.

Kapandji IA. *The Physiology of the Joints*. Upper Extremity. Philadelphia: Churchill Livingstone; 1985.

Kibler WB. Role of the scapula in the overhead throwing motion. *Contemp Orthop*. 1991; 22: 525.

Kibler WB. Biomechanical analysis of the shoulder during tennis activities. *Clin Sports Med*. 1995; 14(1): 79–85.

Kibler WB. The role of the scapula in athletic shoulder function. *Am J Sports Med*. 1998; 26(2): 325–337.

Kibler WB. The 4000–watt tennis player: power development for tennis. *Med Sci Tennis*. 2009; 14(1): 5–8.

Kibler WB, Chandler TJ. Range of motion in junior tennis players participating in an injury risk modification program. *J Sci Med Sport*. 2003; 6(1): 51–62.

Kibler WB, Chandler TJ, Livingston BP, Roetert EP. Shoulder range of motion in elite tennis players. *Am J Sports Med*. 1996; 24(3): 279–285.

Kovacs M, Ellenbecker TS. An 8–stage model for evaluating the tennis serve: implications for performance enhancement and injury prevention. *Sports Health*. 2011; 3(6): 504–513.

Kovacs M, Ellenbecker TS, Kibler WB, Roetert EP, Lubbers P. Injury trends in American competitive junior tennis players. *J Sci Med Tennis*. 2014; 19(1): 19–23.

Litwhiler D, Hamm L. Overload: effect on throwing velocity and accuracy. *Athl Train J*. 1973; 53: 64.

Lyman S, Fleisig GS, Andrews JR, Osinski ED. Effect of pitch type, pitch count, and pitching mechanics on risk of elbow and shoulder pain in youth baseball pitchers. *Am J Sports Med*. 2002; 30: 463–468.

Maffet MS, Jobe FW, Pink MM, et al. Shoulder muscle firing patterns during the windmill softball pitch. *Am J Sports Med*. 1994; 25: 369–374.

Mallon WJ. Golf. In: Hawkins RJ, Misamore GW, eds. *Shoulder Injuries in the Athlete*. New York: Churchill Livingstone; 1996.

Manske RC, Meschke M, Porter A, Smith B, Reiman M. A randomized controlled single–blinded comparison of stretching versus stretching and joint mobilization for posterior shoulder tightness measured by internal rotation loss. *Sports Health*. 2010; 2(2): 94–100.

Matsuo T, Escamilla RF, Fleisig GS, Barrentine SW, Andrews JR. Original research comparison of kinematic and temporal parameters between different pitch velocity groups. *Journal Of Applied Biomechanics*. 2001; 17: 1–13.

Matsuo T, Takada Y, Matsumoto T, Saito K. Biomechanical characteristics of sidearm and underhand baseball pitching: comparison with those of overhand and three–quarter–hand pitching. *Jpn J Biomech Sports Exerc*. 2000; 4: 243-252.

McClure P, Balaicuis J, Heiland D, Broersma ME, Thorndike CK, Wood A. A randomized controlled comparison of stretching procedures for posterior shoulder tightness. *J Orthop Sports Phys Ther*. 2007; 37: 108-114.

McCulloch PC, Patel JK, Ramkumar PN, Noble PC, Lintner DM. Asymmetric hip rotation in professional baseball pitchers. *Orthop J Sports Med*. 2014; 2(2): 1-6. doi: 10. 1177/2325967114521575.

McLeod WD. The pitching mechanism. In: Zarin B, Andrews JR, Carson WR, eds. *Injuries to the Throwing Arm*. Philadelphia: Saunders; 1985: 22.

McMahon PJ, Jobe FW, Pink MM, Brault JR, Perry J. Comparative electromyographic analysis of shoulder muscles during planar motions: anterior glenohumeral instability versus normal. *J Shoulder Elbow Surg*. 1996; 5(2 Pt 1): 118-23.

McMaster WC, Troup J. A survey of interfering shoulder pain in United States competitive swimmers. *Am J Sports Med*. 1993; 21(1): 67-70.

Michaud T. Biomechanics of unilateral overhead throwing motion: an overview. *Chiropr Sports Med*. 1990; 4: 13-16.

Mihata T, Gates J, McGarry MH, Neo M, Lee TQ. Effect of posterior shoulder tightness on internal impingement in a cadaveric model of throwing. *Knee Surg Sports Traumatol Arthrosc*. 2015; 23: 548-554.

Mihata T, McGarry MH, Kinoshita M, Lee TQ. Excessive glenohumeral horizontal abduction as occurs during the late cocking phase of the throwing motion can be critical for internal impingement. *Am J Sports Med*. 2010; 38(2): 369-374.

Miyashita M, Tsundoda T, Sakurai S, Nishizona H,

Mizunna T. Muscular activities in the tennis serve and overhead throwing. *Scand J Sport Sci*. 1980; 2: 52-58.

Monad H. Contractivity of muscle during prolonged and static and repetitive activity. *Ergonomics*. 1985; 28: 81-89.

Mones DR, Perry J, Antonelli DJ, Jobe FW. Electromyography and motion analysis of the upper extremity in sports. *Phys Ther*. 1986; 66(12): 1905-11.

Nagano A, Gerritsen KGM. Effects of neuromuscular strength training on vertical jumping performance—a computer simulation study. *J Appl Biomech*. 2001; 17: 113-128.

Neumann DA. *Kinesiology of the Musculoskeletal System: Foundations for Physical Rehabilitation*. St. Louis: Mosby; 2002.

Nissen CW, Westwell M, Ounpuu S, et al. A biomechanical comparison of the fastball and curveball in adolescent baseball pitchers. *Am J Sports Med*. 2009; 37: 1492-1498.

Penny JN, Smith C. The prevention and treatment of swimmer's shoulder. *Can J Appl Sport Sci*. 1980; 5(3): 195-202.

Perry J, Gousman R. Biomechanics of throwing. In: Nicholas JA, Hershman EB, eds. *The Upper Extremity in Sports Medicine*. St. Louis: Mosby; 1990: 735.

Pink M, Jobe FW, Perry J. Electromyographic analysis of the shoulder during a golf swing. *Am J Sports Med*. 1990; 18(2): 137-140.

Pink M, Perry J, Browne A, et al. The normal shoulder during freestyle swimming: an electromyographic and cinematographic analysis of twelve muscles. *Am J Sports Med*. 1991; 19(6): 569-576.

Pink M, Perry J, Jobe FW. Electromyographic analysis of the trunk in golfers. *Am J Sports Med*. 1993; 21(3): 385-388.

Pluim BM, Staal JB, Windler GE, Jayanthi N. Tenis injuries: occurence, aetiology, and prevention. *Br J Sports Med*. 2006; 40: 415–423.

Reece LA, Fricker PA, Maguire KF. Injuries to elite young tennis players at the Australian Institute of Sport. *Aust J Sci Med Sports*. 1986; 18: 11–15.

Reeser JC, Fleisig GS, Bolt B, Ruan M. Upper limb biomechanics during the volleyball serve and spike. *Sports Health*. 2010; 2(5): 368–374.

Reid M, Elliott B, Alderson J. Lower–limb coordination and shoulder joint mechanics in the tennis serve. *Med Sci Sports Exerc*. 2008; 40(2): 308–315.

Richardson AB, Jobe FW, Collins HR. The shoulder in competitive swimming. *Am J Sports Med*. 1980; 8(3): 159–163.

Roetert EP, Ellenbecker TS. *Complete Conditioning for Tennis*. Champaign, IL: Human Kinetics; 2007.

Roetert EP, Ellenbecker TS, Brown SW. Shoulder internal and external rotation range of motion in nationally ranked junior tennis players: a longitudinal analysis. *J Strength Cond Res*. 2000; 14(2): 140–143.

Roetert EP, Groppel JL. Mastering the kinetic chain. In: Roetert EP, Groppel JL, eds. *World Class Tennis Technique*. Champaign, IL: Human Kinetics; 2001: 99–113.

Roetert EP, Kovacs MS. *Tennis Anatomy*. Champaign, IL: Human Kinetics; 2011.

Rokito AS, Jobe FW, Pink MM, Brault J. Electromyographic analysis of shoulder function during the volleyball serve and spike. *J Shoulder Elbow Surg*. 1998; 7(3): 256–263.

Ryu KN, McCormick FW, Jobe FW, Moynes DR, Antonell DJ. An electromyographic analysis of shoulder function in tennis players. *Am J Sports Med*. 1988; 16: 481–485.

Saha AK. Mechanism of shoulder movements and a plea for the recognition of "zero position"

of glenohumeral joint. *Clin Orthop*. 1983; 173: 3–10.

Scovazzo ML, Browne A, Pink M, et al. The painful shoulder during freestyle swimming. An electromyographic cinematographic analysis of twelve muscles. *Am J Sports Med*. 1991; 19(6): 577–582.

Segal DK. Tenis. Sistema Biodinamico. Buenos Aires: Tennis Club Argentino; 2002. Sisto DJ, Jobe FW, Moynes DR, Antonelli DJ. An electromyographic analysis of the elbow in pitching. *Am J Sports Med*. 1987 May–Jun; 15(3): 260–3.

Stocker D, Pink M, Jobe FW. Comparison of shoulder injury in collegiate and masters' level swimmers. *Clin J Sports Med*. 1995; 5(1): 4–8.

Toyoshima S, et al. Contribution of the body parts to throwing performance. *Biomechanics IV*. Baltimore: University Park Press; 1974: 169–174.

Tullos HS, King JW. Lesions of the pitching arm in adolescents. *JAMA*. 1972; 220: 264–721.

Van Gheluwe B, Hebbelinck M. Muscle actions and ground reaction forces in tennis. *Int J Sport Biomech*. 1986; 2: 88–99.

Watkins RG, Dennis S, Dillin WH, Schnebel B, Schneiderman G, Jobe F, Farfan H, Perry J, Pink M. Dynamic EMG analysis of torque transfer in professional baseball pitchers. *Spine*. 1989; 14(4): 404–408.

Weiner DS, MacNab I. Superior migration of the humeral head. *J Bone Joint Surg Br*. 1970; 52: 524–527.

Werner SL, Fleisig GS, Dillman CJ, et al. Biomechanics of the elbow during baseball pitching. *J Orthop Sports Ther*. 1993; 17: 274–278.

Werner SL, Jones DG, Guido JA, Brunet ME. Kinematics and kinetics of elite windmill softball pitching. *Am J Sport Med*. 2006; 34(4): 597–603.

Wilk KE. Conditioning and training techniques. In: Hawkins RJ, Misamore GW, eds. *Shoulder Injuries in the Athlete*. New York: Churchill Livingstone; 1996: 339–364.

Wilk KE. Physiology of baseball. In: Garrett WE, Kirkendall DT, eds. *Exercise and Sport Science*. Philadelphia: Lippincott Williams & Wilkins; 2000: 709–731.

Wilk KE, Andrews JR, Arrigo CA, et al. Preventive and Rehabilitative *Exercises for the Shoulder and Elbow*. 5th ed. Birmingham, AL: American Sports Medicine Institute; 2007.

Wilk KE, Meister K, Andrews JR. Current concepts in the rehabilitation of the overhead throwing athlete. *Am J Sports Med*. 2002; 30: 136–151.

Wilk KE, Obma P, Simpson CD, et al. Shoulder injuries in the overhead athlete. *J Orthop Sports Phys Ther*. 2009a; 39: 38–54.

Wilk KE, Reinold MM, Macrina LC, et al. Glenohumeral internal rotation measurements differ depending on stabilization techniques. *Sports Health*. 2009b; 1(2): 131–136.

Wilk KE, Yenchak AJ, Arrigo CA, Andrews JR. The advanced throwers ten program: a new exercise series for enhanced dynamic shoulder control in the overhead throwing athlete. *Phys Sportsmed*. 2011; 39: 90–97.

Wilson FD, Andrews JR, Blackburn TA, McCluskey G. Valgus extension overload in the pitching elbow. *Am J Sports Med*. 1983 MarApr; 11(2): 83–8.

Wuelker N, Korell M, Thren K. Dynamic glenohumeral joint stability. *J Shoulder Elbow Surg*. 1998; 7: 43–52.

Zattara M, Bouisset S. Posturo-kinetic organization during the early phase of voluntary upper-limb movement. *J Neurol Neurosurg Psychol*. 1988; 51: 956–965.

第3章

Altchek DW, Dines DW. The surgical treatment of anterior instability: selective capsular repair. *Oper Tech Sports Med*. 1993; 1: 285–292.

Altchek DW, Warren RF, Wickiewicz TL, Ortiz G. Arthroscopic labral debridement: a three year follow-up study. *Am J Sports Med*. 1992; 20(6): 702–706.

Andrews JR, Gillogly S. Physical examination of the shoulder in throwing athletes. In: Zarins B, Andrews JR, Carson WG, eds. *Injuries to the Throwing Arm*. Philadelphia: Saunders; 1985.

Bankart AS. Recurrent or habitual dislocation of the shoulder joint. *Br Med J*. 1923; 2: 1132–1133.

Bankart AS. The pathology and treatment of recurrent dislocation of the shoulder joint. *Br Med J*. 1938; 26: 23–29.

Bassett RW, Browne AO, Morrey BF, An KN. Glenohumeral muscle force and moment mechanics in a position of shoulder instability. *J Biomech*. 1994; 23: 405–415.

Beighton P, Horan F. Orthopaedic aspects of the Ehlers-Danlos syndrome. *J Bone Joint Surg Br*. 1969; 51(3): 444–453.

Bennet WF. Specificity of the Speeds test: arthroscopic technique for evaluating the biceps tendon at the level of the bicipital groove. *Arthroscopy*. 1998; 14(8): 789–796.

Bourne DA, Choo AMT, Regan WD, Macintyre DL, Oxland TR. Three dimensional rotation of the scapula during functional movements: an in-vivo study in healthy volunteers. *J Shoulder Elbow Surg*. 2007; 16(2): 150–162.

Burkhart SS, Morgan CD. The peel-back mechanism: its role in producing and extending posterior type II SLAP lesions and its effect on SLAP repair rehabilitation. *Arthroscopy*. 1998; 14: 637–640.

Burkhart SS, Morgan CD, Kibler WB. The disabled throwing shoulder: spectrum of pathology. Part I: pathoanatomy and biomechanics. *Arthroscopy*. 2003; 19: 404–420.

Byram IR, Bushnell BD, Dugger K, Charron K, Harrell FE Jr, Noonan TJ. Preseason shoulder strength measurements in professional baseball pitchers: identifying players at risk for injury. *Am J Sports Med*. 2010; 38(7): 1375–1382.

Cameron KL, Duffey ML, DeBerardino TM, Stoneman PD, Jones CJ, Owens BD. Association of generalized joint hypermobility with a history of glenohumeral joint instability. *J Athl Train*. 2010; 45(3): 253–258.

Carter C, Wilkinson J. Persistent joint laxity and congenital dislocation of the hip. *J Bone Joint Surg Br*. 1964; 46: 40–45.

Chandler TJ, Kibler WB, Uhl TL, Wooten B, Kiser A, Stone E. Flexibility comparisons of elite junior tennis players to other athletes. *Am J Sports Med*. 1990; 18: 134–136.

Cheng JC, Karzel RP. Superior labrum anterior posterior lesions of the shoulder: operative techniques of management. *Oper Tech Sports Med*. 1997; 5(4): 249–256.

Collins DR, Hedges PB. *A Comprehensive Guide to Sports Skills Tests and Measurement*. Springfield, IL: Charles C Thomas; 1978: 330–333.

Cook C, Beaty S, Kissenberth MJ, Siffri P, Pill SG, Hawkins RJ. Diagnostic accuracy of five orthopedic clinical tests for diagnosis of superior labrum anterior posterior (SLAP) lesions. *J Shoulder Elbow Surg*. 2012 Jan; 21(1): 13–22. doi: 10. 1016/j. jse. 2011. 07. 012.

Daniels L, Worthingham C. *Muscle Testing: Techniques of Manual Examination*. 4th ed. Philadelphia: Saunders; 1980.

Davies GJ. *A Compendium of Isokinetics in Clinical Usage and Rehabilitation Techniques*. 4th ed. Onalaska, WI: S & S; 1992.

Davies GJ, DeCarlo MS. Examination of the shoulder complex. *Current Concepts in Rehabilitation of the Shoulder*. La Crosse, WI: Sports Physical Therapy Association; 1995.

Davies GJ, Dickhoff-Hoffman S. Neuromuscular testing and rehabilitation of the shoulder complex. *J Orthop Sports Phys Ther*. 1993; 18: 449–458.

Ellenbecker TS. Shoulder internal and external rotation strength and range of motion of highly skilled junior tennis players. *Isokinet Exerc Sci*. 1992: 2: 1–8.

Ellenbecker TS. Rehabilitation of shoulder and elbow injuries in tennis players. *Clin Sports Med*. 1995; 14: 87.

Ellenbecker TS. Muscular strength relationship between normal grade manual muscle testing and isokinetic measurement of the shoulder internal and external rotators. *Isokinet Exerc Sci*. 1996; 6: 51–56.

Ellenbecker TS. *Clinical Examination of the Shoulder*. St. Louis: Elsevier Saunders; 2004a.

Ellenbecker TS. Etiology and evaluation of rotator cuff pathologic conditions and rehabilitation. In: Donatelli RA, ed. *Physical Therapy of the Shoulder*. 4th ed. Philadelphia: Churchill Livingstone; 2004b: 337–358.

Ellenbecker TS, Bailie DS, Mattalino AJ, et al. Intrarater and interrater reliability of a manual technique to assess anterior humeral head translation of the glenohumeral joint. *J Shoulder Elbow Surg*. 2002; 11(5): 470–475.

Ellenbecker TS, Davies GJ. The application of isokinetics in testing and rehabilitation of the shoulder complex. *J Athl Train*. 2000; 35(3): 338–350.

Ellenbecker TS, Kibler WB, Caplinger R, Davies GJ, Riemann BL. Reliability of scapular classification in examination of professional baseball players. *Clin Orthop Rel Res*. 2012; 470(6): 1540–1544.

Ellenbecker TS, Kovacs M. Bilateral comparison of shoulder horizontal adduction range of motion in elite tennis players. *J Orthop Sports*

Phys Ther. 2013; 43(1): A51–A52.

Ellenbecker TS, Mattalino AJ. *The Elbow in Sport*. Champaign, IL: Human Kinetics; 1997.

Ellenbecker TS, Mattalino AJ. Concentric isokinetic shoulder internal and external rotation strength in professional baseball pitchers. *J Orthop Sports Phys Ther*. 1999; 25: 323–328.

Ellenbecker TS, Mattalino AJ, Elam EA, Caplinger RA. Medial elbow laxity in professional baseball pitchers: a bilateral comparison using stress radiography. *Am J Sports Med*. 1998; 26(3): 420–424.

Ellenbecker TS, Roetert EP. Age specific isokinetic glenohumeral internal and external rotation strength in elite junior tennis players. *J Sci Med Sport*. 2003; 6(1): 63–70.

Ellenbecker TS, Roetert EP, Bailie DS, Davies GJ, Brown SW. Glenohumeral joint total rotation range of motion in elite tennis players and baseball pitchers. *Med Sci Sports Exerc*. 2002; 34(12): 2052–2056.

Ellenbecker TS, Roetert EP, Piorkowski P. Shoulder internal and external rotation range of motion of elite junior tennis players: a comparison of two protocols [abstract]. *J Orthop Sports Phys Ther*. 1993; 17: A65.

Elliott B, Marsh T, Blanksby B. A three dimensional cinematographic analysis of the tennis serve. *Int J Sports Biomech*. 1986; 2: 260–271.

Fleisig G, Nicholls R, Elliott B, Escamilla R. Kinematics used by world class tennis players to produce high-velocity serves. *Sports Biomech*. 2003; 2(1): 51–71.

Gerber C, Ganz R. Clinical assessment of instability of the shoulder with special reference to anterior and posterior drawer tests. *J Bone Joint Surg Br*. 1984; 66(4): 551–556.

Gerber C, Krushell RJ. Isolated rupture of the tendon of the subscapularis muscle. Clinical features in 16 cases. *J Bone Joint Surg Br*. 1991; 73: 389–394.

Gill TJ, Micheli LJ, Gebhard F, Binder C. Bankart repair for anterior instability of the shoulder. *J Bone Joint Surg Am*. 1997; 79: 850–857.

Goldbeck TG, Davies GJ. Test–retest reliability of the closed kinetic chain upper extremity stability test: a clinical field test. *J Sport Rehabil*. 2000; 9: 35–45.

Gould JA. The spine. In: Gould JA, Davies GJ, eds. *Orthopaedic and Sports Physical Therapy*. St. Louis: Mosby; 1985.

Grossman MG, Tibone JE, McGarry MH, Schneider DJ, Veneziani S, Lee TQ. A cadaveric model of the throwing shoulder: a possible etiology of superior labrum anterior–to–posterior lesions. *J Bone Joint Surg Am*. 2005; 87(4): 824–831.

Hamner DL, Pink MM, Jobe FW. A modification of the relocation test: arthroscopic findings associated with a positive test. *J Shoulder Elbow Surg*. 2000; 9: 263–267.

Harryman DT 2nd, Sidles JA, Clark JM, McQuade KJ, Gibb TD, Matsen FA 3rd. Translation of the humeral head on the glenoid with passive glenohumeral joint motion. *J Bone Joint Surg Am*. 1990; 72: 1334–1343.

Harryman DT, Sidles JA, Harris SL, Matsen FA. Laxity of the normal glenohumeral joint: invivo assessment. *J Shoulder Elbow Surg*. 1992; 1: 66–76.

Hawkins RJ, Kennedy JC. Impingement syndrome in athletes. *Am J Sports Med*. 1980; 8: 151–158.

Hawkins RJ, Mohtadi NGH. Clinical evaluation of shoulder instability. *Clin J Sports Med*. 1991; 1: 59–64.

Hawkins RJ, Schulte JP, Janda DH, Huckell GH. Translation of the glenohumeral joint with the patient under anesthesia. *J Shoulder Elbow Surg*. 1996; 5: 286–292.

Hegedus EJ, Goode A, Campbell S, et al. Physical examination tests of the shoulder: a systematic review with meta-analysis of individual tests. *Br J Sports Med*. 2008; 42: 80-92.

Hegedus EJ, Goode AP, Cook CE, et al. Which physical examination tests provide clinicians with the most value when examining the shoulder? Update of a systematic review with meta-analysis of individual tests. *Br J Sports Med*. 2012; 46(14); 964-978.

Hoppenfeld S. *Physical Examination of the Spine and Extremities*. Norwalk, CT: Prentice Hall; 1976.

Itoi E, Kido T, Sano A, Urayama M, Sato K. Which is more useful, the "full can test" or the "empty can test" in detecting the torn supraspinatus tendon? *Am J Sports Med*. 1999; 27(1): 65-68.

Jaeschke R, Guyatt GH, Sackett DL. Users' guides to the medical literature: Ⅲ, how to use an article about a diagnostic test. B, What are the results and will they help me in caring for my patients? The Evidence Based Working Group. *JAMA*. 1994; 271(9): 703-707.

Jee WH, McCauley TR, Katz LD, Matheny JM, Ruwe PA, Daigneault JP. Superior labral anterior posterior(SLAP)lesions of the glenoid labrum. Reliability and accuracy of MR arthrography for diagnosis. *Radiology*. 2001; 218: 127-132.

Jenp YN, Malanga BA, Gowney ES, An KN. Activation of the rotator cuff in generating isometric shoulder rotation torque. *Am J Sports Med*. 1996; 24: 477-485.

Jobe FW, Bradley JP. The diagnosis and nonoperative treatment of shoulder injuries in athletes. *Clin Sports Med*. 1989; 8: 419-437.

Juul-Kristensen B, Rogind H, Jensen DV, Remvig L. Inter-examiner reproducibility of tests and criteria for generalized joint hypermobility and benign joint hypermobility syndrome. *Rheumatology(Oxford)*. 2007; 46(12): 1835-1841.

Kawasaki T, Yamakawa J, Kaketa T, Kobayahsi H, Kaneko K. Does scapular dyskinesis affect top rugby players during a game season? *J Shoulder Elbow Surg*. 2012; 21(6): 709-714.

Kelley MJ, Kane TE, Leggin BG. Spinal accessory nerve palsy: associated signs and symptoms. *J Orthop Sports Phys Ther*. 2008; 38(2): 78-86.

Kelly BT, Kadrmas WH, Speer KP. The manual muscle examination for rotator cuff strength. An electromyographic investigation. *Am J Sports Med*. 1996; 24: 581-588.

Kendall FD, McCreary EK. *Muscle Testing and Function*. 3rd ed. Baltimore: Williams & Wilkins; 1983.

Kibler WB. Role of the scapula in the overhead throwing motion. *Contemp Orthop*. 1991; 22: 525.

Kibler WB. The role of the scapula in athletic shoulder function. *Am J Sports Med*. 1998; 26: 325-337.

Kibler WB. Specificity and sensitivity of the anterior slide test in throwing athletes with superior glenoid labral tears. *Arthroscopy*. 1995 Jun; 11(3): 296-300.

Kibler WB, Chandler J, Livingston BP, Roetert EP. Shoulder range of motion in elite tennis players: effect of age and years of tournament play. *Am J Sports Med*. 1996; 24(3): 279-285.

Kibler WB, Sciascia A, Dome D. Evaluation of apparent and absolute supraspinatus strength in patients with shoulder injury using the scapular retraction test. *Am J Sports Med*. 2006; 34(10): 1643-1647.

Kibler WB, Uhl TL, Cunningham TJ. The effect of the scapular assistance test on scapular kinematics in the clinical exam. *J Orthop Sports Phys Ther*. 2009; 39(11): A12.

Kibler WB, Uhl TL, Maddux JW, Brooks PV, Zeller B, McMullen J. Qualitative clinical evaluation of scapular dysfunction: a reliability study. *J Shoulder Elbow Surg*. 2002; 11: 550–556.

Kim SH, Ha KI, Ahn JH et al. The biceps load test II: a clinical test for SLAP lesions of the shoulder. *Arthroscopy*. 2001; 17(2): 160–164.

Knops JE, Meiners TK, Davies GJ, et al. Isokinetic test retest reliability of the modified neutral shoulder test position. Unpublished master's thesis. La Crosse, WI: University of Wisconsin–La Crosse, 1998.

Koffler KM, Bader D, Eager M, et al. The effect of posterior capsular tightness on glenohumeral translation in the late–cocking phase of pitching: a cadaveric study [Abstract SS–15]. Presented at the annual meeting of the Arthroscopy Association of North America, Washington, DC, 2001.

Kuhn JE, Bey MJ, Huston LJ, Blasier RB, Soslowsky LJ. Ligamentous restraints to external rotation in the humerus in the late–cocking phase of throwing: a cadaveric biomechanical investigation. *Am J Sports Med*. 2000; 28: 200–205.

Kurokawa D, Sano H, Nagamoto H, Omi R, Shinozaki N, Watanuki S, Kishimoto KN, Yamamoto N, Hiraoka K, Tashiro M, Itoi E. Muscle activity pattern of the shoulder external rotators differs in adduction and abduction: an analysis using positron emission tomography. *J Shoulder Elbow Surg*. 2014 May; 23(5): 658–64. doi: 10. 1016/j. jse. 2013. 12. 021.

Laudner KG, Moline MT, Meister K. The relationship between forward scapular posture and posterior shoulder tightness among baseball players. *Am J Sports Med*. 2010; 38(10): 2106–2112.

Leroux JL, Codine P, Thomas E, Pocholle M, Mailhe D, Flotman F. Isokinetic evaluation of rotational strength in normal shoulders and shoulders with impingement syndrome. *Clin Orthop*. 1994; 304: 108–115.

Liu SH, Henry MH, Nuccion S. A prospective evaluation of a new physical examination in predicting glenoid labrum tears. *Am J Sports Med*. 1996; 24(6): 721–725.

Magee DJ. *Orthopaedic Physical Assessment*. 3rd ed. Philadelphia: Saunders; 1997.

Magee DJ. *Orthopaedic Physical Assessment*. 5th ed. St. Louis: Saunders; 2009.

Magee DJ, Manske RC, Zachezewski JE, Quillen WS. *Athletic and Sport Issues in Musculoskeletal Rehabilitation*. St. Louis: Elsevier Saunders; 2011.

Malanga GA, Jemp YN, Growney E, An K. EMG analysis of shoulder positioning in testing and strengthening the supraspinatus. *Med Sci Sports Exerc*. 1996; 28: 661–664.

Manske RM, Wilk KE, Davies GJ, Ellenbecker TS, Reinold M. Glenohumeral motion deficits: friend or foe? *Int J Sports Phys Ther*. 2013; 8(5): 537–553.

Matsen FA III, Artnz CT. Subacromial impingement. In: Rockwood CA Jr, Matsen FA III, eds. *The Shoulder*. Philadelphia: Saunders; 1990.

Matsen FA, Harryman DT, Sidles JA. Mechanics of glenohumeral instability. *Clin Sports Med*. 1991; 10: 783–788.

McClure PW, Tate AR, Kareha S, Irwin D, Zlupko E. A clinical method for identifying scapular dyskinesis, part 1: reliability. *J Athl Train*. 2009; 44: 160–164.

McFarland EG. *Examination of the Shoulder: The Complete Guide*. New York: Theime; 2006.

McFarland EG, Torpey BM, Carl LA. Evaluation of shoulder laxity. *Sports Med*. 1996; 22: 264–272.

Michener LA, Doukas WC, Murphy KP, Walsworth MK. Diagnostic accuracy of history and physical examination of superior labrum anterior–posterior lesions. *J Athl Train*. 2011;

46(6): 343-348.

Mihata T, McGarry MH, Kinoshita M, Lee TQ. Excessive glenohumeral horizontal abduction as occurs during the late cocking phase of the throwing motion can be critical for internal impingement. *Am J Sports Med.* 2010; 38(2): 369-374.

Moen MH, de Vos RJ, Ellenbecker TS, Weir A. Clinical tests in shoulder examination: how to perform them. *Br J Sports Med.* 2010; 44: 370-375.

Morgan CD, Burkhart SS, Palmeri M, Gillespie M. Type II SLAP lesions: three subtypes and their relationships to superior instability and rotator cuff tears. *Arthroscopy.* 1998; 14: 553-565.

Morrey B, An KN. Articular and ligamentous contributions to the stability of the elbow joint. *Am J Sports Med.* 1983; 11: 315-319.

Muraki T, Yamamoto N, Zhao KD, et al. Effect of posterior inferior capsule tightness on contact pressure and area beneath the coracoacromial arch during the pitching motion. *Am J Sports Med.* 2010; 38(3): 600-607.

Myers JP, Laudner KG, Pasquale MR, Bradley JP, Lephart SM. Glenohumeral range of motion deficits and posterior shoulder tightness in throwers with pathologic internal impingement. *Am J Sports Med.* 2006; 34(3): 385-391.

Myers TH, Zemanovic JR, Andrews JR. The resisted supination external rotation test: a new test for the diagnosis of superior labral anterior posterior lesions. *Am J Sports Med.* 2005; 33(9): 1315-1320.

Neer CS, Welsh RP. The shoulder in sports. *Orthop Clin North Am.* 1977; 8: 583-591.

Nirschl RP, Ashman ES. Tennis elbow tendinosis (epicondylitis). *Instr Course Lect.* 2004; 53: 587-598.

O'Brien SJ, Neves MC, Arnvoczky SP, et al. The anatomy and histology of the inferior glenohumeral ligament complex of the shoulder. *Am J Sports Med. 1990*; 18: 449-456.

O'Brien SJ, Pagnani MJ, Fealy S, McGlynn SR, Wilson JB. The active compression test: a new and effective test for diagnosing labral tears and acromioclavicular joint abnormality. *Am J Sports Med.* 1998; 26(5): 610-613.

Pagnani MJ, Warren RF. Stabilizers of the glenohumeral joint. *J Shoulder Elbow Surg.* 1994; 3: 73-90.

Pandya NK, Colton A, Webner D, Sennett B, Huffman GR. Physical examination and magnetic resonance imaging in the diagnosis of superior labrum anterior-posterior lesions of the shoulder: a sensitivity analysis. *Arthroscopy.* 2008; 24(3): 311-317.

Patte D, Goutallier D, Monpierre H, Debeyre J. Over-extension lesions. *Rev Chir Orthop.* 1988; 74: 314-318.

Pennock AT, Pennington WW, Torry MR, et al. The influence of arm and shoulder position on the bear-hug, belly-press, and lift-off tests: an electromyographic study. *Am J Sports Med.* 2011; 39: 2338-2346.

Perthes G. Ueber operationen der habituellen schulterluxation. *Deutsche Ztschr Chir.* 1906; 85: 199.

Piatt BE, Hawkins RJ, Fritz RC, Ho CP, Wolf E, Schickendantz M. Clinical evaluation and treatment of spinoglenoid notch ganglion cysts. *J Shoulder Elbow Surg.* 2002; 11: 600-604.

Portney LG, Watkins MP. *Foundations of Clinical Research: Applications to Practice.* Stamford, CT: Appleton and Lange; 1993.

Priest JD, Nagel DA. Tennis shoulder. *Am J Sports Med.* 1976; 4(1): 28-42.

Rabin A, Irrgang JJ, Fitzgerald GK, Eubanks A. The intertester reliability of the Scapular Assistance Test. *J Orthop Sports Phys Ther.* 2006; 36(9): 653-660.

Rankin SA, Roe JR. Test-retest reliability analysis of Davies clinically oriented functional throwing performance index (FTPI) over extended time intervals. Unpublished master's thesis. Lexington, KY: University of Kentucky; 1996.

Reiman MP, Manske RC. *Functional Testing in Human Performance*. Champaign, IL: Human Kinetics; 2009.

Reuss BL, Schwartzberg R, Ziatkin MB, Cooperman A, Dixon JR. Magnetic imaging accuracy for the diagnosis of superior labrum anterior-posterior lesions in the community setting. Eighty-three arthroscopically confirmed cases. *J Shoulder Elbow Surg*. 2006; 15: 580–585.

Riemann BL, Davies GJ, Ludwig L, Gardenhour H. Hand-held dynamometer testing of the internal and external rotator musculature based on selected positions to establish normative data and unilateral ratios. *J Shoulder Elbow Surg*. 2010; 19(8): 1175–1183.

Roetert EP, Ellenbecker TS, Brown SW. Shoulder internal and external rotation range of motion in nationally ranked junior tennis players: a longitudinal analysis. *J Strength Cond Res*. 2000; 14(2): 140–143.

Safran M. Nerve injury about the shoulder in athletes. Part 1: suprascapular nerve and axillary nerve. *Am J Sports Med*. 2004; 32(3): 803–819.

Saha AK. Mechanism of shoulder movements and a plea for the recognition of "zero position" of the glenohumeral joint. *Clin Orthop*. 1983; 173: 3–10.

Seitz AL, McClure PW, Lynch SS, Ketchum JM, Michener LA. Effects of scapular dyskinesis and scapular assistance test on subacromial space during static arm elevation. *J Shoulder Elbow Surg*. 2012; 21(5): 631–640.

Shanley E, Rauh MJ, Michener LA, Ellen-becker TS, Garrison JC, Thigpen CA, Shoulder range of motion measures as risk factors for shoulder and elbow injuries in high school softball and baseball players. *Am J Sports Med*. 2011; 39: 1997–2006.

Snyder SJ, Karzel RP, Del Pizzo W, Ferkel RD, Friedman MJ. SLAP lesions of the shoulder. *Arthroscopy*. 1990; 6: 274–279.

Speer KP, Hannafin KP, Altchek DW, Warren RF. An evaluation of the shoulder relocation test. *Am J Sports Med*. 1994; 22(2): 177–183.

Stefko JM, Jobe FW, VanderWilde RS, Carden E, Pink M. Electromyographic and nerve block analysis of the subscapularis liftoff test. *J Shoulder Elbow Surg*. 1997; 6: 347–355.

Stetson WB, Templin K. The crank test, the O'Brien test, and routine magnetic resonance imaging scans in the diagnosis of labral tears. *Am J Sports Med*. 2002; 30(6): 806–809.

Tate AR, McClure P, Kareha S, Irwin D, Barbe MF. A clinical method for identifying scapular dyskinesis, part 2. Validity. *J Athl Train*. 2009; 44: 165–173.

T'Jonck L, Lysens R, Gunther G. Measurement of scapular position and rotation: a reliability study. *Physiother Res Int*. 1996; 1(3): 148–158.

Tong HC, Haig AJ, Yamakawa K. The Spurling test and cervical radiculopathy. *Spine*. 2002; 27(2): 156–159.

Tyler TF, Nicholas SJ, Lee SJ, Mullaney M, McHugh MP. Correction of posterior shoulder tightness is associated with symptom resolution in patients with internal impingement. *Am J Sports Med*. 2010; 38(1): 114–119.

Uhl TL, Cunningham TJ, Kibler WB. Kinematic and neuromuscular actions during the scapular retraction test(SRT). *J Orthop Sports Phys Ther*. 2009a; 39(11): A12.

Uhl TL, Kibler WB, Grecewich B, Tripp BL. Evaluation of clinical assessment methods for scapular dyskinesis. *Arthroscopy*. 2009b; 11: 1240–1248.

Valadie AL 3rd, Jobe CM, Pink MM, Ekman EF, Jobe FW. Anatomy of provocative tests for impingement syndrome of the shoulder. *J Shoulder Elbow Surg*. 2000; 9(1): 36–46.

Walch F, Boulahia A, Calderone S, Robinson AH. The "dropping" and "hornblower's" signs in evaluation of rotator cuff tears. *J Bone Joint Surg Br*. 1998; 80(4): 624–628.

Warner JJP, Micheli LJ, Arslanian LE, Kennedy J, Kennedy R. Patterns of flexibility, laxity, and strength in normal shoulders and shoulders with instability and impingement. *Am J Sports Med*. 1990; 18: 366.

Wilk KE, Andrews JR, Arrigo CA, Keirns MA, Erber DJ. The strength characteristics of internal and external rotator muscles in professional baseball pitchers. *Am J Sports Med*. 1993; 21: 61–66.

Wilk KE, Macrina LC, Arrigo C. Passive range of motion characteristics in the overhead baseball pitcher and their implications for rehabilitation. *Clin Orthop Rel Res*. 2012; 470(6): 1586–1594.

Wilk KE, Macrina LC, Fleisig GS, et al. Correlation of glenohumeral internal rotation deficit and total rotational motion to shoulder injuries in professional baseball pitchers. *Am J Sports Med*. 2011; 39: 329–335.

Wilk KE, Reinold MM, Macrina LC, et al. Glenohumeral internal rotation measurements differ depending on stabilization techniques. *Sports Health*. 2009; 1(2): 131–136.

Yocum LA. Assessing the shoulder. *Clin Sports Med*. 1983; 2: 281–289.

第4章

Andrews JR, Alexander EJ. Rotator cuff injury in throwing and racquet sports. *Sports Med Arthrosc*. 1995; 3: 30–38.

Andrews JR, Carson WG, McLeod WD. The arthroscopic treatment of glenoid labrum tears in the throwing athlete. *Am J Sports Med*. 1985; 13: 337–341.

Bankart AS. Recurrent or habitual dislocation of the shoulder joint. *Br Med J*. 1923; 2: 1132–1133.

Bankart AS. The pathology and treatment of recurrent dislocation of the shoulder joint. *Br Med J*. 1938; 26: 23–29.

Beaton D, Richards RR. Assessing the reliability and responsiveness of 5 shoulder questionnaires. *J Shoulder Elbow Surg*. 1998; 7: 565–572.

Bigliani LU, Ticker JB, Flatow EL, Soslowsky LJ, Mow VC. The relationship of acromial architecture to rotator cuff disease. *Clin Sports Med*. 1991; 10: 823–828.

Borsa PA, Sauers EL, Herling DE. In vivo assessment of AP laxity in healthy shoulders using an instrumented arthrometer. *J Sports Rehabil*. 1999; 8: 157–170.

Burkhart SS, Morgan CD. The peel–back mechanism: its role in producing and extending posterior type II SLAP lesions and its effect on SLAP repair rehabilitation. *Arthroscopy*. 1998; 14: 637–640.

Cave EF, Burke JF, Boyd RJ. *Trauma Management*. Chicago: Year Book Medical; 1974: 437.

Cofield R. Rotator cuff disease of the shoulder. *J Bone Joint Surg Am*. 1985; 67: 974–979.

Cotton RE, Rideout DF. Tears of the humeral rotator cuff: a radiological and pathological necropsy survey. *J Bone Joint Surg Br*. 1964; 46: 314–328.

Field LD, Savoie FH. Arthroscopic suture repairs of superior labral lesions of the shoulder. *Am J Sports Med*. 1993; 21: 783–790.

Fleisig GS, Andrews JR, Dillman CJ, Escamilla RF. Kinetics of baseball pitching with implications about injury mechanisms. *Am J*

Sports Med. 1995; 23: 233–239.

Gartsman GH, Hammerman SM. Superior labrum, anterior and posterior lesions. When and how to treat them. *Clin Sports Med*. 2000; 19: 115–124.

Gill TJ, Micheli LJ, Gebhard F, Binder C. Bankart repair for anterior instability of the shoulder. *J Bone Joint Surg Am*. 1997; 79: 850–857.

Glousman RE, Jobe FW, Tibonne JE, Moynes D, Antonelli D, Perry J. Dynamic electro-myographic analysis of the throwing shoulder with glenohumeral instability. *J Bone Joint Surg*. 1988; 70: 220–226.

Golding FC. The shoulder: the forgotten joint. *Br J Radiol*. 1962; 35: 149.

Halbrecht JL, Tirman P, Atkin D. Internal impingement of the shoulder: comparison of findings between the throwing and non-throwing shoulders of college baseball players. *Arthroscopy*. 1999; 15(3): 253–258.

Handelberg F, Willems S, Shahabpour M, Huskin JP, Kute J. SLAP lesions: a retrospective study. *Arthroscopy*. 1998; 14: 856–862.

Hawkins RJ, Mohtadi NGH. Clinical evaluation of shoulder instability. *Clin J Sports Med*. 1991; 1: 59–64.

Hawkins RJ, Neer CS, Pianta R, Mendoza FX. Locked posterior dislocation of the shoulder. *J Bone Joint Surg*. 1987; 69(A): 9–18.

Jobe CM. Posterior superior glenoid impingement: expanded spectrum. *Arthroscopy*. 1995; 11: 530–536.

Jobe FW, Bradley JP. The diagnosis and non-operative treatment of shoulder injuries in athletes. *Clin Sports Med*. 1989; 8: 419–437.

Jobe FW, Kivitne RS, Giangarra CE. Shoulder pain in the overhand or throwing athlete: the relationship of anterior instability and rotator cuff impingement. *Orthop Rev*. 1989; 28: 963–975.

Jobe FW, Pink M. The athlete's shoulder. *J Hand Ther*. 1994; 7: 107–110.

Kazar B, Relovszky E. Prognosis of primary dislocation of the shoulder. *Acta Orthop Scand*. 1969; 40: 216.

Kim S–H, Ha K–I, Ahn J–H, Kim S–H, Choi H–J. Biceps load test II: a clinical test for SLAP lesions of the shoulder. *Arthroscopy*. 2001; 17: 160–164.

Kim TK, Queale WS, Cosgarea AJ, McFarland EG. Clinical features of the different types of SLAP lesions: an analysis of one hundred and thirty–nine cases. *J Bone Joint Surg*. 2003; 85A: 66–71.

Kraeutler MJ, Ciccotti MG, Dodson CC, Frederick RW, Cammarota B, Cohen SB. Kerlan–Jobe Orthopaedic Clinic overhead athlete scores in asymptomatic professional baseball pitchers. *J Shoulder Elbow Surg*. 2013; 22: 329–332.

Kraushaar BS, Nirschl RP. Tendinosis of the elbow(tennis elbow). Clinical features and findings of histological, immunohistochemical, and electron microscopy studies. *J Bone Joint Surg Am*. 1990; 81(2): 259–278.

Kuhn JE, Lindholm SR, Huston LJ, Soslowsky LJ, Blasier RB. Failure of the biceps superior labral complex: a cadaveric biomechanical investigation comparing the late cocking and early deceleration positions of throwing. *Arthroscopy*. 2003; 19: 373–379.

Kuhn JE, Dunn WR, Sanders R, et al. Effectiveness of physical therapy in treating atraumatic full–thickness rotator cuff tears: a multi–center prospective cohort study. *J Shoulder Elbow Surg*. 2013; 22: 1371–1379.

Maffet MW, Gartsman GM, Moseley B. Superior labrum–biceps tendon complex lesions of the shoulder. *Am J Sports Med*. 1995; 23: 93–98.

Matsen FA, Fu FH, Hawkins RJ. *The Shoulder: A Balance of Mobility and Stability*. Park Ridge, IL: American Academy of Orthopaedic

Surgeons; 1992.

Matsen FA, Harryman DT, Sidles JA. Mechanics of glenohumeral instability. *Clin Sports Med.* 1991; 10: 783.

Matsen FA, Lippittt SB, Sidles JA, Harryman DT. *Practical Evaluation and Management of the Shoulder.* Philadelphia: Saunders; 1994.

Matsen FA, Thomas SC, Rockwood CA, Wirth MA. Glenohumeral instability. In: Rockwood CA, Matsen FA, eds. *The Shoulder.* Philadelphia: Saunders; 1998.

McFarland EG, Torpey BM, Carl LA. Evaluation of shoulder laxity. *Sports Med.* 1996; 22: 264–272.

Mihata T, McGarry MH, Kinoshita M, Lee TQ. Excessive glenohumeral horizontal abduction as occurs during the late cocking phase of the throwing motion can be critical for internal impingement. *Am J Sports Med.* 2010; 38(2): 369–374.

Morgan CD, Burkhart SS, Palmeri M, Gillespie M. Type II SLAP lesions: three subtypes and their relationships to superior instability and rotator cuff tears. *Arthroscopy.* 1998; 14: 553–565.

Moseley HF, Overgaard B. The anterior capsular mechanism in recurrent anterior dislocation of the shoulder: morphological and clinical studies with special reference to the glenoid labrum and gleno-humeral ligaments. *J Bone Joint Surg.* 1962; 443(4): 913–927.

Neer CS. Anterior acromioplasty for the chronic impingement syndrome in the shoulder. *J Bone Joint Surg Am.* 1972; 54: 41–50.

Neer CS. Impingement lesions. *Clin Orthop.* 1983; 173: 70–77.

Neer CS, Foster CR. Inferior capsular shift for involuntary inferior and multidirectional instability of the shoulder: a preliminary report. *J Bone Joint Surg.* 1980; 62A: 897.

Nirschl RP. Shoulder tendonitis. In: Pettrone FP, ed. *Upper Extremity Injuries in Athletes.* American Academy of Orthopaedic Surgeons Symposium, Washington, DC. St. Louis: Mosby; 1988.

O'Brien SJ, Beves MC, Arnoczky SJ, et al. The anatomy and histology of the inferior glenohumeral ligament complex of the shoulder. *Am J Sports Med.* 1990; 18: 449–456.

O'Brien SJ, Pagnani MJ, Fealy S, McGlynn SR, Wilson SB. The active compression test: a new effective test for diagnosing labral tears and acromioclavicular joint abnormality. *Am J Sports Med.* 1998; 26: 610–613.

Pagnani MJ, Deng XH, Warren RF, Torzilli PA, Altchek DW. Effect of lesions of the superior portion of the glenoid labrum on glenohumeral translation. *J Bone Joint Surg Am.* 1995a; 77: 1003– 1010.

Pagnani MJ, Speer KP, Altchek DW, Warren RF, Dines DW. Arthroscopic fixation of superior labral lesions using a biodegradable implant: a preliminary report. *Arthroscopy.* 1995b; 11: 194–198.

Paley KJ, Jobe FW, Pink MM, Kvitne RS, ElAttrache NS. Arthroscopic findings in the overhand throwing athlete: evidence for posterior internal impingement of the rotator cuff. *Arthroscopy.* 2000; 16(1): 35–40.

Perthes G. Ueber operationen der habituellen schulterluxation. *Deutsche Ztschr Chir.* 1906; 85: 199.

Poppen NK, Walker PS. Forces at the glenohumeral joint in abduction. *Clin Orthop.* 1978; 135: 165–170.

Powell SE, Nord KD, Ryu RN. The diagnosis, classification, and treatment of SLAP lesions. *Oper Tech Sports Med.* 2012; 20(1): 45–56.

Pradham RL, Hoi E, Hatakeyama Y, Urayama M, Sato K. Superior labral strain during the throwing motion: a cadaveric study. *Am J Sports Med.* 2001; 29: 488–492.

Reinold MM, Wilk KE, Fleisig GS, et al. Ele-ctromyographic analysis of the rotator cuff and deltoid musculature during common shoulder external rotation exercises. *J Orthop Sports Phys Ther*. 2004; 34(7): 385-394.

Reinold MM, Wilk KE, Reed J, Crenshaw K, Andrews JR. Interval sport programs: guidelines for baseball, tennis and golf. *J Orthop Sports Phys Ther*. 2002; 32(6): 293-298.

Resch H, Golser K, Thoeni H. Arthroscopic repair of superior glenoid labral detachment (the SLAP lesion). *J Shoulder Elbow*. 1993; 2: 147-155.

Rowe CR. Acute and recurrent dislocations of the shoulder. *J Bone Joint Surg*. 1962; 44A: 998.

Shepard MF, Dugas JR, Zeng N, Andrews JR. Differences in the ultimate strength of the biceps anchor and the generation of Type II superior labral anterior posterior lesions in a cadaveric model. *Am J Sports Med*. 2004; 32: 1197-1201.

Snyder SJ, Banas MP, Karzel RP. An analysis of 140 consecutive injuries to the superior glenoid labrum. *J Shoulder Elbow Surg*. 1995; 7: 243-248.

Snyder SJ, Kollias LK. Labral tears. In: Tim-merman JR, ed. *Diagnostic and Operative Arthroscopy*. Philadelphia: Saunders; 1997.

Speer KP, Hannafin KP, Altchek DW, Warren RF. An evaluation of the shoulder relocation test. *Am J Sports Med*. 1994; 22(2): 177-183.

Stetson WB, Templin K. The crank test, O'Brien test, and routine magnetic resonance imaging scans in the diagnosis of labral tears. *Am J Sports Med*. 2002; 30: 806-809.

Walch G, Boileau P, Noel E, Donell ST. Impin-gement of the deep surface of the supras-pinatus tendon on the posterosuperior glenoid rim: an arthroscopic study. *J Shoulder Elbow Surg*. 1992; 1: 238-245.

Wilk KE, Reinold MM, Andrews JR. Posto-perative treatment principles in the throwing athlete. *Sports Med Arthrosc Rev*. 2001; 9: 69-95.

Williams GN, Gangel TJ, Arciero RA, Uhorchak JM, Taylor DC. Comparison of the single assessment numeric evaluation method and two shoulder rating scales: outcomes measures after shoulder surgery. *Am J Sports Med*. 1999; 27(2): 214-221.

Williams MM, Snyder SJ, Buford D Jr. The Buford complex—the "cord-like" middle glenohumeral ligament and absent anterosuperior labrum complex: a normal anatomic capsulolabral variant. *Arthroscopy*. 1994; 10: 241-247.

Wuelker N, Plitz W, Roetman B. Biomechanical data concerning the shoulder impingement syndrome. *Clin Orthop*. 1994; 303: 242-249.

Zuckerman JD, Kummer FJ, Cuomo F, Simon J, Rosenblum S, Katz N. The influence of coracoacromial arch anatomy on rotator cuff tears. *J Shoulder Elbow Surg*. 1992; 1: 4-14.

第5章

Altchek DW, Dines DW. The surgical treatment of anterior instability: selective capsular repair. *Oper Tech Sports Med*. 1993; 1: 285-292.

Awan R, Smith J, Boon AJ. Measuring shoulder internal rotation range of motion: a comparison of 3 techniques. *Arch Phys Med Rehabil*. 2002; 83: 1229-1234.

Ballantyne BT, O'Hare SJ, Paschall JL, et al. Electromyographic activity of selected shoulder muscles in commonly used therapeutic exercises. *Phys Ther*. 1993; 73: 668-677.

Basset RW, Browne AO, Morrey BF, An KN. GH muscle force and moment mechanics in a position of shoulder instability. *J Biomech*. 1994; 23: 405-415.

Bitter NL, Clisby EF, Jones MA, Magarey ME, Jaberzadeh S, Sandow MJ. Relative contributions of infraspinatus and deltoid during external rotation in healthy shoulders. *J Shoulder Elbow Surg*. 2007; 16(5): 563–568.

Blackburn TA, McLeod WD, White B, Wofford L. EMG analysis of posterior rotator cuff exercises. *Athl Train*. 1990; 25: 40–45.

Boon AJ, Smith J. Manual scapular stabilization: its effect on shoulder rotational range of motion. *Arch Phys Med Rehabil*. 2000; 81(7): 978–983.

Brown LP, Neihues SL, Harrah A, Yavorsky P, Hirshman HP. Upper extremity range of motion and isokinetic strength of the internal and external shoulder rotators in major league baseball players. *Am J Sports Med*. 1988; 16: 577–585.

Burkhart SS, Morgan CD, Kibler WB. The disabled throwing shoulder: spectrum of pathology part I : pathoanatomy and bio-mechanics. *Arthroscopy*. 2003a; 19: 404–420.

Burkhart SS, Morgan CD, Kibler WB. The disabled throwing shoulder. Spectrum of pathology. Part II : evaluation and treatment of SLAP lesions in throwers. *Arthroscopy*. 2003b; 19: 531–539.

Burkhart SS, Morgan CD, Kibler WB. The disabled throwing shoulder: spectrum of pathology part III : the SICK scapula, scapular dyskinesis, the kinetic chain, and rehabilitation. *Arthroscopy*. 2003c; 19: 641–661.

Byrum IR, Bushnell BD, Dugger K, Charron K, Harrell FE, Noonan TJ. Preseason shoulder strength measurements in professional baseball pitchers: identifying players at risk for injury. *Am J Sports Med*. 2010; 38(7): 1375–1382.

Carter AB, Kaminsky TW, Douex AT Jr, Knight CA, Richards JG. Effects of high volume upper extremity plyometric training on throwing velocity and functional strength ratios of the shoulder rotators in collegiate baseball players. *J Strength Cond Res*. 2007; 21(1): 208–215.

Castelein B, Cagnie B, Parlevliet, Cools A. Superficial and deep scapulothoracic muscle electromyographic activity during elevation exercises in the scapular plane. J Orthop Sports Phys Ther 2016; 46(3): 184–193.

Chant CB, Litchfield R, Griffin S, Thain LM. Humeral head retroversion in competitive baseball players and its relationship to GH rotation range of motion. *J Orthop Sports Phys Ther*. 2007; 37(9): 514–520.

Crockett HC, Gross LB, Wilk KE, et al. Osseous adaptation and range of motion at the GH joint in professional baseball pitchers. *Am J Sports Med*. 2002; 30: 20–26.

Cyriax J. *Textbook of Orthopaedic Medicine*. 8th ed. London: Bailliere Tindall; 1982.

Davies GJ. *A Compendium of Isokinetics in Clinical Usage and Rehabilitation Techniques*. 4th ed. Onalaska, WI: S & S; 1992.

Decker MJ, Hintermeister RA, Faber KJ, Hawkins RJ. Serratus anterior muscle activity during selected rehabilitation exercises. *Am J Sports Med*. 1999; 27: 784–791.

Ebaugh DD, McClure PW, Karduna AR. Scapu-lothoracic and GH kinematics following an external rotation fatigue protocol. *J Orthop Sports Phys Ther*. 2006; 36(8): 557–571.

Ekstrom RA, Donatelli RA, Soderberg GL. Surface electromyographic analysis of exercises for the trapezius and serratus anterior muscles. *J Orthop Sports Phys Ther*. 2003; 33: 247–258.

Ellenbecker TS. Shoulder internal and external rotation strength and range of motion in highly skilled tennis players. *Isokinet Exerc Sci*. 1992; 2: 1–8.

Ellenbecker TS. Rehabilitation of shoulder and elbow injuries in tennis players. *Clin Sports Med*. 1995; 14: 87.

Ellenbecker TS. Musculoskeletal examination of elite junior tennis players. *Aspetar Sports Medicine Journal*. 2014 October; 3(5): 548–

556.

Ellenbecker TS, Cools A. Rehabilitation of shoulder impingement syndrome and rotator cuff injuries: an evidence based review. *Br J Sports Med.* 2010; 44(5): 319–327.

Ellenbecker TS, Davies GJ. The application of isokinetics in testing and rehabilitation of the shoulder complex. *J Athl Train.* 2000; 35(3): 338–350.

Ellenbecker TS, Davies GJ. *Closed Kinetic Chain Exercise: A Comprehensive Guide to Multiple Joint Exercises.* Champaign, IL: Human Kinetics; 2001.

Ellenbecker TS, Davies GJ, Rowinski MJ. Concentric versus eccentric isokinetic strengthening of the rotator cuff: objective data versus functional test. *Am J Sports Med.* 1988; 16: 64–69.

Ellenbecker TS, Kovacs M. Bilateral comparison of shoulder horizontal adduction range of motion in elite tennis players. *J Orthop Sports Phys Ther.* 2013; 43(1): A51–A52.

Ellenbecker TS, Manske RM, Sueyoshi T, Bailie DS. The acute effect of a contract/relax horizontal cross–body adduction stretch on shoulder internal rotation. J Orthop Sports Phys Ther 2016; 46(1): A37 (Abstract).

Ellenbecker TS, Mattalino AJ. Concentric isokinetic shoulder internal and external rotation strength in professional baseball pitchers. *J Orthop Sports Phys Ther.* 1999; 25: 323–328.

Ellenbecker TS, Roetert EP. Age specific isokinetic GH internal and external rotation strength in elite junior tennis players. *J Sci Med Sport.* 2003; 6(1): 63–70.

Ellenbecker TS, Roetert EP, Bailie DS, Davies GJ, Brown SW. GH joint total rotation range of motion in elite tennis players and baseball pitchers. *Med Sci Sports Exerc.* 2002; 34(12): 2052–2056.

Ellenbecker TS, Roetert EP, Piorkowski PA, Schulz DA. GH joint internal and external rotation range of motion in elite junior tennis players. *J Orthop Sports Phys Ther.* 1996; 24(6): 336–341.

Ellenbecker TS, Sueyoshi T, Bailie DS. Muscular activation during plyometric exercises in 90° of glenohumeral joint abduction. *Sports Health.* 2015a Jan; 7(1): 75–9. doi: 10. 1177/1941738114553165.

Ellenbecker TS, Windler G, Dines D, Renstrom R. Musculoskeletal profile of tennis players on the ATP world tour: results of a 9–year screening program. *Journal of Medicine and Science in Tennis.* 2015b; 20(3): 94–106.

Elliott B, Marsh T, Blanksby B. A three dimensional cinematographic analysis of the tennis serve. *Int J Sports Biomech.* 1986; 2: 260–271.

Englestad ED, Johnson RL, Jeno SHN, Mabey RL. An electromyographical study of lower trapezius muscle activity during exercise in traditional and modified positions [abstract]. *J Orthop Sports Phys Ther.* 2001; 31(1): A29–A30.

Fleck SJ, Kraemer WJ. *Designing Resistance Training Programs.* 4th edition, Champaign IL: Human Kinetics; 2014.

Fleisig GS, Andrews JR, Dillman CJ, Escamilla RF. Kinetics of baseball pitching with implications about injury mechanisms. *Am J Sports Med.* 1995; 23: 233–239.

Gerber C, Ganz R. Clinical assessment of instability of the shoulder with special reference to anterior and posterior drawer tests. *J Bone Joint Surg Br.* 1984; 66(4): 551–556.

Graichen H, Hinterwimmer S, von Eisenhart–Roth R, Vogl T, Englmeier KH, Eckstein F. Effect of abducting and adducting muscle activity on GH translation, scapular kinematics and subacromial space width in vivo. *J Biomech.* 2005; 38(4): 755–760.

Happee R, VanDer Helm CT. The control of shoulder muscles during goal directed movements, an inverse dynamic analysis. *J Biomech*. 1995; 28(10): 1179–1191.

Hurd WJ, Kaplan KM, ElAttrache NS, Jobe FW, Morrey BF, Kaufman KR. A profile of GH uninjured high school baseball pitcher: part I: motion. *J Athl Train*. 2011; 46(3): 282–288.

Ivey FM, Calhoun JH, Rusche K, Bierschenk J. Isokinetic testing of shoulder strength: normal values. *Arch Phys Med Rehabil*. 1985; 66: 384–386.

Izumi T, Aoki M, Muraki T, Hidaka E, Miyamoto S. Stretching positions for the posterior capsule of the GH joint: strain measurement using cadaveric measurements. *Am J Sports Med*. 2008; 36: 2014–2022.

Jensen BR, Sjogaard G, Bornmyr S, Arborelius M, Jørgensen K. Intramuscular laser–Doppler flowmetry in the supraspinatus muscle during isometric contractions. *Eur J Appl Physiol Occup Physiol*. 1995; 71: 373–378.

Kaltenborn FM. *Mobilization of the Extremity Joints. Examination and Basic Treatment Techniques*. Olaf Norlis Bokhandel; 1980.

Kibler WB. The role of the scapula in athletic shoulder function. *Am J Sports Med*. 1998; 26: 325–337.

Kibler WB, Sciascia AD, Uhl TL, Tambay N, Cunningham T. Electromyographic analysis of specific exercises for scapular control in the early phases of shoulder rehabilitation. *Am J Sports Med*. 2008; 39(6): 1789–1798.

Laudner KG, Sipes RC, Wilson JT. The acute effects of sleeper stretch on shoulder range of motion. *J Athl Train*. 2008; 43(4): 359–363.

Ludewig P, Cook T. Alterations in shoulder kinematics and associated muscle activity in people with symptoms of shoulder impingement. *Phys Ther*. 2000; 80: 276–291.

MacConaill MA. Movements of bones and joints: function of musculature. *J Bone Joint Surg*. 1949; 31B: 100–104.

Maitland GD. *Maitland's Vertebral Manipulations*. 6th ed. London: Butterworth–Heineman; 2000.

Malanga GA, Jemp YN, Growney E, An K. EMG analysis of shoulder positioning in testing and strengthening the supraspinatus. *Med Sci Sports Exerc*. 1996; 28: 661–664.

Manske R, Wilk KE, Davies G, Ellenbecker T, Reinold M. GH motion deficits: friend or foe? *Int J Sports Phys Ther*. 2013; 8(5): 537–553.

McCabe RA, Tyler TF, Nicholas SJ, McHugh M. Selective activation of the lower trapezius muscle in patients with shoulder impingement [abstract]. *J Orthop Sports Phys Ther*. 2001; 31(1): A45.

McClure P, Balaicuis J, Heiland D, Broersma ME, Thorndike CK, Wood A. A randomized controlled comparison of stretching procedures in recreational athletes with posterior shoulder tightness [abstract]. *J Orthop Sports Phys Ther*. 2005; 35(1): A5.

McFarland EG, Torpey BM, Carl LA. Evaluation of shoulder laxity. *Sports Med*. 1996; 22: 264–272.

Meister K, Day T, Horodyski MB, Kaminski TW, Wasik MP, Tillman S. Rotational motion changes in the GH joint of the adolescent little league baseball player. *Am J Sports Med*. 2005; 33(5): 693–698.

Moesley JB, Jobe FW, Pink M, Perry J, Tibone J. EMG analysis of the scapular muscles during a shoulder rehabilitation program. *Am J Sports Med*. 1992; 20: 128–134.

Moncrief SA, Lau JD, Gale JR, Scott SA. Effect of rotator cuff exercise on humeral rotation torque in healthy individuals. *J Strength Cond Res*. 2002; 16(2): 262–270.

Mont MA, Cohen DB, Campbell KR, Gravare K, Mathur SK. Isokinetic concentric versus eccentric training of the shoulder rotators with functional evaluation of performance enhancement in elite tennis players. *Am J Sports Med*. 1994; 22: 513–517.

Mulligan, BR. *Manual Therapy NAGS, SNAGS, MWMS etc*. 5th edition, New Zealand: Plane View Services Ltd.; 2016.

Myers JP, Laudner KG, Pasquale MR, Bradley JP, Lephart SM. GH range of motion deficits and posterior shoulder tightness in throwers with pathologic internal impingement. *Am J Sports Med*. 2006; 34(3): 385–391.

Niederbracht Y, Shim AL, Sloniger MA, Paternostro–Bayles M, Short TH. Effects of a shoulder injury prevention strength training program on eccentric external rotation muscle strength and GH joint imbalance in female overhead activity athletes. *J Strength Cond Res*. 2008; 22(1): 140–145.

Osbahr DC, Cannon DL, Speer KS. Retroversion of the humerus in the throwing shoulder of college baseball pitchers. *Am J Sports Med*. 2002; 30(3): 347–353.

Quincy RI, Davies GJ, Kolbeck KJ, Szymanski JL. Isokinetic exercise: the effects of training specificity on shoulder strength development. *J Athl Train*. 2000; 35: S64.

Rathbun JB, Macnab I. The microvascular pattern of the rotator cuff. *J Bone Joint Surg*. 1970; 52(3): 540–553.

Reagan KM, Meister K, Horodyski MB, Werner DW, Carruthers C, Wilk K. Humeral retroversion and its relationship to GH rotation in the shoulder of college baseball players. *Am J Sports Med*. 2002; 30(3): 354–360.

Reeser JC, Joy EA, Porucznic CA, Berg RL, Colliver EB, Willick SE. Risk factors for volleyball–related shoulder pain and dysfunction. *Phys Med Rehabil*. 2012; 2: 27–36.

Reinold MM, Macrina LC, Wilk KE, et al. Electromyographic analysis of the supras–

pinatus and deltoid muscles during 3 common rehabilitation exercises. *J Athl Train*. 2007; 42(4): 464–469.

Reinold MM, Wilk KE, Fleisig GS, et al. Electromyographic analysis of the rotator cuff and deltoid musculature during common shoulder external rotation exercises. *J Orthop Sports Phys Ther*. 2004; 34(7): 385–394.

Saha AK. Mechanism of shoulder movements and a plea for the recognition of "zero position" of the GH joint. *Clin Orthop*. 1983; 173: 3–10.

Schulte–Edelmann JA, Davies GJ, Kernozek TW, Gerberding ED. The effects of plyometric training of the posterior shoulder and elbow. *J Strength Cond Res*. 2005; 19(1): 129–134.

Shanley E, Rauh MJ, Michener LA, Ellenbecker TS, Garrison JC, Thigpen CA. Shoulder range of motion measures as risk factors for shoulder and elbow injuries in high school softball and baseball players. *Am J Sports Med*. 2011; 39: 1997– 2006.

Solem–Bertoft E, Thuomas K, Westerberg C. The influence of scapula retraction and protraction on the width of the subacromial space. *Clin Orthop*. 1993; 266: 99–103.

Sullivan PE, Markos PD, Minor MD. *An Integrated Approach to Therapeutic Exercise: Theory and Clinical Application*. Reston, VA: Reston; 1982.

Townsend H, Jobe FW, Pink M, Perry J. Electromyographic analysis of the GH muscles during a baseball rehabilitation program. *Am J Sports Med*. 1991; 19: 264–272.

Tsai NT, McClure PW, Karduna AR. Effects of muscle fatigue on 3–dimensional scapular kinematics. *Arch Phys Med Rehabil*. 2003; 84: 1000–1005.

Tsuruike M, Ellenbecker TS. Serratus anterior and lower trapezius muscle activities during multi-joint isotonic scapular exercises and isometric contractions. *J Athl Train*. 2015; 50(2): 199–210. doi: 10. 4085/1062–6050–49. 3. 80

Uhl TL, Carver TJ, Mattacola CG, Mair SD, Nitz AJ. Shoulder musculature activation during upper extremity weight–bearing exercise. *J Orthop Sports Phys Ther*. 2003; 33(3): 109–117.

Vincenzino B, Hing W, Rivett D, Hall T. *Mobilisation with Movement: The art and the science*. Sydney: Elsevier; 2016.

Vossen JE, Kramer JE, Bruke DG, Vossen DP. Comparison of dynamic push–up training and plyometric push–up training on upperbody power and strength. *J Strength Cond Res*. 2000; 14(3): 248–253.

Warner JJP, Micheli LJ, Arslanian LE, Kennedy J, Kennedy R. Patterns of flexibility, laxity, and strength in normal shoulders and shoulders with instability and impingement. *Am J Sports Med*. 1990; 18: 366.

Wilk KE, Andrews JR, Arrigo CA, Keirns MA, Erber DJ. The strength characteristics of internal and external rotator muscles in professional baseball pitchers. *Am J Sports Med*. 1993; 21: 61–66.

Wilk KE, Meister K, Andrews JR. Current concepts in the rehabilitation of the overhead athlete. *Am J Sports Med*. 2002; 30(1): 136–151.

Wilk KE, Macrina LC, Arrigo C. Passive range of motion characteristics in the overhead baseball pitcher and their implications for rehabilitation. *Clin Orthop Rel Res*. 2012; 470(6): 1586–1594.

Wilk KE, Macrina LC, Fleisig GS, et al. Correlation of GH internal rotation deficit and total rotational motion to shoulder injuries in professional baseball pitchers. *Am J Sports Med*. 2011a; 39: 329–335.

Wilk KE, Macrina LC, Fleisig GS, et al. Correlation of shoulder range of motion and shoulder injuries in professional baseball pitchers: an 8 year prospective study. Presented at the *American Orthopaedic Society for Sports Medicine* annual conference, July 2013.

Wilk KE, Yenchak AJ, Arrigo CA, Andrews JR. The advanced throwers ten exercise program: a new exercise series for enhanced dynamic shoulder control in the overhead throwing athlete. *Phys Sportsmed*. 2011b; 39(4): 90–97.

Wuelker N, Plitz W, Roetman B. Biomechanical data concerning the shoulder impingement syndrome. *Clin Orthop*. 1994; 303: 242–249.

Zachezewski JE, Reischl S. Flexibility for the runner. Specific program considerations. *Top Acute Care Trauma Rehabil*. 1986; 1: 9–27.

第6章

Altchek DW, Warren RF, Wickiewicz TL, Ortiz G. Arthroscopic labral debridement. A three year follow–up study. *Am J Sports Med*. 1992; 20: 702–706.

Andrews JR, Carson WG, McLeod WD. The arthroscopic treatment of glenoid labrum tears in the throwing athlete. *Am J Sports Med*. 1985; 13: 337–341.

Arndt J, Clavert P, Mielcarek P, et al. Immediate passive motion versus immobilization after endoscopic supraspinatus tendon repair. A prospective randomized study. *Orthop Truamatol Surg Res*. 2012; 98(suppl): S131–138.

Black KP, Lim TH, McGrady LM, Raasch W. In vitro evaluation of shoulder external rotation after a Bankart reconstruction. *Am J Sports Med*. 1997; 25: 449–453.

Brislin KJ, Field LD, Savoie FH Ⅲ, Complications after arthroscopic rotator cuff repair. *Arthroscopy*. 2007; 23: 124–128.

Burkhart SS. A stepwise approach to arthroscopic rotator cuff repair based on biomechanical principles. *Arthroscopy*. 2000; 16: 82–90.

Burkhart SS, Danaceau SM, Pearce CE Jr. Arthroscopic rotator cuff repair: analysis of results by tear size and by repair technique: margin convergence versus direct tendon–to–bone repair. *Arthroscopy*. 2001; 17: 905–912.

Burkhart SS, Morgan CD. The peel–back mechanism: its role in producing and extending posterior type II SLAP lesions and its effect on SLAP repair rehabilitation. *Arthroscopy*. 1998; 14: 637–640.

Cuff DJ, Pupello DR. Prospective randomized study of arthroscopic rotator cuff repair using an early versus delayed postoperative physical therapy protocol. *J Shoulder Elbow Surgery*. 2012; 21: 1450–1455.

Davies MR, Dugas JR, Fleisig GS, Shepard MF, Andrews JR. The strength of the repaired Type II SLAP lesions in a cadaveric model. Proceedings of the American Sports Medicine Fellowship Society Symposium, Birmingham, AL, June 2004.

Donatelli RA, Ekstrom RA. Surface electrom–yographic analysis of exercises for the trap–ezius and serratus anterior muscles. *J Orthop Sports Phys Ther*. 2003; 33(5): 247–258.

Edwards SL, Lee JA, Bell JE, et al. Nono–perative treatment of superior labrum anterior posterior tears: improvements in pain, function, and quality of life. *Am J Sports Med*. 2010; 38(7): 1456–1461.

Ellenbecker TS. Etiology and evaluation of rotator cuff pathologic conditions and rehabilitation. In: Donatelli RA. *Physical Therapy of the Shoulder*. 4th ed. St. Louis: Churchill Livingstone; 2004.

Ellenbecker TS, Elmore EE, Bailie DS. Descriptive report of shoulder ROM and rotational strength 6 and 12 weeks following rotator cuff repair using a mini–open deltoid splitting technique. *J Orthop Sports Phys Ther*. 2006; 36(5): 326–335.

Ellenbecker TS, Mattalino AJ. Glenohumeral joint range of motion and rotator cuff strength following arthroscopic anterior stabilization with thermal capsulorraphy. *J Orthop Sports Phys Ther*. 1999 Mar; 29(3): 160– 167.

Ellenbecker TS, Manske RC, Kelley MJ. *Current Concepts of Orthopaedic Physical Therapy*. 3rd edition, LaCrosse, WI: Orthopaedic Physical Therapy Association APTA; 2011.

Ellsworth AA, Mullaney M, Tyler TF, et al. Electromyography of selected shoulder mus–culature during unweighted and weighted pendulum exercises. *N Am J Sports Phys Ther*. 2006; 1(2): 73–79.

Fealy S, Kingham P, Altchek DW. Mini–open rotator cuff repair using a 2 row fixation technique. Outcomes analysis in patients with small, moderate, and large rotator cuff tears. *Arthroscopy*. 2002; 18: 665–670.

Field LD, Savoie FH. Arthroscopic suture repairs of superior labral lesions of the shoulder. *Am J Sports Med*. 1993; 21: 783–790.

Flatow EL, Soslowski LJ, Ticker JB, et al. Excursion of the rotator cuff under the acromion: patterns of subacromial contact. *Am J Sports Med*. 1994; 22(6): 779–788.

Friedman LGM, Griesser MJ, Miniaci AA, Jones MH. Recurrent instability after revision anterior shoulder stabilization surgery. *Arthroscopy*. 2014; 30(3): 372–381.

Galatz LM, Ball CM, Teefey SA, Middleton WD, Yamaguchi K. The outcome and repair integrity of completely arthroscopically repaired large and massive rotator cuff tears. *J Bone Joint Surgery AM*. 2004; 86: 219–224.

Gartsman GH, Hammerman SM. Superior labrum, anterior and posterior lesions. When and how to treat them. *Clin Sports Med*. 2000; 19: 115–124.

Gill, TJ, Micheli, LJ, Gebhard F, et al. Bankart

repair for anterior instability of the shoulder. *J Bone Joint Surg*. 1997; 79A: 850–857.

Hatakeyama Y, Itoi E, Urayama M, et al. Effect of superior capsule and coracohumeral ligament release on strain in the repaired rotator cuff tendon. *Am J Sports Med*. 2001; 29: 633–640.

Keener JD, Galatz LM, Stobbs–Cucchi G, Patton R, Yamaguchi K. Rehabilitation following arthroscopic rotator cuff repair. A prospective randomized trial of immobilization compared with early motion. *J Bone Joint Surgery AM*. 2014; 96: 11–19.

Kibler WB, et al. Electromyographic analysis of specific exercises for scapular control in early phases of shoulder rehabilitation. *Am J Sports Med*. 2008; 36(9): 1789–1798.

Kim YS, Chung SW, Kim JY, Ok JH, Park I, Oh JH. Is early passive motion exercise necessary after arthroscopic rotator cuff repair? *Am J Sports Med*. 2012; 40: 815–821.

Kuhn JE, Dunn WR, Sanders R, et al. Effectiveness of physical therapy in treating atraumatic full–thickness rotator cuff tears: a multi–center prospective cohort study. *J Shoulder Elbow Surg*. 2013; 22: 1371–1379.

Kukkonen J, Joukainen A, Lehtinen J, et al. Treatment of non–traumatic rotator cuff tears: a randomized controlled trial with one year clinical results. *J Bone Joint Surg*. 2014; 96–B(1): 75–81.

Lee SB, An KN. Dynamic GH stability provided by three heads of the deltoid muscle. *Clin Orthop Rel Res*. 2002; 400: 40–47.

Lee BG, Cho NS, Rhee YG. Effect of two rehabilitation protocols on range of motion and healing rates after arthroscopic rotator cuff repair: Aggressive versus limited early passive exercisers. *Arthroscopy*. 2012; 28: 34–42.

Lenters TL, Franta AK, Wolf FM, Leopold SS, Matsen FA. Arthroscopic compared with open repairs for recurrent anterior shoulder instability. *J Bone Joint Surg*. 2007; 89: 244–254.

Maffet MW, Gartsman GM, Moseley B. Superior labrum–biceps tendon complex lesions of the shoulder. *Am J Sports Med*. 1995; 23: 93–98.

Malanga GA, Jenp YN, Growney ES, et al. EMG analysis of shoulder positioning in testing and strengthening the supraspinatus. *Med Sci Sports Exerc*. 1996; 28(6): 661–664.

Malliou PC, Giannakopoulos K, Beneka AG, et al. Effective ways of restoring muscular imbalances of the rotator cuff muscle group: a comparative study of various training methods. *Br J Sports Med*. 2004; 38(6): 766–772.

McCann PD, Wooten ME, Kadaba MP, et al. A kinematic and electromyographic study of shoulder rehabilitation exercises. *Clin Orthop Rel Res*. 1993; 288: 178–189.

Mochizuki T, Sugaya H, Uomizu, M, et al. Humeral insertion of the supraspinatus and infraspinatus. New anatomical findings regarding the footprint of the rotator cuff surgical technique. *J Bone Joint Surg*. 2009; 91: 1–7.

Morgan CD, Burkhart SS, Palmeri M, Gillespie M. Type II SLAP lesions: three subtypes and their relationships to superior instability and rotator cuff tears. *Arthroscopy*. 1998; 14: 553–565.

Muraki T, Aoki M, Uchiyama E, et al. The effect of arm position on stretching of the supraspinatus, infraspinatus, and posterior portion of deltoid muscles: a cadaveric study. *Clin Biomech*. 2006; 21(5): 474–480.

Muraki T, Aoki M, Uchiyama E, Miyasaka T, Murakami G, Miyamoto S. Strain on the repaired supraspinatus tendon during manual traction and translational glide mobilization on the GH joint: a cadaveric biomechanics study. *Man Ther*. 2007; 12(3): 231–239.

Nam EK, Snyder SJ. The diagnosis and treatment of superior labrum, anterior and posterior(SLAP)lesions. *Am J Sports Med*. 2003; 31(5): 798–810.

Namdari S, Green A. Range of motion limitation after rotator cuff repair. *J Shoulder Elbow Surgery*. 2010; 19: 290–296.

Ozturk BY, Maak TG, Fabricant P, et al. Return to sports after arthroscopic anterior stabilization in patients aged younger than 25 years. *Arthroscopy*. 2013; 29(12): 1922–1931.

Pagnani MJ, Deng XH, Warren RF, Torzilli PA, Altchek DW. Effect of lesions of the superior portion of the glenoid labrum on GH translation. *J Bone Joint Surg Am*. 1995a; 77: 1003–1010.

Pagnani MJ, Speer KP, Altchek DW, Warren RF, Dines DW. Arthroscopic fixation of superior labral lesions using a biodegradable implant: a preliminary report. *Arthroscopy*. 1995b; 11: 194–198.

Park MC, ElAttrache NS, Tibone JE, Ahmad CS, Jun BJ, Lee TQ. Part I: footprint contact characteristics for a transosseous–equivalent rotator cuff repair technique compared with a double–row repair technique. *J Shoulder Elbow Surg*. 2007; 16: 461–468.

Penna J, Deramo D, Nelson CO, et al. Determination of anterior labral repair stress during passive arm motion in a cadaveric model. *Arthroscopy*. 2008; 24(8): 930–935.

Powell SE, Nord KD, Ryu RN. The diagnosis, classification, and treatment of SLAP lesions. *Oper Tech Sports Med*. 2012; 20(1): 45–56.

Reinold MM, Wilk KE, Fleisig GS, et al. Electromyographic analysis of the rotator cuff and deltoid musculature during common shoulder external rotation exercises. *J Orthop Sports Phys Ther*. 2004; 34(7): 385–394.

Reinold MM, Wilk KE, Hooks TR, Dugas JR, Andrews JR. Thermal–assisted capsular shrinkage of the GH joint in overhead athletes: a 15– to 47–month follow–up. *J Orthop Sports Phys Ther*. 2003; 33(8): 455–467.

Reinold MM, Wilk KE, Reed J, Crenshaw K, Andrews JR. Interval sport programs: guidelines for baseball, tennis and golf. *J Orthop Sports Phys Ther*. 2002; 32(6): 293–298.

Riboh JC, Garrigues GE. Early passive motion versus immobilization after arthroscopic rotator cuff repair. *Arthroscopy*. 2014; 30: 997–1005.

Rodosky MW, Harner CD, Fu FH. The role of the long head of the biceps muscle and superior glenoid labrum in anterior stability of the shoulder. *Am J Sports Med*. 1994; 22: 121–130.

Saha AK. The classic. Mechanism of shoulder movements and a plea for the recognition of "zero position" of glenohumeral joint. *Clin Orthop Relat Res*. 1983 Mar; (173): 3–10.

Shepard MF, Dugas JR, Zeng N, Andrews JR. Differences in the ultimate strength of the biceps anchor and the generation of Type II superior labral anterior posterior lesions in a cadaveric model. *Am J Sports Med*. 2004; 32: 1197–1201.

Snyder SJ, Banas MP, Karzel RP. An analysis of 140 consecutive injuries to the superior glenoid labrum. *J Shoulder Elbow Surg*. 1995; 7: 243–248.

Snyder SJ, Karzel RP, DelPizzo W, Ferkel RD, Friedman MJ. SLAP lesions of the shoulder. *Arthroscopy*. 1990; 6: 274–279.

Snyder SJ, Kollias LK. Labral tears. In: Timmerman JR, ed. *Diagnostic and Operative Arthroscopy*. Philadelphia: Saunders; 1997.

Speer KP, Hannafin JA, Altchek DW, et al. An evaluation of the shoulder relocation test. *Am J Sports Med*. 1994; 22(2): 177–183.

Stetson WB, Templin K. The crank test, O' Brien test, and routine magnetic resonance imaging scans in the diagnosis of labral tears. *Am J*

Sports Med. 2002; 30: 806–809.

Tashjien RZ, Hollins AM, Kim HM, et al. Factors affecting healing rates after arthroscopic double row rotator cuff repair. *AM J Sports Med.* 2010; 38: 2435–2442.

Thigpen CA, Padua DA, Morgan N, Kreps C, Karas SG. Scapular kinematics during surpraspinatus rehabilitation exercise: a comparison of full can versus empty can techniques. *Am J Sports Med.* 2006; 34(4): 644–652.

Timmerman LA, Andrews JR, Wilk KE. Mini open repair of the rotator cuff. In: Andrews JR, Wilk KE. *The Athlete's Shoulder*. Philadelphia: Churchill Livingstone; 1994.

Vangsness CT Jr, Jurgenson SS, Watson T, et al. The origin of the long head of the biceps from the scapula and glenoid labrum: an anatomical study of 100 shoulders. *J Bone Joint Surg.* 1994; 76B: 951–954.

Walch G, Buileau P, Noel E, Donnell ST. Impingement of the deep surface of the supraspinatus tendon on the posterior glenoid rim: an arthroscopic study. *J Shoulder Elbow Surg.* 1992; 1: 238–245.

Wang CH, McClure P, Pratt NE, et al. Stretching and strengthening exercises: their effect on three-dimensional scapular kinematics. *Arch Phys Med Rehabil.* 1999; 80: 923–929.

Wilk KE. Rehabilitation after shoulder stabilization surgery. In: Warren RF, Craig EV, Altchek DW, eds. *The Unstable Shoulder*. Philadelphia: Lippincott–Raven; 1999: 367–402.

Wilk KE, Andrews JR, Arrigo CA, et al. *Preventive and Rehabilitative Exercises for the Shoulder and Elbow*. 6th ed. Birmingham, AL: American Sports Medicine Institute; 2001a.

Wilk KE, Arrigo CA. Current concepts in the rehabilitation of the athletic shoulder. *J Orthop Sports Phys Ther.* 1993; 18: 365–378.

Wilk KE, Arrigo, CA, Andrews JR. Current concepts: the stabilizing structures of the GH joint. *J Orthop Sports Phys Ther.* 1997; 25: 364–379.

Wilk KE, Harrelson GL, Arrigo CA. Shoulder rehabilitation. In: Harrelson GL, Andrews JR, Wilk KE, eds. *Physical Rehabilitation of the Injured Athlete*. 3rd ed. Philadelphia: Saunders; 2004: 513–589.

Wilk KE, Reinold MM, Andrews JR. Postoperative treatment principles in the throwing athlete. *Sports Med Arthrosc Rev.* 2001b; 9: 69–95.

Wilk KE, Reinold MM, Dugas JR, Andrews JR. Rehabilitation following thermal–assisted capsular shrinkage of the GH joint: current concepts. *J Orthop Sports Phys Ther.* 2002; 32: 268–292.

Williams MM, Snyder SJ, Buford D Jr. The Buford complex—the "cord–like" middle GH ligament and absent anterosuperior labrum complex: a normal anatomic capsulolabral variant. *Arthroscopy.* 1994; 10: 241–247.

第7章

Bigliani LU, Codd TP, Connor PM, Levine WN, Littlefield MA, Hershon SJ. Shoulder motion and laxity in the professional baseball player. *Am J Sports Med.* 1997; 25: 609–613.

Brown LP, Niehues SL, Harrah A, Yavorsky P, Hirshman HP. Upper extremity range of motion and isokinetic strength of the internal and external shoulder rotators in major league baseball players. *Am J Sports Med.* 1988; 16: 577–585.

Burkhart SS, Morgan CD, Kibler WB. The disabled throwing shoulder: spectrum of pathology. Part II: evaluation and treatment of SLAP lesions in throwers. *Arthroscopy.* 2003; 19: 531–539.

Chant CB, Litchfield R, Griffin S, Thain LM. Humeral head retroversion in competitive baseball players and its relationship to glenohumeral rotation range of motion. *J Orthop Sports Phys Ther*. 2007; 37: 514-520.

Conte S, Requa RK, Garrick JG. Disability days in major league baseball. *Am J Sports Med*. 2009; 29: 431-436.

Crockett HC, Gross LB, Wilk KE, et al. Osseous adaptation and range of motion at the glenohumeral joint in professional baseball pitchers. *Am J Sports Med*. 2002; 30: 20-26.

Johnson L. Patterns of shoulder flexibility among college baseball players. *J Athl Train*. 1996; 27: 44-49.

Myers TH, Zemanovic JR, Andrews JR. The resisted supination external rotation test: a new test for the diagnosis of superior labral anterior lesions. *Am J Sports Med*. 2005; 33: 1315-1320.

Paine RM. The role of the scapula in the shoulder. In: Andrews JR. Wilk K, eds. *The Athlete's Shoulder*. New York: Churchill Livingstone; 1994: 495-512.

Pieper HG. Humeral torsion in the throwing arm of handball players. *Am J Sports Med*. 1998; 226: 247-253.

Reagan KM, Meister K, Horodyski MB, Werner DW, Carruthers C, Wilk K. Humeral retroversion and its relationship to the shoulder of college baseball players. *Am J Sports Med*. 2002; 30: 354-360.

Wilk KE, Andrews JR, Arrigo CA. The abduction and adduction strength characteristics of professional baseball pitchers. *Am J Sports Med*. 1995; 23: 778.

Wilk KE, Andrews JR, Arrigo CA. The strength characteristics of internal and external rotator muscles in professional baseball pitchers. *Am J Sports Med*. 1993; 21: 61-66.

Wilk KE, Arrigo CA. Current concepts in the rehabilitation of the athletic shoulder. *J Orthop Phys Ther Clin N Am*. 1992; 25: 364-379.

Wilk KE, Meister K, Andrews JR. Current concepts in the rehabilitation of the overhead throwing athlete. *Am J Sports Med*. 2002; 30(1): 136-151.

Wilk KE, Obama P, Simpson II CD, Cain EL, Dugas J, Andrews JR. Shoulder injuries in the overhead athlete. *J Orthop Sports Phys Ther*. 2009; 39(2): 38-54.

第8章

Ellenbecker TS, Kovacs M. Bilateral comparison of shoulder horizontal adduction range of motion in elite tennis players. *J Orthop Sports Phys Ther*. 2013; 43(1): A51-A52.

Ellenbecker TS, Wilk KE, Reinold MM, Murphy TF, Paine RM. Use of interval return programs for shoulder rehabilitation. In: Ellenbecker TS. *Shoulder Rehabilitation: Non-Operative Treatment*. New York: Theime Medical; 2006.

Murphy TC. Shoulder injuries in swimming. In: Andrews JR, Wilk KE, eds. *The Athlete's Shoulder*. New York: Churchill Livingstone; 1994.

Reinold MM, Wilk KE, Reed J, Crenshaw K, Andrews JR. Interval sport programs: guidelines for baseball, tennis, and golf. *J Orthop Sports Phys Ther*. 2002; 32(6): 293-298.

Tovin BJ. Prevention and treatment of swimmer's shoulder. *N Am J Sports Phys Ther*. 2006 Nov; 1(4): 166-175.

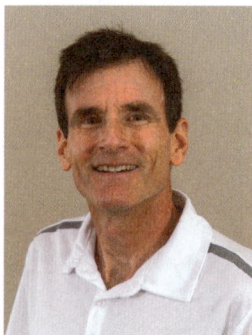

托德·S. 埃伦贝克（Todd S. Ellenbecker），DPT, MS, SCS, OCS, CSCS，是位于美国亚利桑那州斯科茨代尔市的斯科茨代尔运动诊所的物理治疗师和临床主任，同时他也是美国物理治疗协会的临床研究主任。他还是职业网球联合会（ATP）医疗服务副主席、美国网球协会（USTA）国家体育科学委员会委员和前任主席、经美国职业网球协会（USPTA）认证的网球教练，以及认证体育医学专家、临床外科专家和体能训练专家。

埃伦贝克在物理治疗领域有着30多年的丰富经验，已经在许多杂志上发表过很多文章，在商业出版社出版了很多著作，是肩部和肘部康复领域的先行者。同时他还在多家出版社担任编辑委员。2003年，他从众多体育医学专家中脱颖而出，被美国国家体能协会（NSCA）评为"2003年度最佳体育医学专家"，后分别被体育物理治疗部和国际网球名人堂授予"罗纳德·G.佩顿（Ronald G. Peyton）文学奖"（2007）和"塞缪尔·哈迪（Samuel Hardy）教育荣誉奖"（2008）。

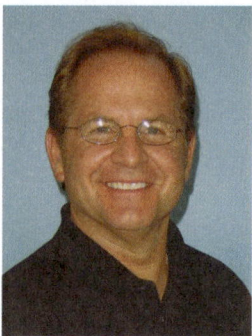

凯文·E. 威尔克（Kevin E. Wilk），PT, DPT, FAPTA，是位于美国亚拉巴马州伯明翰市的冠军体育医学组织的临床副主任，也是美国物理治疗协会的临床教育副主任。他在担任美国职业棒球大联盟（MLB）坦帕湾魔鬼鱼队康复咨询师期间，还是美国运动医学研究所的康复研究顾问。

作为物理治疗师、研究员和教育家，30多年来，威尔克在多个医学期刊和行业刊物中发表了许多文章。他是马凯特大学物理治疗项目的助理教授，其研究成果已经在全世界广泛传播。

威尔克于2012年获得了美国物理治疗协会颁发的"凯瑟琳·沃辛汉姆（Catherine Worthingham）学术奖"，同年获得了由体育物理治疗部颁发的"特纳·A.布莱克本（Turner A. Blackburn）名人堂终身成就奖"；他于2004年获得了由体育物理治疗部颁发的"罗纳德·G.佩顿文学奖"；1999年，他与詹姆斯·R.安德鲁斯（James R. Andrews）一起获得了由美国体育医学研究所颁发的"棒球体育医学卓越奖"。

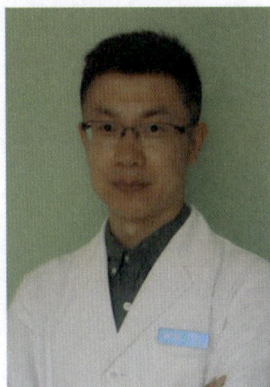

尚学东是国家体育总局运动医学研究所副主任医师、中国国家乒乓球队医疗组组长、北京市医师协会运动伤病康复专业委员会委员、中国中医药研究促进会针刀专业委员会副秘书长、世界中医药学会联合会肿瘤康复专业委员会常务理事。作为中国奥运代表团专职医生，他参与了四届奥运会的医疗保障工作，荣获"2008年北京奥运会部级个人劳动模范"称号。他参与完成12项省部级课题，先后在核心期刊发表论文12篇，曾获2008年奥运攻关课题部级二等奖、2012年伦敦奥运会攻关课题部级三等奖。

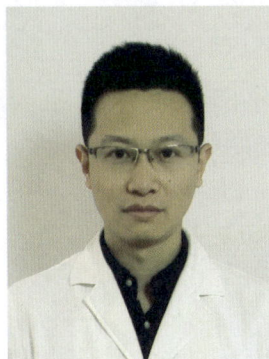

缪璞是国家体育总局运动医学研究所及中国医师协会注册医师、海思康运动医学诊所专家、物理治疗师、康复训练师。他还是2014年仁川亚运会中国代表团医疗保障团队主要成员。2009年至2018年，他担任中国国家乒乓球队队医，曾参与多届奥运会、世锦赛、世界杯、亚运会等国际赛事的医疗保障工作。他擅长各类脊柱、膝关节及肩关节运动损伤的物理治疗和康复。